高等卫生职业教育创新示范规划教材

供护理、助产专业用

# 急危重症护理

主　编　殷　翠

副主编　黄丽红　王青丽

编　者（以姓氏笔画为序）

王　星（三峡大学第一临床医学院·宜昌市中心人民医院）
王青丽（三峡大学人民医院·湖北省宜昌市第一人民医院）
田国美（湖北三峡职业技术学院）
孙晓丽（湖北三峡职业技术学院）
乔　珺（湖北三峡职业技术学院）
李　琼（三峡大学第一临床医学院·宜昌市中心人民医院）
朱剑云（湖北三峡职业技术学院）
汤　漫（西安交通大学城市学院）
周敬梅（湖北省宜昌市急救中心）
胡友珍（华中科技大学同济医学院附属同济医院）
徐　雯（三峡大学人民医院·湖北省宜昌市第一人民医院）
徐凤英（湖北三峡职业技术学院）
殷　翠（湖北三峡职业技术学院）
黄丽红（华中科技大学同济医学院附属同济医院）

编写秘书　乔　珺（兼）

人民卫生出版社

**图书在版编目(CIP)数据**

急危重症护理/殷翠主编. —北京:人民卫生出版社,2018

ISBN 978-7-117-27583-5

Ⅰ. ①急… Ⅱ. ①殷… Ⅲ. ①急性病－护理学－医学院校－教材②险症－护理学－医学院校－教材 Ⅳ. ①R472.2

中国版本图书馆CIP数据核字(2018)第253569号



急危重症护理

**主　　编:** 殷　翠
**出版发行:** 人民卫生出版社(中继线 010-59780011)
**地　　址:** 北京市朝阳区潘家园南里19号
**邮　　编:** 100021
**E - mail:** pmph @ pmph.com
**购书热线:** 010-59787592　010-59787584　010-65264830
**印　　刷:** 三河市博文印刷有限公司
**经　　销:** 新华书店
**开　　本:** 787×1092　1/16　**印张:** 15
**字　　数:** 374千字
**版　　次:** 2018年12月第1版　2018年12月第1版第1次印刷
**标准书号:** ISBN 978-7-117-27583-5
**定　　价:** 52.00元

# 前　言

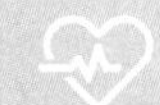

高职高专护理教育是我国护士培养的主要模式，提高高职院校护理专业学生的临床实践能力对促进护理专业的发展具有重要意义。编写本教材是为了培养满足临床需求的护理人才，适应护理专业的快速发展，促使学生更快地适应护理岗位，使学生的急危重症护理能力及综合素质全面提高。

本教材立足岗位对接，立体建设，打造精品的高职高专护理专业教材。编写过程中坚持“三基”（基本理论、基本知识、基本技能）、“五性”（思想性、科学性、先进性、启发性、适用性）以及“三特定”（特定的对象、特定的要求、特定的限制）的原则，根据护理专业人才培养方案，遵照国家护士执业资格考试大纲的要求，并广泛征求教师和学生的意见以及临床专家的建议进行编写。在编写的过程中，注意按照工作过程组织学习内容及学习过程，强调“学习的内容是工作，通过工作实现学习”，从而达到“学会工作”的目的；学生在学习中经历从明确任务、制定计划、实施计划、检查控制到评价反馈的整个过程，获得工作过程知识（包括理论与实践知识）并掌握操作技能；学生通过学习掌握包括工作对象、工具、工作方法、劳动组织方式和工作要求等各种要素及其相互关系，促进学生综合职业能力的提高，从而使护理专业急危重症护理的学习者迅速成长为能胜任急危重症护理岗位的工作者。

本教材的主要内容包括三大部分，第一篇为课程的基础，内容包括认识急危重症护理、急救基本技能、急诊预检与分诊、常见急性症状护理；第二篇为课程的核心内容，根据常见急症救护的场景不同，将本篇划分为两章，即院前急危重症护理、院内急危重症护理。其中，院前急救部分选取了呼吸心脏骤停院前救护、脑血管意外院前救护、创伤院前救护、淹溺救护。院内急危重症护理选取的内容为呼吸心跳骤停院内救护、失血性休克救护、呼吸衰竭救护、高血压危象救护、急性中毒救护、中暑救护。第三篇为拓展学习的部分，内容为灾难事件及其初步应对处理、灾难事件现场救援等。

本教材的主要特点：内容选取根据急救护士岗位工作任务提炼；与护士执业资格考试紧密接轨；根据学生认知的特点以及急救护理岗位的特性，对学习的内容进行组织排序，即学习任务由院前救护到急诊科救护，由简单救护到繁杂救护；以案例为引导，通过完成一个个案例的救护任务，学会临床护理工作的思维方式、工作流程，体现高职教育的职业化和实践性特点；注重课程内容的专业性、实践性和实用性；突出急救护理的基本理论、基本知识、基本技能内容。另外，教材的在线增值服务作为教材内容服务的重要部分，读者从纸质教材中获得基本学习需求的同时获得网上学习的增值内容，使增值服务与基本需求叠加，读者可以享受到“物超所值”的服务。读者对象及适用范围包括高职、中高职衔接、五年高职、新入职护士。

本教材主要为高职院校护理专业一体化教学的学习用书，也适合作为临床护理工作者的急救护理学习参考用书。

本教材的编写按照集体编写计划，先由编者完成各自所负责的初稿，然后各位编者交叉审稿，再由副主编一审，主编二审，编者再审，主编定稿。本教材编者来自于教学一线的中青年骨干教师和临床一线的专家、中青年骨干，有着丰富的教学经验及临床实践经验，在编写过程中尽最大努力，反复进行斟酌、修改，但限于时间和水平，难免有不妥之处，故请各位师生和读者给予批评、指正。

本教材在编写过程中得到了编者所在单位及领导的大力支持，谨在此深表谢意！

殷　翠

2017年8月

# 目 录

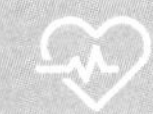

## 第一篇 急危重症护理基础

## 第二篇 常见急危重症护理

## 第三篇 灾难事件紧急救援

# 第一篇　急危重症护理基础

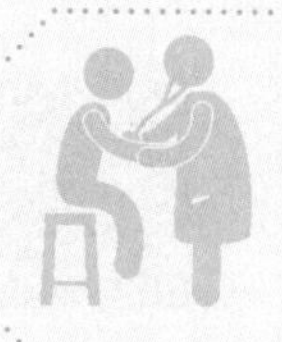

## 第一章　认识急危重症护理

**导入案例与思考**

你是一名护理专业二年级的学生，邻居翟阿姨今日晨头痛、头晕，请你陪她到医院急诊科就诊，你将如何帮助她？

**请思考**

1. 到急诊科就诊有什么样的流程？
2. 什么样的病人应该到急诊科就诊？
3. 急诊科的布局和设施具有什么样的特点？

急危重症护理是护理专业的重要组成部分，经过长期临床实践，伴随着急诊医学的发展而逐步形成。主要任务是对各类急性病、急性创伤、慢性疾病急性发作及危重病人的抢救与护理。急危重症护理工作具有专科性、综合性和实践性等特点。通过急危重症护理课程学习，培养同学们在实际工作中的应急应变能力，急救护理操作能力，救护工作中的协调配合能力，应用所学知识对病人及家属进行心理护理能力，同时能够对急救设备、药品及物品进行有效管理，并获得一定的工作方法能力和社会能力，为挽救病人生命、提高抢救成功率、促进病人康复、降低伤残率和提高生命质量做出贡献。

认识急危重症护理（PPT）

### 一、概述

#### （一）相关概念

1. 急救（first aid）　急救是指对生命受到威胁的急、危、重病人或伤员进行的抢救生命、改善病况和预防并发病时所采取的紧急医疗救护措施，是一种对特定急性病、伤员的救治手段。

2. 急诊（medical emergency）　急诊是指在急诊科内对来诊的急性病病人或伤员采取的紧急检查、诊断处理的过程。

3. 急救护理（emergency care）　急救护理是对各种急性病、急性创伤、慢性病急性发作及危重病人进行的抢救与护理，是护理的重要分支，与临床各专科护理有着密切联系，具有独立性、专科性和综合性的特点。

4. 急救医疗服务体系（emergency medical service system，EMSS）　EMSS是一个国家或地区为各类急危重症病人提供快速而有效救治的服务体系，包括完善的通信指挥系统、现场救护（有监护和急救装置的运输工具，如急救车、急救直升飞机、救生船等）、高水平的医院急诊服务、强化治疗（加强监护病房）。各部门之间既职责明确，又密切配合协作。

考点提示：急救护理的概念，EMSS 的概念

### （二）急诊与急救的范围

凡是急性疾病、慢性疾病急性发作、急性创伤、异物进入体内给人体造成极度痛苦或生命处于危险状态的病人都属急诊与急救的范围，包括常见的急性症状及常见的危重症。

EMSS（扫一扫，会多一点）

1. 常见的急性症状　包括：①发热，体温 38.5℃以上。②意识障碍。③呼吸困难。④抽搐、惊厥。⑤疼痛（头痛、胸痛、腹痛等）。⑥出血（咯血、呕血、便血等）。⑦恶心、呕吐、腹泻。⑧少尿、无尿。⑨瘫痪等。

2. 常见的危重病

（1）呼吸系统：肺炎、肺水肿、哮喘、呼吸衰竭、慢性阻塞性肺病（chronic obstructive pulmonary disease，COPD）、肺栓塞等。

（2）心血管系统：冠心病、心律失常、心力衰竭、高血压、高血压急症等。

（3）消化系统：消化道出血、胰腺炎、腹泻等。

（4）泌尿系统：肾盂肾炎、肾功能衰竭、泌尿系结石等。

（5）内分泌系统：糖尿病酮症酸中毒、高血糖、低血糖危象、甲亢危象、垂体功能危象等。

（6）神经系统：昏迷、脑出血、脑梗死、癫痫、中毒性脑病等。

（7）理化因素疾病：中毒、中暑、电击伤、溺水等。

（8）外科急症：创伤、烧伤、急腹症、毒蛇（虫）咬伤等。

（9）妇产科：异位妊娠、流产、前置胎盘、胎盘早剥、妊娠高血压综合征、急产等。

（10）眼耳鼻喉科：异物、感染等。

### （三）急危重症护理的范畴

1. 院前急救（pre-hospital care）　院前急救是指急、危、重症伤病员进入医院前的医疗救护，包括病人发生伤病现场对医疗救护的呼救、现场救护、途中监护和运送等环节。及时有效的院前救护对维持病人生命，防止再损伤，减轻病人痛苦，对进一步的诊治以及提高抢救成功率，减少致残率均具有重要意义。

2. 急诊科救护（nursing in emergency department）　急诊科救护是院前救护的延续，为随时有生命危险、需要即刻抢救的病人设置绿色通道，承担来院急症病人的紧急诊疗护理服务，为病人及时获得后续的专科诊疗护理服务提供支持和保障。

3. 重症监护（intensive care）　重症监护是指受过专门培训的医务人员在备有先进监护设备和救治设备的重症监护病房（intensive care unit，ICU），应用先进的诊断、监护和治疗设备与技术，对病情进行连续、动态的定性和定量观察，并通过有效的干预措施为重症病人提供规范的、高质量的生命支持，改善生存质量。

4. 灾难救护（disaster rescue）　灾难救护是指对自然灾难（如地震、洪水、旱灾、台风、海啸、雪崩、泥石流等）和人为灾难（如交通事故、化学中毒、放射污染、流行病和战争等）所造成的人员伤害进行的救护。灾难救护可分为灾前准备、灾时救援、灾后预防三个部分。

5. 教学、科研、管理研究（teaching，scientific research and management research）　教学、科研、管理研究包括急救护理人员的业务技术培训，急诊、急救护理管理，急诊、急救护理科学研究和情报交流。教学、科研与管理工作是急救护理发展的根本，有计划地组

织急救护理学术讲座、进行急救技术培训等专业学术活动，同时积极开展有关急救护理等方面的研究工作，对提高急救护理人员专业学术水平有特殊意义。

考点提示：急危重症护理的范畴

## （四）医院急诊科基础设施与布局

急诊科是医院内跨学科的一级临床科室，在医院内有相对独立小区，布局合理，设备齐全，有对内对外通信设施，有固定人员编制，医疗、教学和科研全面发展的高度综合性科室。医院急诊科是承担急危重症病人救治的重要场所，其设施与布局关系到病人的安危、救治的成功。

1. 医院急诊科设置与布局的原则

（1）方便急诊病人就诊：急诊科应设在医院邻马路的醒目处，方便病人就诊，有专用的救护车停靠通道。

（2）快捷、简便、安全：设有绿色通道，对于急、危、重病人可直接进入抢救室先行急救处理。急诊科应有直接通道与住院部和门诊部相连，有单独的出入口。急诊大厅应宽广，设有病人候诊空间，分诊台（图 1-1）设在大厅明显位置。急诊科各诊室独立设置，门口加宽，通道宽敞。急诊科各诊室和辅助部门的标志醒目、突出。

急诊科布局简介（扫一扫，会多一点）

（3）合理配置资源：内部单元安排既要考虑医疗流程，也要考虑人员的有效利用，如分诊、抢救室、治疗室相毗邻。另外，急诊医疗中的病人密集点挂号收费处应备有足够的车床、轮椅供急诊病人使用。

2. 急诊科的部门设置　医院急诊科设置一般包括预检分诊处、抢救室、诊察室、清创室或急诊手术室、治疗室、留观室、急诊监护室（emergency intensive care unit，EICU）、隔离室、洗胃室等部门。辅助设施有急诊挂号收费处、药房、检验室，以及B超、X线、CT、心电图等检查室。

3. 急诊科主要仪器、设备和药品

急救绿色通道（扫一扫，会多一点）

（1）仪器设备：心电图机、心脏起搏器 / 除颤仪（图 1-2）、心脏复苏机（图 1-3）、简易呼吸器、呼吸机（图 1-4）、心电监护仪（图 1-5）、负压吸引器（即使有中心吸引，也需要备可移动负压吸引器，大型医院设备要求气动、电动双模式俱备）、给氧设备（中心供氧的急诊科可配备便携式氧气瓶）、洗胃机（图 1-6）。三级综合医院还应配备便携式超声仪和床旁 X 线机。有需求的医院还可以配备血液净化设备和快速床旁检验设备。

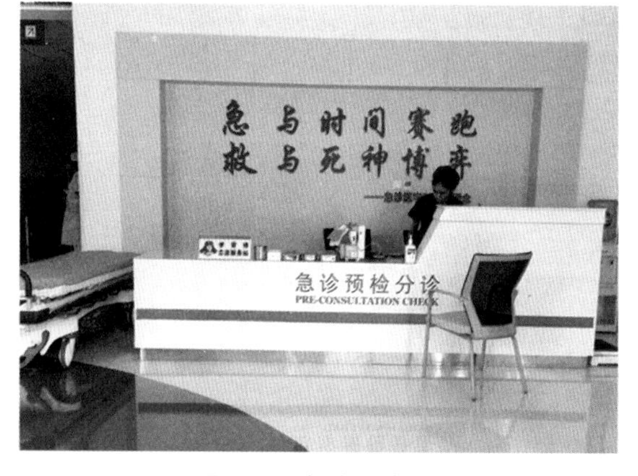

图 1-1　急诊预检分诊处

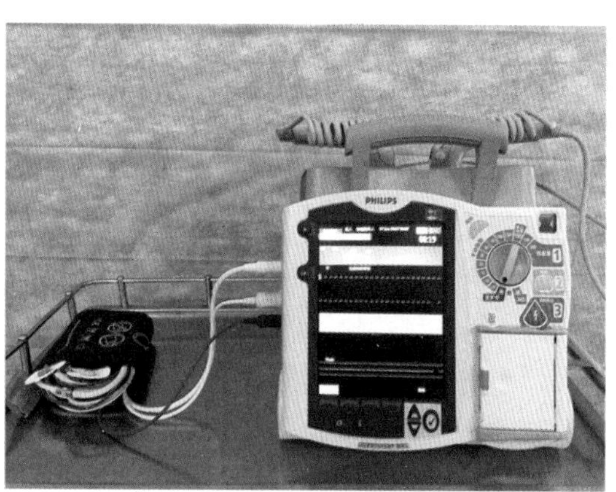

图 1-2　除颤仪

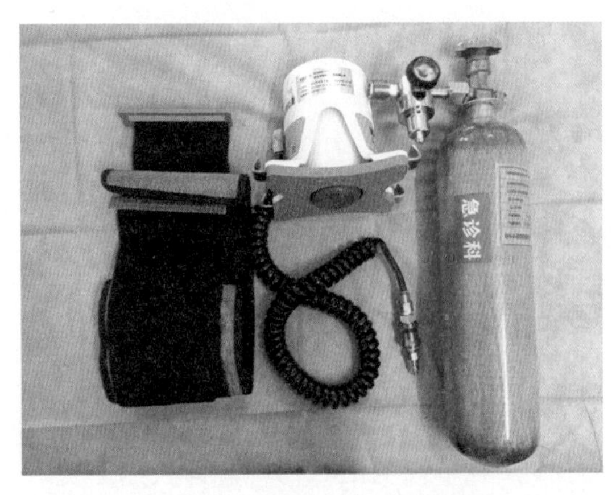


图 1-3　心肺复苏机仪

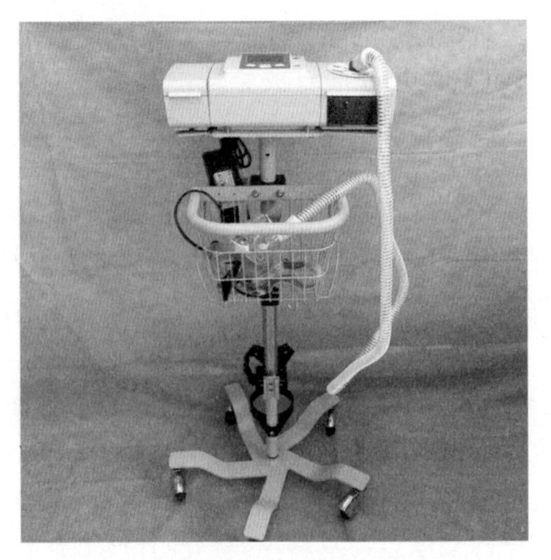

图 1-4　无创呼吸机

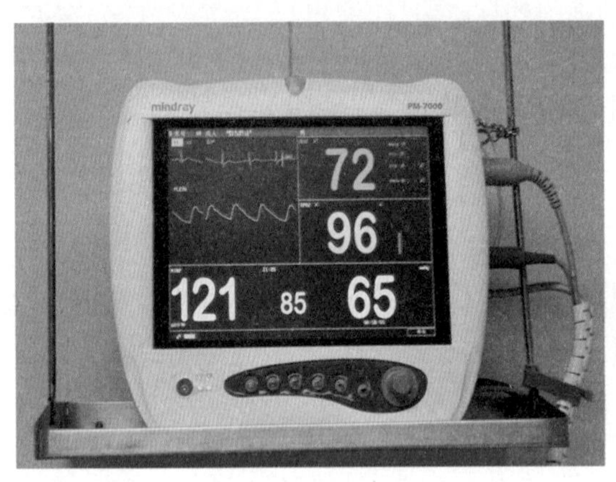


图 1-5　心电监护仪

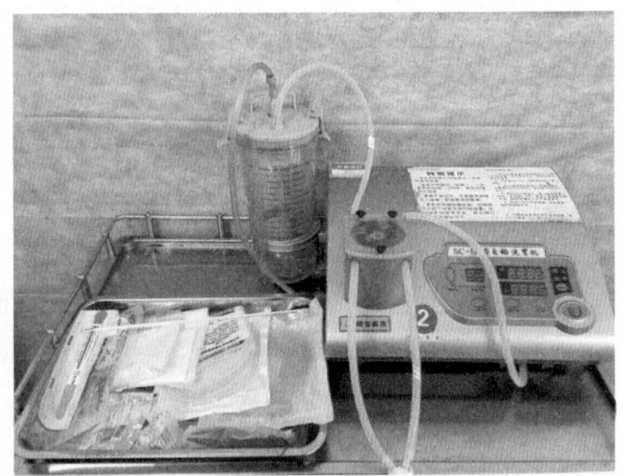

图 1-6　洗胃机

（2）急救器械：一般急救搬动、转运器械，各种基本手术器械。

（3）各类治疗用包：腰穿包、气管切开包、静脉切开包、清创缝合包、输液包、输血包、导尿包、胸腔及腹腔穿刺包。此外，还应备胃肠减压包、开胸包、烧伤包等。

（4）抢救室急救药品：心脏复苏药、呼吸兴奋药、血管活性药、利尿及脱水药；抗心律失常药、镇静药、止痛药、解热药、止血药；常见中毒的解毒药、平喘药、纠正水电解质酸碱失衡类药；各种静脉补液液体、局部麻醉药、激素类药物等。

### （五）急救护士的岗位任务和职责

1．岗位　院前急救、急诊科救护（预检分诊、观察治疗、抢救）、EICU。

2．任务、职责

（1）院前急救：协同医师现场救护、转运途中救护、病情观察及记录。

（2）急诊科救护

1）预检分诊：进行预检、安排就诊、疏通病人、协助就地抢救。

2）观察治疗：观察病情、治疗护理、针对性的健康教育、紧急情况的三班倒救治。

3）抢救：实施抢救护理，做好护理记录。

（3）EICU：急危重症的监护治疗护理任务。

### （六）急救护理工作的特点及质量要求

1. 工作特点

（1）时间性：不论是急性病，还是慢性病的转化及意外事件的发生，均系发病突然、来势凶猛，必须给予及时救治。医务人员要有严格的时间观念，在最短的时间内作出诊断，采取最有效的抢救措施，防止维持生命的主要功能受到损害，缓解急性发作的症状，为进一步治疗争取时间。

（2）复杂性：疾病类型复杂、病史叙述不详、年龄跨度大、病情变化快、就诊病人多、随机性强。

（3）多学科性：涵盖了所有专科的急症处理，涉及临床多科室，常需多专科人员协作诊疗。因此，要有高效能的组织指挥系统和协作制度，保证病人的救治工作顺利进行。

（4）易感染性：接诊时无选择性，常遇到传染，易发生交叉感染，所以要特别注意无菌操作和严格执行消毒隔离制度。

（5）风险性：风险系数大，病人及家属常易出现焦虑、情绪激动，有时有涉及法律问题及暴力事件，故应自觉遵守医疗法规，具有高度的自我控制能力，防止发生医务人员与病人及家属之间的冲突。

考点提示：急救护理工作的特点及质量要求

2. 工作原则与工作方法

（1）急救护理工作原则：时效观念、生命第一原则（赢得宝贵时间、挽救生命）。

（2）工作方法：分清轻、重、缓、急，力争最好的急救处理；运用确切、有把握的操作技术，提高抢救效率；不断提高独立工作能力与团结协作能力；应用心理护理于急、危、重症护理。

急诊护理人员抢救配合程序（扫一扫，会多一点）

3. 急救护士要掌握的技术和技能　包括：①急诊护理工作内涵及流程，急诊分诊。②常见危重症的急救护理。③创伤的急救护理。④急诊危重症病人的监护技术及急救护理操作技术。⑤急诊各种抢救设备、物品及药品的应用和管理。⑥急诊护理工作中医院内感染的预防与控制技术。⑦急危重症病人心理护理要点及沟通技巧。⑧突发事件和群伤的救护配合、协调和管理。

急诊信息化系统（扫一扫，会多一点）

4. 工作质量要求　包括：①“以病人为中心”，急病人所急。②不断提高危重病人的抢救成功率。③重视时间效率。④分诊迅速准确。⑤抢救工作组织协调、有序。⑥严格查对制度。⑦记录完整。⑧设备、仪器及药品适用够用。⑨加强消毒隔离，防止交叉感染。

### （七）急诊病人处理原则

1. 危重病人开放绿色通道　对需要抢救的危重病人开放绿色通道，并通知有关医生进行急救处理，病情稳定后再去办理就诊手续。医生未到之前，护士可酌情予以急救处理，如人工呼吸、胸外心脏按压、吸氧、吸痰、止血包扎、建立静脉通路等，同时密切观察病情变化。

2. 针对急诊病人情况的不同分别进行处理

（1）一般急诊：可在通知专科医生的同时办理就诊手续。

（2）难以确定的病人：对病情复杂、难以确定的病人，由护理人员安排就诊科室，按首诊负责制处理。

（3）转入病人：对由院外急救初诊或120救护车转入医院的病人，立即通知有关医护人员接诊。

（4）特殊情况的病人：遇交通事故、吸毒、自杀等涉及法律问题者，应立即通知公安等有关单位和部门。

3. 检查与处置及时　按病情需要送检血、尿、大便进行各种常规和生化检查。需外出特殊检查时应有专人护送，必要时可进行床边检查。

4. 病人离开交接清楚　经抢救病情平稳允许移动时，要迅速转入病房。如需继续抢救或进行手术者，应及早通知病房或手术室做准备。不能搬动而急需手术者，可在急诊手术室进行，留观察室或EICU继续抢救治疗，待病情平稳后再转入病房。凡是抢救的病人，都应有详细的病历和抢救记录。转入病房时，要有专门医护人员陪送，并将病人病情及救治经过向病房医护人员进行详细交班。

5. 注意特殊情况的处理　遇有成批伤员就诊以及需要多专科合作抢救的病人，应通知医务处和护理部值班人员，协助调配医护人员参加抢救。如有疑难病例或就诊者过多，应及时请上级医生协助处理。复合伤病人涉及两个专科以上的，应由病人病情最严重的处理科室首先负责治疗，其他科室密切配合。

6. 严格遵守各项规章制度　如交接班制度、查对制度、口头医嘱复述制度、伤情疫情报告制度。

> 考点提示：急诊病人处理的原则

## 二、案例指导

### （一）案例分析与思考

1. 头痛、头晕　翟阿姨“头痛、头晕”，为突发情况，原因不明，需要紧急就诊。

2. 就诊过程　护理专业的学生可以通过见习、临床实践可以了解到一般病人的就诊过程以及急诊病人的就诊过程。

3. 急诊科的环境　急诊科的环境是以能够最大可能满足急诊病人救治需要为目的进行设计的，地面、墙壁的各种指示、标识都能快速地帮助病人及家属进行就诊。

### （二）实施要点

1. 协助病人到达急诊科　采用尽可能快的交通工具帮助病人到达最近的医院急诊科。

> 沟通提示：就诊过程中随时注意病人的病情变化

2. 带病人到急诊预检分诊处　分诊护士接诊病人，并对病人的病情进行评估和分级，一般急诊病人先进行登记相关信息（见预检与分诊章节）。该病人依据相关信息判定为三级病人，分诊护士安排在黄区进行候诊。

3. 帮助病人到达指定就诊科室　候诊期间护士可协助完成病历资料的填写、心电图、血糖等数据的收集。

4. 根据医嘱进行检查、处置　经就诊医生评估、检查后，根据医嘱进行相应的诊疗处置。

> 沟通提示：检查治疗过程中注意关心、安慰病人

5. 处置完毕返回　处置完毕，病人病情稳定可安排门诊诊治或直接回家，医护人员提供离院指导，包括诊断、医嘱（用药的目的和用法）、随诊计划，注明何种情况复诊等。

### （三）注意事项

1. 根据病情安排诊治　急诊科就诊的病人要依据病情的轻重缓急安排诊治。到急诊科看病的病人通常分为四级：一级，濒危病人；二级，危重病人；三级，急症病人；四级，非急

症病人。急诊分诊护士应以此为依据安排诊治。

2. 就诊病人先要到分诊台　就诊先到分诊台由急诊护士了解病情和症状，并由急诊护士判定是否危急、是否紧急、病人病情为哪科的疾病，再办理挂号等相关手续到诊室就诊。

3. 急危重症病人优先就诊　一旦判定为“危急、重症病人”，立即进入抢救区救治；判定“紧急病人”，急诊诊区优先就诊；判定为“不紧急或非急症病人”，急诊诊区顺序就诊。

4. 其他　急诊医生根据病人病情及要求决定其留观、住院及离院。医疗保险、农村合作医疗的病人在办理住院手续时，需出示相关证件。急诊科就诊的病人应该有家人或他人陪伴。

考点提示：急诊科病人的就诊流程

## 三、急诊科病人就诊流程（图 1-7）

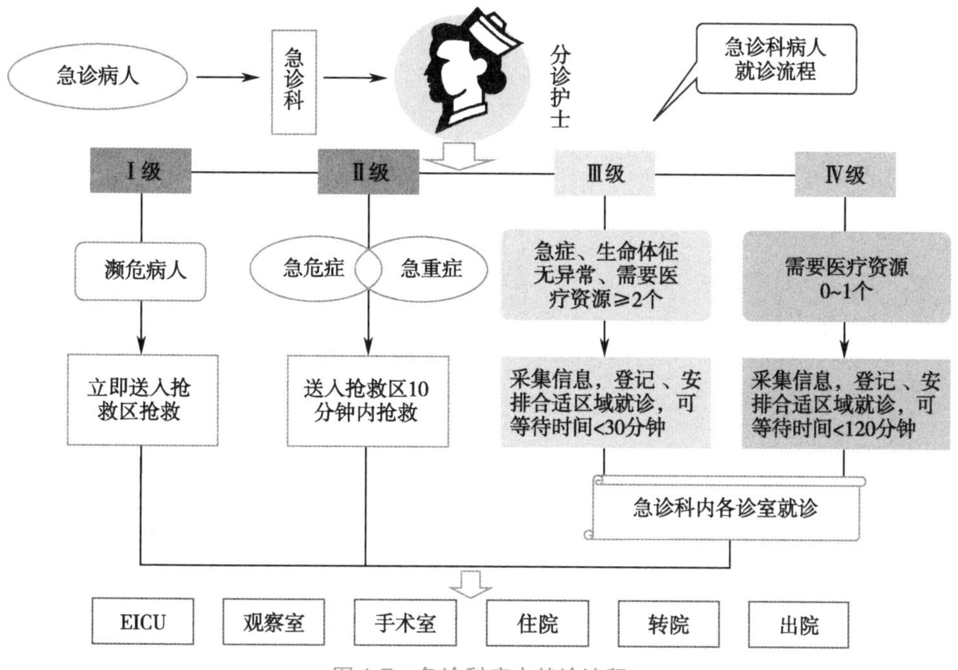


图 1-7　急诊科病人就诊流程

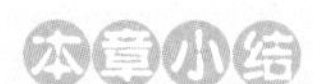
急诊科病人就诊流程（微课）

**本章小结**

1. 凡是急性疾病、慢性疾病急性发作、急性创伤、异物进入体内给人体造成极度痛苦或生命处于危险状态的病人都属急诊与急救的范围，包括常见的急性症状及常见的危重症。

2. 急危重症护理的范畴包括：院前急救、急诊科救护、重症监护、灾难救护以及教学、科研、管理研究等。

3. 医院急诊科是承担急危重症病人救治的重要场所，其设施与布局应满足布局合理、设备齐全、有对内对外通讯设施，有固定人员编制，医疗、教学和科研全面发展的原则。

4. 急诊科护士在不同的岗位有着不同的要求，总体来说急诊护士的工作原则是：时效观念、生命第一原则（赢得宝贵时间、挽救生命）。工作方法是：注意分清轻、重、缓、急。

5. 急诊科工作质量要求是："以病人为中心"，急病人所急；不断提高危重病人的抢救成功率；重视时间效率；分诊迅速准确；抢救工作组织协调、有序；严格查对制度；记录完整；设备、仪器及药品适用够用；加强消毒隔离，防止交叉感染。

6. 急诊科一般病人的就诊流程是：入急诊科、接诊、预检分诊、入诊室、检查、处置、离开。

（殷 翠）

目标测试（扫一扫，测一测）

## 练习与思考

一、名词解释

急救护理　EMSS　院前急救

二、简答题

1. 简述急诊工作程序。
2. 简述急救护理工作的范畴。
3. 简述急救护理工作的特点。

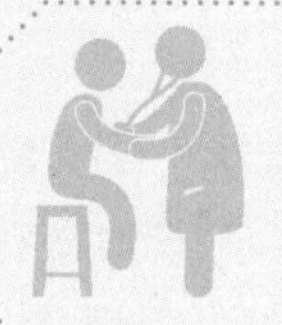

# 第二章　急救基本技能

急救基本技能是实施急、危重症护理时应用的基本技术，护理人员对急救基本技术掌握的程度可直接影响到急、危、重症病人的抢救成败。急救基本技能的掌握可极大地降低突发疾病或意外事故时病人的病死率和伤残率，提高抢救成功率。下面以徒手心肺复苏术、人工气道建立技术、外伤急救技术为例，学习急救基本技能。

## 第一节　徒手心肺复苏术

**导入案例与思考**

吴同学，20岁，参加马拉松比赛时突然倒地，面色苍白，呼之不应，脉搏呼吸消失。

**请思考**

1. 吴同学发生了什么情况？
2. 如何快速准确判断吴同学是否存在呼吸心跳？
3. 在急救人员到达之前应如何对吴同学现场急救？

心脏骤停是指心脏泵血功能突然停止。病人过去可有或无心脏病史，在发生之前大多没有预兆，完全出乎人们的意料，使人措手不及。若不及时处理，会造成脑和全身器官组织的不可逆损害而导致死亡；若能及时采取正确的心肺复苏措施，则有可能恢复。

徒手心肺复苏术

### 一、概述

#### （一）相关概念

1. 心脏骤停（sudden cardiac arrest）　心脏骤停是指各种原因所致心脏泵血功能突然停止。随即出现意识丧失、脉搏消失、呼吸停止，经过及时有效的心肺复苏部分病人可获存活。

2. 心脏性猝死（sudden cardiac death）　心脏性猝死是指未能预料的，于突发心脏症状1小时内发生的心脏原因死亡。心脏骤停不治是心脏性猝死最常见的直接死因。

3. 心肺复苏术（cardiopulmonary Resuscitation，CPR）　心肺复苏术是抢救呼吸心跳骤停病人的重要技术之一，是指采用徒手或辅助设备来维持呼吸、心脏骤停病人的人工循环和呼吸最基本的抢救方法，包括胸外心脏按压、开放气道、人工通气、电除颤以及药物治疗等，目的是尽快使自主循环恢复，最终达到脑神经功能良好的存活。

4. 胸外按压（chest compression） 胸外按压是通过增加胸腔内压力或直接按压心脏驱动血流流入大动脉，建立循环。有效的胸外按压能产生60～80mmHg的动脉压。

### （二）临床表现

心脏骤停的临床表现为：①突然倒地，意识丧失，面色迅速变为苍白或青紫。②大动脉搏动消失，触摸不到颈、股动脉搏动。③呼吸停止或叹息样呼吸，继而停止。④双侧瞳孔散大。⑤可伴有因脑缺氧引起的抽搐和大小便失禁，随即全身松软。⑥心电图可表现为：心室颤动、无脉性室性心动过速、心室静止、无脉心电活动。

心脏骤停常表现为典型的“三联症”：突发意识丧失、呼吸停止和大动脉搏动消失。

### （三）诊断

临床上病人一旦出现意识丧失，大动脉搏动消失，即可诊断为心脏骤停。

### （四）处理原则

心跳呼吸停止后，血液循环终止，各组织器官缺血缺氧。由于脑细胞对缺氧十分敏感，一般在循环停止后4～6分钟，大脑将发生不可逆损害。一旦确定心脏骤停，应立即就地进行抢救，实施CPR，维持有效的循环和呼吸功能。

## 二、案例救护

### （一）案例分析与思考

1. 诱因 “马拉松比赛”导致猝死。

2. 症状与体征 “面色苍白，呼之不应，脉搏呼吸消失”均为心脏骤停表现。

### （二）救护要点

1. 判断 判断环境和病人意识，首先确定现场有无威胁病人和施救者安全的因素。如有，应及时躲避或脱离危险，否则尽可能不移动病人。迅速判断病人意识，其方法为：一拍，轻拍病人的双肩（图2-1，图2-2）；二喊，凑近耳边大声呼唤：“喂！你怎么了？”；三观察，观察病人有无语音或动作反应。

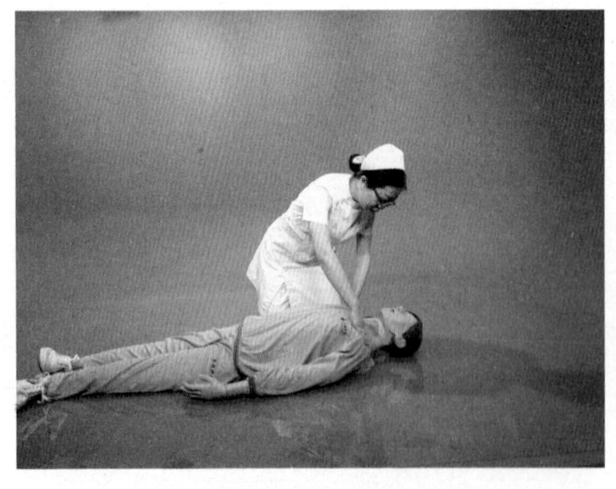

图2-1 判断意识

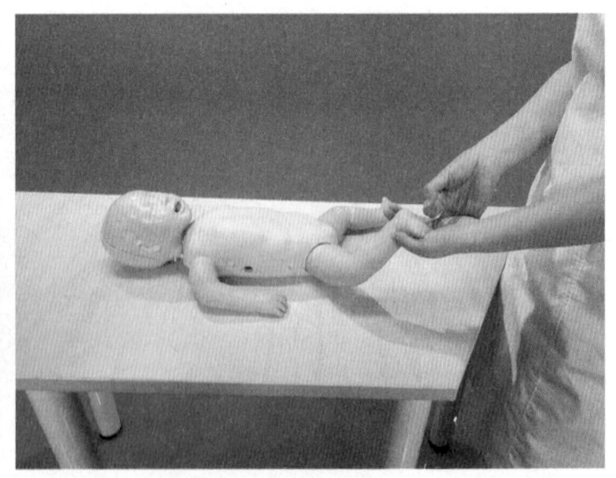

图2-2 判断婴儿意识

2. 呼救 高声呼救（图2-3）：“来人呐！救命啊！”；拨打120急救电话。有条件的要取自动体外除颤仪（automatic external defibrillator，AED）。

（1）寻求帮助：第一目击者必须在病人身旁，开始徒手心肺复苏，第二人寻求帮助，单

人绝不可离开病人去呼救，可使用移动通信设备的免提功能边施救边呼救。

(2) 报警：报警时需报告的内容有：①地点，清楚地址、明显目标。②原因，什么时间、发生什么事情。③伤情情况，病人数目、伤患状况、已做的处理。④联系人电话、姓名。

3. 安置体位　在呼救的同时应迅速将病人摆放在硬板床或地面，呈仰卧位（图 2-4）。身体平直，无扭曲，解开紧身衣扣，松开裤带。抢救者跪于病人右侧肩颈侧旁，将病人近侧的手臂直举过头；拉直其双腿或使膝略呈屈曲状，将病人放置适当体位。

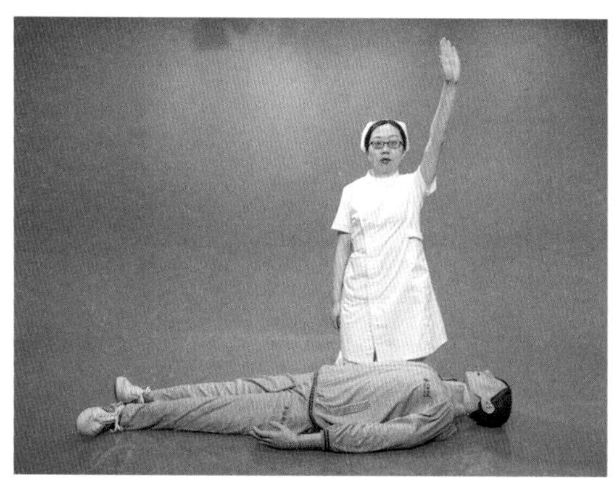

图 2-3　呼救

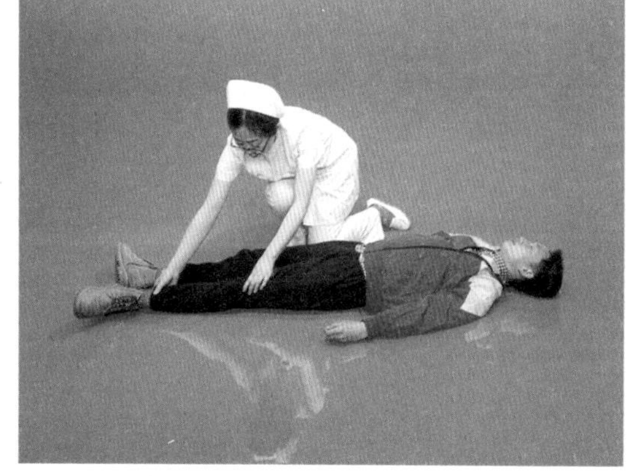

图 2-4　摆放体位

4. 检查循环体征和呼吸

(1) 检查循环：其方法有触摸颈动脉和触摸肱动脉。触摸颈动脉时用一手食指和中指置于颈中部（甲状软骨）中线，手指从颈中线滑向甲状软骨和胸锁乳突肌之间的凹陷，稍加力度触摸到颈动脉的搏动。触摸肱动脉时，用一手食指和中指置于上臂内侧肘和肩之间，稍加力度检查是否有搏动。

(2) 检查呼吸：判断动脉搏动时可同时判断呼吸，通过一看（胸部起伏）、二听（出气时呼吸音）、三感觉（有无气体拂面感）进行判断。在判断有无颈动脉搏动和呼吸时（图 2-5），检查时间应大于 5 秒且不超过 10 秒。

5. 实施胸外心脏按压

(1) 胸外心脏按压的要领：部位要准确，姿势要正确，速度要均匀，力度要适当。

(2) 胸外心脏按压的部位（图 2-6）：成人为胸骨中下 1/3 的交界处；8 岁以下的儿童为胸骨下 1/2 处；婴儿为两乳头之间的连线上。需要注意的是，胸外按压的部位不宜过低，以免损伤肝、脾、胃等内脏。另外，按压部位向下错位时可致剑突受压折断，肝脏受冲击破裂或胃部受压导致呕吐。

(3) 胸外心脏按压的姿势（图 2-7）：施救者立于床旁时应站立于踏脚板上，双膝平病人躯干。病人躺在地上则采用跪姿，双膝平病人肩部；双臂绷直，与胸部垂直，不得弯曲；以髋关节为支点，腰部挺直，用上半身重量往下压。

(4) 胸外心脏按压的手法（图 2-8）：掌根置胸壁，两掌交叉重叠；手指翘起，肘关节伸直；双肩双臂与胸骨垂直；利用上身重量垂直下压；放松时使胸廓充分回弹，不倚靠在胸壁上；下压和放松时间为 1∶1。

(5) 胸外心脏按压的方式：在进行胸外心脏按压时，应根据病人的不同年龄采取相应的按压方式，成人用双手掌根部按压；儿童用一只手掌根按压；婴儿用中指和食指按压。

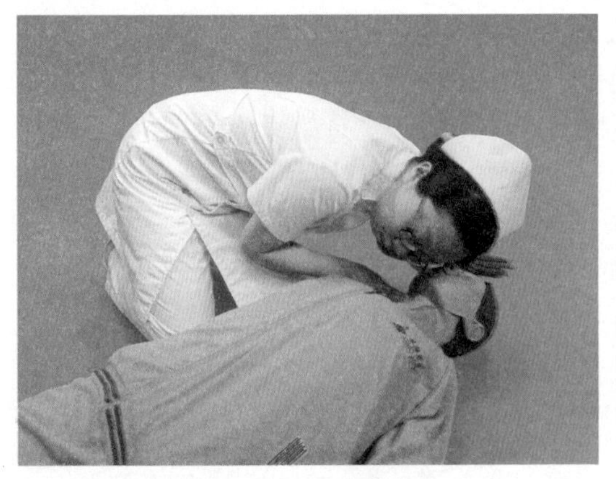

图 2-5 检查脉搏和呼吸

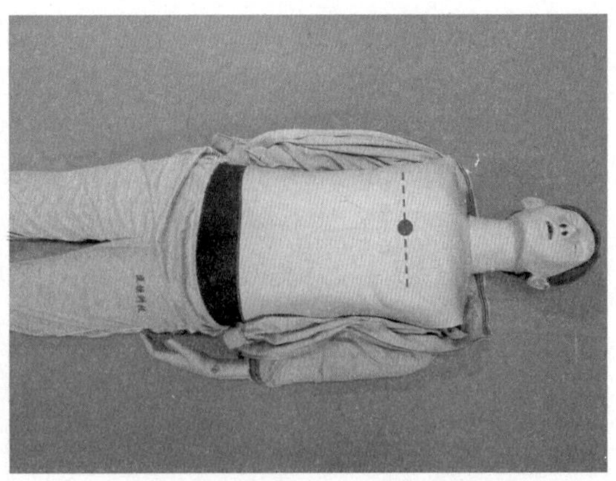

图 2-6 胸外心脏按压的部位

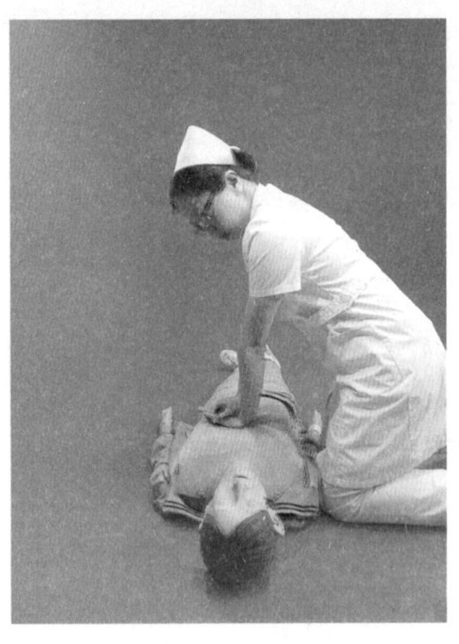

图 2-7 胸外心脏按压的姿势

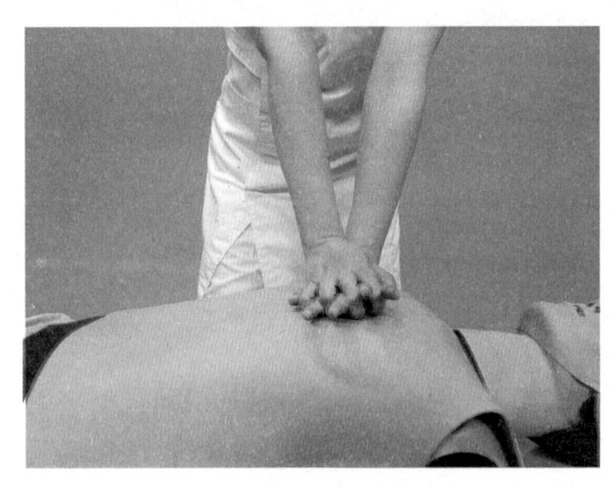

图 2-8 胸外心脏按压的手法

高质量的胸外按压，即按压频率为每分钟 100～120 次，下陷幅度 5～6cm 深，对于儿童（包括婴儿[小于一岁]至青春期开始的儿童），按压深度为胸廓前后径的 1/3，每 30 次按压后进行 2 次人工呼吸，同时尽可能减少胸外按压中断的次数和持续时间。

考点提示：胸外按压的部位、深度和频率

6. 开放气道

（1）清理呼吸道：清除病人口腔中的异物和呕吐物（图 2-9）。清除固体异物时，一手按压开下颌，另一手食指抠出异物。

（2）开放气道

1）仰头抬颏法（图 2-10）：把一只手放在病人前额，用手掌把额头用力向后推，另一只手手指放在下颌骨处，向上抬下颌，使头后仰，后仰程度为下颌、耳郭的连线与地面垂直。

2）托颌法（双手推颌法或创伤推颌法）：仰头，将颈部固定在正常位置；开口，如病人紧闭双唇，可用拇指把口唇分开；托颌，手放置在病人头部两侧，肘部支撑在病人躺的平面上，握紧下颌角，用力向上托下颌（图 2-11）。

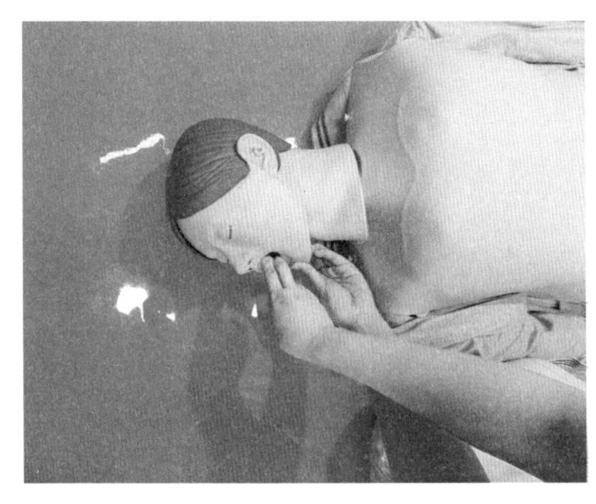

图 2-9 清理气道

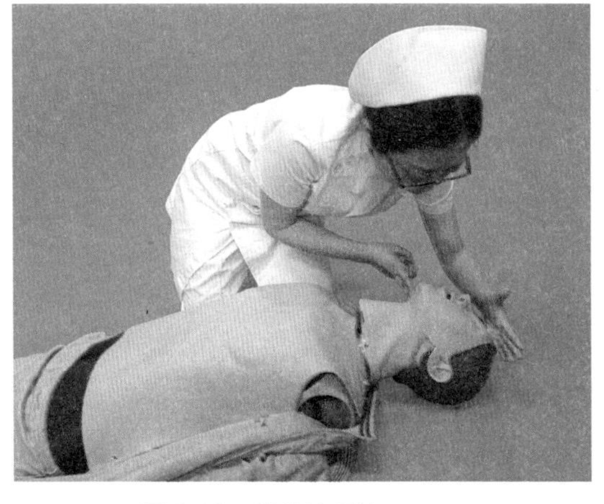

图 2-10 仰头抬颌法

7. 给予人工呼吸 常用的人工呼吸的方法有口对口人工呼吸、口对鼻人工呼吸、口对口鼻人工呼吸。

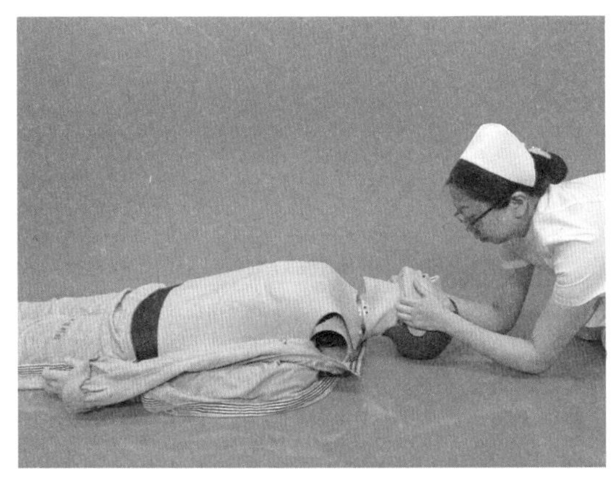

图 2-11 托颌法

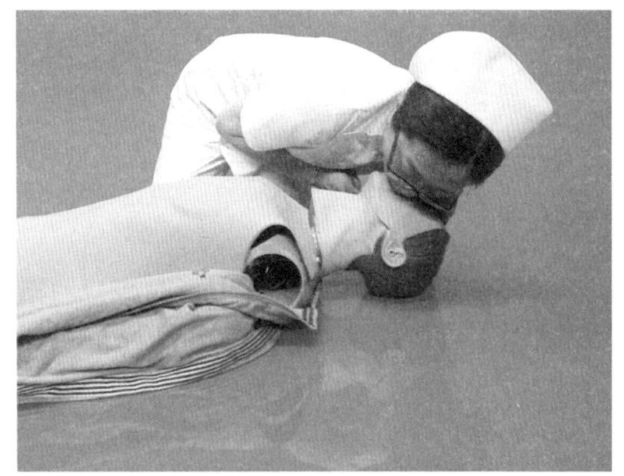

图 2-12 口对口人工呼吸

（1）口对口人工呼吸（图 2-12）：施救者口唇对准病人的口唇，将施救者吸入的气体吹入病人的气道内，以帮助病人呼吸，满足病人体内对氧的需求。它是现场急救中最简便最有效的方法。

（2）口对鼻人工呼吸：对不能经口对口人工呼吸的病人，应采用口对鼻呼吸，如病人牙关紧闭不能撬开或口腔有严重损伤，施救者深吸一口气，然后用口包住病人的鼻部，用力向病人鼻孔吹气。

（3）口对口鼻人工呼吸：适用于牙关紧闭、不能张口、口腔有严重损伤时，以及婴儿。施救者用自己的嘴把病人的嘴和鼻子全部都包住进行人工呼吸。婴儿的口鼻距离很近，常采用口对口鼻人工呼吸法。

无论采取哪种人工呼吸方法，施救者每次吹气时间应超过 1 秒，应见胸廓起伏，潮气量约 500～600ml，胸外按压与人工呼吸比为 30∶2。

8. 判断复苏效果 按压与呼吸连续 5 个轮回为一个周期，如此反复 5 个轮回后判断病人呼吸、颈动脉搏动等各项指标的恢复情况。心肺复苏有效指征：①触摸到大动脉搏动，收缩压大于 60mmHg。②面色、口唇、甲床色泽转为红润。③呼吸改善或出现自主呼吸。

④扩大瞳孔出现缩小，对光反应恢复，有眼球活动或睫毛反射。⑤昏迷变浅，出现无意识的挣扎动作。⑥心电图波形有改变。

### （三）注意事项

1. 体位摆放注意　在体位摆放过程中，搬动病人时应注意要使其头、肩、躯干、臀部同时整体转动，防止扭曲，转动时尤其注意保护颈部。

2. 胸外按压注意　在实施胸外心脏按压时应注意：①胸外心脏按压术只能在心脏停止跳动下才能施行。②下压后手放松不倚靠胸部。③按压的力度要适宜，过大过猛容易使肋骨骨折，引起气胸血胸，按压的力度过轻，胸腔压力小，不足以推动血液循环。④按压时如定位不准确，容易损伤其他脏器，向两旁偏移或按压时手指没有翘起，则易致肋骨骨折及连枷胸，导致气胸、血胸。⑤应将病人的衣扣及裤带解松，以免引起内脏损伤。

3. 开放气道注意　在开放气道时应注意，颈部上抬不要过度伸展及用力过猛，以免损伤颈椎。勿用力压迫下颌部软组织，避免用拇指抬下颌，以免造成气道梗阻。活动性义齿应取下，以防脱落阻塞气道。

4. 人工呼吸注意　在进行人工呼吸时应注意：①保持呼吸道通畅。②送气量不可过大，以免胃部胀气。③吹气频率成人 10～12 次 / 分，婴幼儿 12～20 次 / 分。

考点提示：徒手心肺复苏的注意事项

5. 尽快使用除颤仪　当急救人员目击成人心脏骤停，且现场有 AED，应尽快使用 AED 进行除颤。

6. 特殊病种注意　在溺水或急性呼吸窘迫综合征引起的呼吸心跳骤停，应先做人工呼吸，再做胸外心脏按压。

7. 其他　胸外按压与人工呼吸应反复进行，直至病人心肺复苏成功，或心肺复苏持续 30 分钟以上宣告临床死亡后方可停止。

8. 专业与非专业人员的基础心肺复苏程序（表 2-1）

表 2-1　专业与非专业人员的基础心肺复苏程序

| 程序 | 未培训的急救员 | 经培训急救员 | 医务人员 |
|---|---|---|---|
| 1 | 确保现场安全 | 确保现场安全 | 确保现场安全 |
| 2 | 检查反应 | 检查反应 | 检查反应 |
| 3 | 呼叫邻近人帮助，拨打 120 电话 | 叫邻近人帮助，并呼叫急救医疗服务系统（120 急救）。如有几位急救员，尽可能确保在病人旁拨打急救电话，有条件者取 AED | 呼叫邻近人帮助或呼叫复苏组；及时呼叫复苏组，或检查呼吸与脉搏后呼叫复苏组 |
| 4 | 遵调度员指令 | 如无呼吸或仅叹气样呼吸，如果仅有 1 位急救员，应开始心肺复苏 | 检查呼吸与检查脉搏（同时）。呼叫与取 AED 或急救器械，由 1 名医务人员去取或第 2 位人员送来。检查无正常呼吸与无正常脉搏后确认心脏骤停，应立即去做，不得延迟 |
| 5 | 遵调度员指令，如无呼吸或叹气样呼吸 | 回答调度员问题，并遵调度员指令急救 | 即刻开始心肺复苏，有条件时除颤 |
| 6 | 遵调度员指令 | 如 1 位急救员，可派第 2 位急救员取体外自动除颤器 | 第 2 位医务人员到达后，给予 2 人心肺复苏并使用 AED 或除颤器 |

## 三、徒手心肺复苏流程(图 2-13)

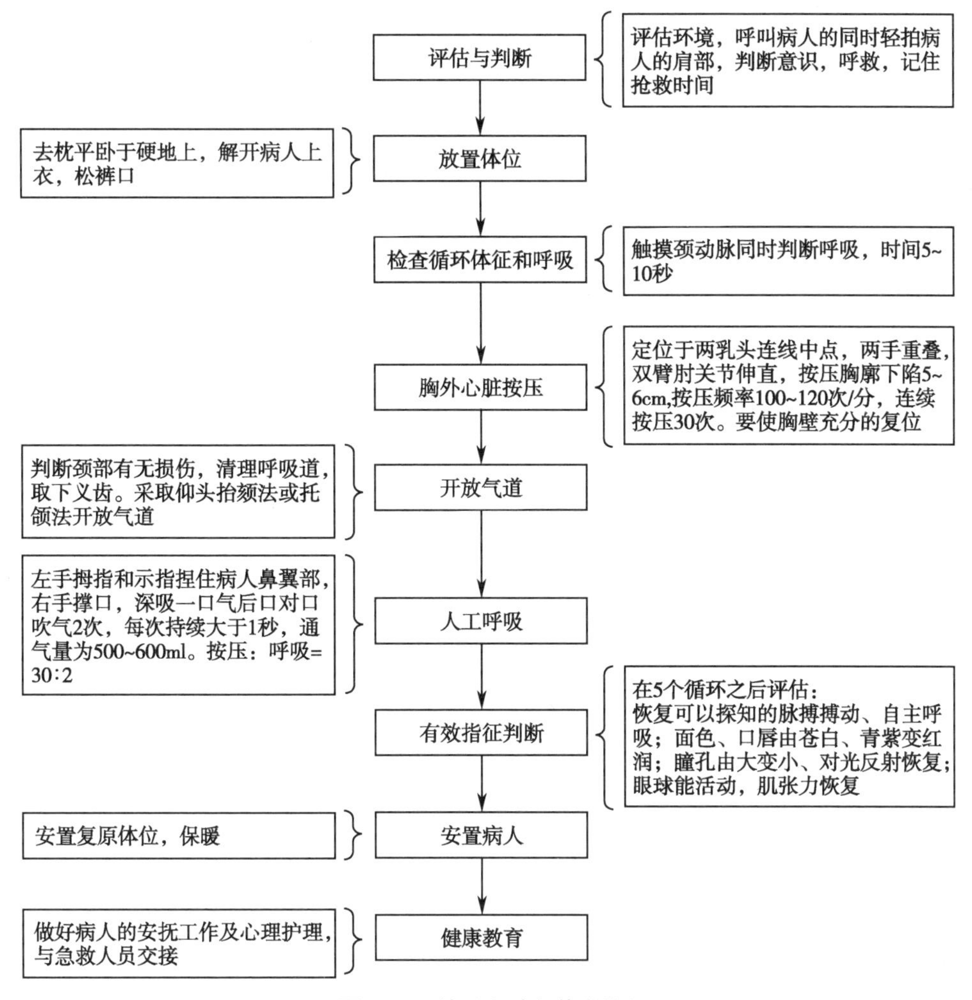


图 2-13　徒手心肺复苏术流程

徒手心肺复苏术(院外)(扫一扫，会操作)

徒手心肺复苏术(院内)(扫一扫，会操作)

**本节小结**

1. 当病人突然意识丧失，应立即通过触摸颈动脉搏动检查循环，同时使用“一看、二听、三感觉”的方法判断呼吸，一旦确认病人发生心脏骤停应立即给予心肺复苏。

2. 徒手心肺复苏术主要操作步骤包括评估与判断、呼救、胸外心脏按压、开放气道和人工呼吸。

3. 心肺复苏时，胸外按压与人工呼吸比为30∶2，连续5个轮回为一个周期，如此反复5个轮回后判断病人呼吸、颈动脉搏动等各指标的恢复情况。

4. 胸外按压与人工呼吸应反复进行直至病人心肺复苏成功，或心肺复苏持续30分钟以上宣告临床死亡后，方可停止。

（乔　珺）

目标测试（扫一扫，测一测）

## 练习与思考

一、名词解释

心脏骤停　心肺复苏

二、简答题

1. 心脏骤停的临床表现有哪些？

2. 心肺复苏的有效指征有哪些？

三、案例分析

某电工，男，40岁，在维修电路时突然跌倒，伏趴在地上一动不动，呼之不应。请你根据现场情况正确给予急救措施。

## 第二节　气道开放技术

**导入案例与思考**

宋爷爷，78岁，餐后家人聚在桌旁一边聊天一边吃葡萄。说到好笑处，宋爷爷大笑时正好一颗葡萄没有嚼烂卡在气道。病人既往有高血压及肺气肿病史。家人急拨打120，并在120调度人员电话指导下采用Heimlich急救法，病人将异物咳出。10分钟后急救人员到达现场，病人继发抽搐、呕吐，呼之不能应。检查，T 36.5℃，P 109次/分，R 18次/分，BP 131/94mmHg，$SPO_2$ 89%，意识不清，呼吸困难。

**请思考**

1. 如果你是120调度人员，你如何指导病人家属实施Heimlich急救法？

2. 如果你是急救人员，现场你会怎样处理？

3. 该病人适合采用何种方式建立人工气道？

在急危重症病人救治过程中，保持呼吸道通畅是必要条件，紧急气道开放技术是急救人员必须掌握的技能。呼吸道可因舌根后坠、异物、分泌物、喉或支气管痉挛等发生完全性气道阻塞或部分性气道阻塞，若不及时纠正，会危及病人的生命。

ER-2-5 PPT

气道开放技术（PPT）

## 一、概述

### （一）相关概念

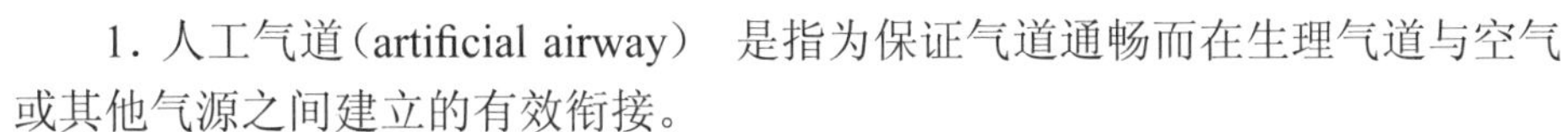

1. 人工气道（artificial airway） 是指为保证气道通畅而在生理气道与空气或其他气源之间建立的有效衔接。

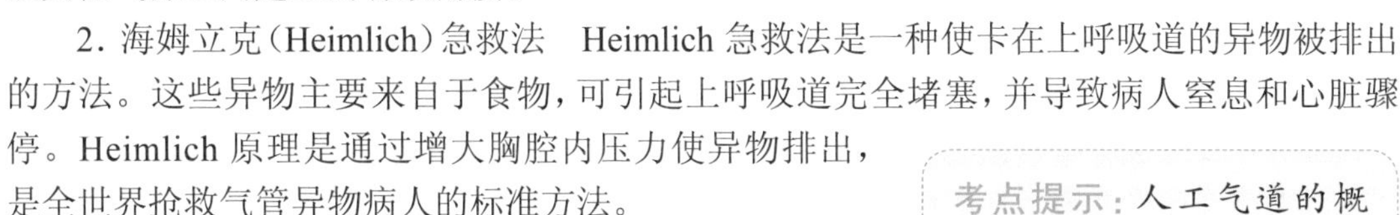

2. 海姆立克（Heimlich）急救法 Heimlich急救法是一种使卡在上呼吸道的异物被排出的方法。这些异物主要来自于食物，可引起上呼吸道完全堵塞，并导致病人窒息和心脏骤停。Heimlich原理是通过增大胸腔内压力使异物排出，是全世界抢救气管异物病人的标准方法。

考点提示：人工气道的概念；海姆立克急救法的原理

### （二）紧急气道开放的方法

紧急气道开放的方法有非确定性和确定性技术。前者损伤小，易于操作。后者多借助工具并能保证可靠的有效通气，适宜长时间使用，如环甲膜穿刺、气管插管、气管切开等。临床上可根据病情和条件选择应用，人工气道的建立方式遵循“简便、有效、最小创伤”原则。

1. 非确定性气道开放术 是指在建立人工气道的过程中，不会或极少造成皮肤和黏膜的破损，所建立的气道不能保证可靠有效通气，常常在急救早期使用。所包括的具体方法有：①徒手气道开放术，包括仰头抬颌法、托下颌法。②口咽通气导管放置术。③喉罩放置术。本节重点介绍Heimlich急救法、口咽通气导管放置术、喉罩放置术。

（1）Heimlich急救法：常用方法为腹部冲击法，此法适用于急性呼吸道异物堵塞者。急救者将双臂分别从病人两腋下前伸并环抱病人，左手握拳，右手从前方握住左手手腕，使左拳虎口贴在病人胸部下方、肚脐上方的上腹部中央，形成“合围”之势，然后突然用力收紧双臂，用左拳虎口向病人上腹部内上方猛烈施压，迫使其上腹部下陷。这样会使病人的胸腔压力骤然增加，由于胸腔是密闭的，只有气管一个开口，故胸腔（气管和肺）内的气体在压力的作用下自然涌向气管。每次冲击可产生450～500ml气体，从而有可能将异物排出。施压完毕后立即放松手臂，然后再重复操作，直到异物被排出，恢复气道的通畅。

ER-2-6

Heimlich急救法及原理（扫一扫，会多一点）

（2）口咽通气导管（图2-14）放置术：施行徒手开放气道术虽能有效开放气道，但难以坚持长时间的操作，为此临床上往往借助口咽通气导管以抵住舌根、舌体，使其前移，从而开放气道。口咽通气导管通常由橡胶或塑料制成，亦可用金属或其他弹性材料制成。口咽通气导管的结构主要包括：翼缘、牙垫部分和咽弯曲部分。

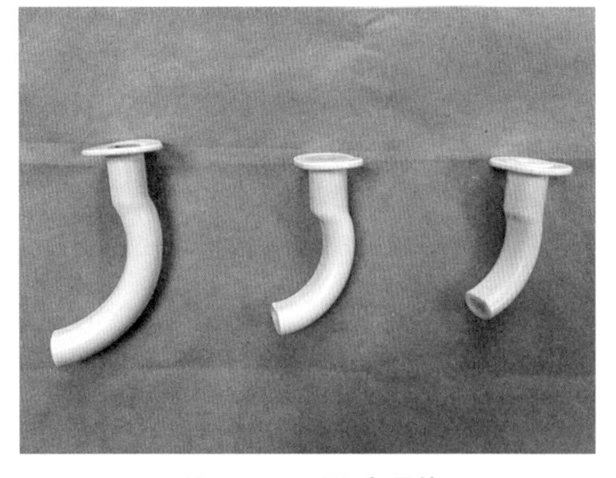

图2-14 口咽通气导管

1）适应证：口咽通气导管放置术适用于：①无知觉（无反应），缺乏咳嗽或者咽反射的病人。②舌后坠阻塞气道的病人。③便于口腔分泌物的吸引。④使用简易呼吸器的病人。⑤重症脑血管疾病者紧急状态下暂时使用。

2）型号的选择：口咽通气管分为大中小三型，临床工作中根据病人门齿至下颌角的长度选择合适的口咽通气导管。

3）口咽通气导管的置入方法：口咽通气导管的插入方法有两种，舌拉钩或压舌板法和反向插入法。

舌拉钩或压舌板法：是指在舌拉钩或压舌板协助下将口咽通气导管插入正确的位置，是临床插入口咽通气导管的最常用方法。操作要点：①插入口咽通气导管前进行完善的表面麻醉。②选择合适的口咽通气导管。③张开病人的口腔，放置舌拉钩或压舌板于舌根部，向上提起使舌离开咽后壁。将口咽通气导管放入口腔，直至其末端突出门齿 1～2cm，此时口咽通气导管的前端即将到达口咽部后壁。④双手托起下颌，使舌离开咽后壁，然后将双手的拇指放置在口咽通气导管两侧的翼缘上；向下至少推送 2cm，直至口咽通气导管的翼缘到达唇部的上方，此时口咽通气导管的咽弯曲段正好位于舌根后。⑤放松下颌骨髁部，使其退回颞颌关节。检查口腔，以防止舌或唇夹置于牙和口咽通气道之间。

反向插入法：即把口咽通气导管的咽弯曲部面朝向腭部插入口腔，先使病人张口，然后将导管送入口中，沿舌上方反向下插，当导管插入全长的 1/2 时，将导管旋转 180°，并向前继续推进至合适位置。确认位置适宜、气流通畅后，用胶布妥善固定。

（3）喉罩放置术：喉罩（图 2-15 正面，图 2-16 侧面）是近年来常用的气道开放工具，其头呈勺型，边缘为气囊，像个小面罩，尾端为硬质通气管，经口插入至喉的后方，然后通过气囊充气封闭声门，既可以让病人自主呼吸，也可以施行正压通气。喉罩是介于气管内插管和面罩之间的通气工具，操作简便，不易损伤病人咽喉组织。

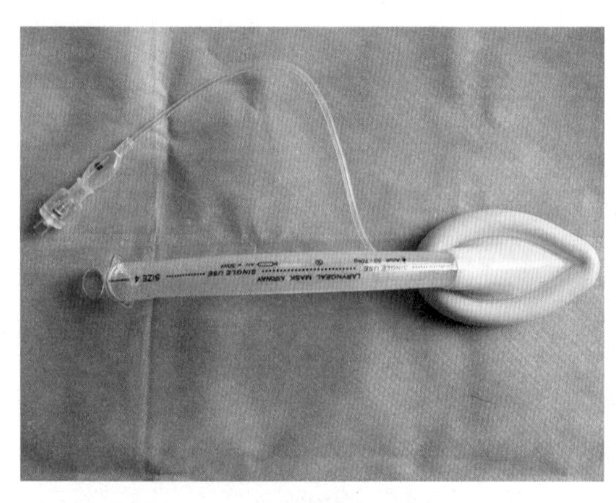

图 2-15 喉罩（正面）

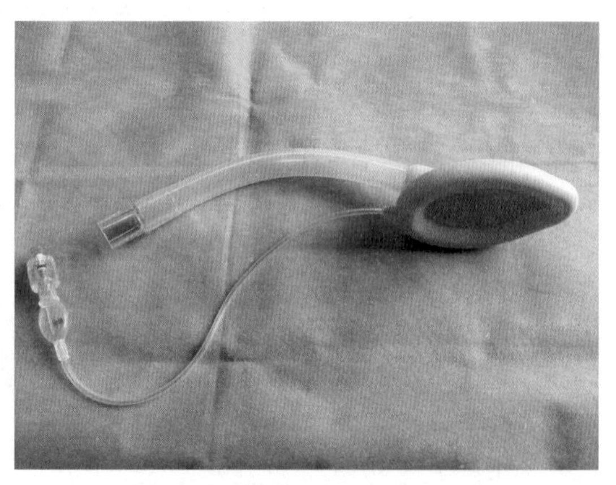

图 2-16 喉罩（侧面）

1）适应证：全身麻醉病人，急诊科、ICU 及各科室急救与复苏的病人。

2）禁忌证：气管受压和气管软化病人，麻醉后可能发生呼吸道梗阻；咽喉部病变，如咽部脓肿、血肿、水肿、组织损伤等病人；胸腔手术病人；COPD+ 正压通气；长时间神经外科手术。

3）型号的选择：1 号用于体重 6.5kg 以下小儿，2 号用于 6.5～25kg 体重的小儿，3 号用于小儿或小体重的成人（>25kg），4 号用于正常成人。

4）操作方法：喉罩的操作方法为：①操作者用非优势手从后面推病人的枕部，以使病人的颈部伸展和头后仰。由助手或操作者用优势手的中指张开病人的口腔。②操作者用食指和拇指握持喉罩，握持部位应尽可能靠近通气罩和通气导管的结合处，通气罩的开口面向病人的颏部。③紧贴病人上切牙的内面将喉罩的前端插入口腔内，此时最重要的是将通气导管与手术台保持平行而不是垂直，然后向上用力将喉罩紧贴硬腭推送入口腔。④将食指放在通气导管和通气罩的结合处向内推送喉罩。然后用非优势手握持通气导管，固定喉罩在正确位置，再退出优势手食指。⑤用食指将喉罩推送至满意位置。⑥用适量的空气充起通气罩。⑦将喉罩与通气环路相连接，并评估通气的满意程度。

2. 确定性气道开放术　是指在建立人工气道的过程中会造成皮肤和黏膜的破损，所建立的气道可保证可靠地有效通气，并适宜长时间使用。所包括的具体方法有环甲膜穿刺术、气管切开术、经口气管插管术、经鼻气管插管术。

ER-2-7
气道开放的分类和适应证（扫一扫，会多一点）

（1）环甲膜穿刺：环甲膜穿刺或切开（造口）是气道梗阻时开放气道的急救措施之一，环甲膜在环状软骨与甲状软骨之间，先用手指在两软骨之间做好定位，做一皮肤切口，然后刺透环甲膜并插入导管。

1）用物：环甲膜穿刺针或16号抽血用粗针头，无菌注射器，1%利多卡因溶液或所需的治疗药物，给氧装置。

2）操作过程：环甲膜穿刺的操作过程：①安置体位，病人仰卧位，头后仰，操作者位于病人头位。②选择穿刺部位，局部消毒后术者用食指中指固定环状软骨两侧，以一粗注射针与皮肤呈35°～45°角向足部方向进针或垂直刺入环甲膜（图2-17）。③确定穿刺是否成功，由于环甲膜后为中空的气管，所以刺穿后有落空感，术者会觉得阻力突然消失。接着回抽，如有空气抽出，则穿刺成功。病人可有咳嗽等刺激症状，随即呼吸道梗阻的症状缓解。

（2）气管插管：临床上早期建立确切的人工气道，多采用气管内插管。气管内插管是将一特制的气管导管（图2-18）经声门置入气管的技术，它可分为经口气管插管和经鼻气管插管，通常在紧急气管内插管时，经口插管是首选方法，但对于张口困难、下颌活动受限、颈部损伤难以经口插管等情况下，应选用经鼻气管插管。气管插管的操作流程如图2-19。

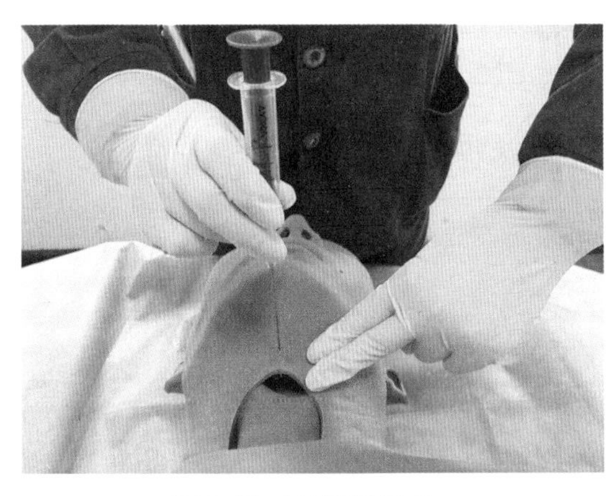

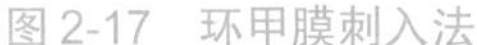
图2-17　环甲膜刺入法

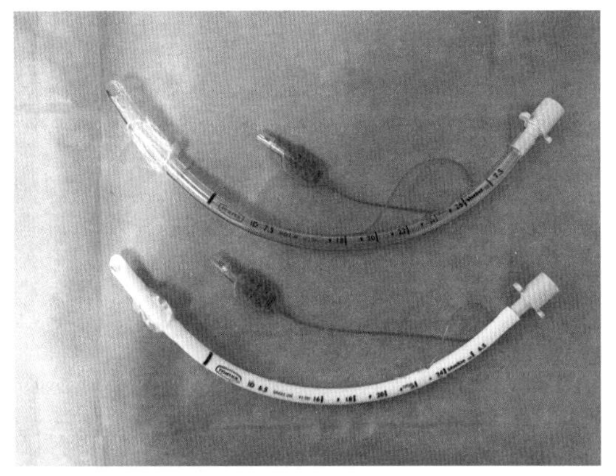

图2-18　气管导管

（3）气管切开：常用于各种原因引起的呼吸梗阻如喉头水肿、呼吸困难，及各种原因引起的呼吸衰竭或呼吸停止、需行人工呼吸，且估计病情短期难以恢复或气管插管时间过长，均应行气管切开术。

ER-2-8
急诊气道管理共识（扫一扫，会多一点）

1）用物：器械20件（弯蚊2把；直蚊2把；14cm弯钳3把；14cm直钳3把；三叶撑开器1个；小拉钩2个；12.5cm无齿镊1个；12.5cm有齿镊1个；小尖镊2个；14cm直尖剪1把；刀柄7＃1个；12.5cm持针器1把）、辅料（有孔方盘，小药杯，三角针，圆针，缝合线，纱布，棉球，孔巾）。

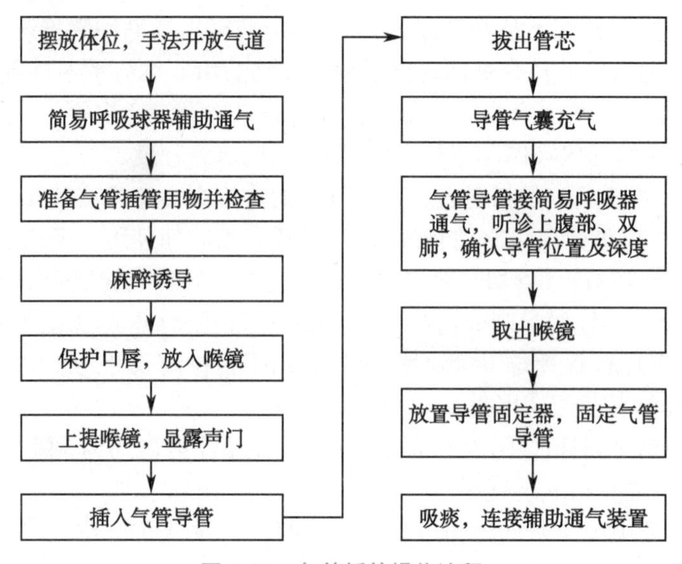


图 2-19 气管插管操作流程

2）操作过程：气管切开操作过程如图 2-20。

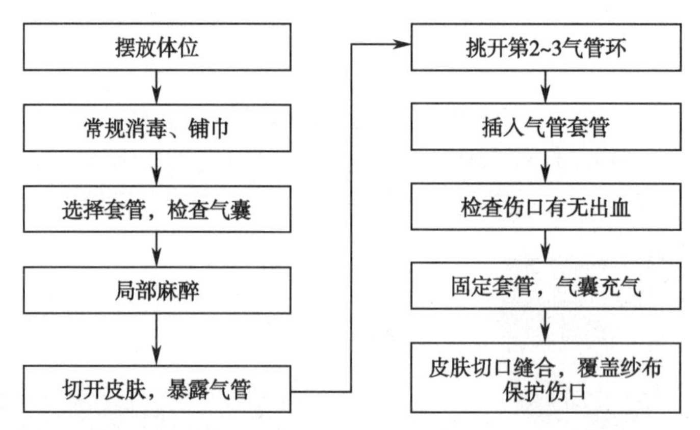


图 2-20 气管切开操作流程

### （三）人工呼吸

人工呼吸常用的方法有口对口人工呼吸，另外还有口对鼻人工呼吸法、口对口鼻人工呼吸、口对面罩人工呼吸、简易呼吸器人工呼吸法（图 2-21）。本节重点介绍口对面罩人工呼吸、简易呼吸器人工呼吸法。

其他人工气道建立的方法（扫一扫，会多一点）

1. 口对面罩人工呼吸　抢救者用两手使面罩紧密封闭病人口鼻，深吸一口气，口含进气嘴用力吹气。如用无单向活瓣的面罩时，吹气后移开面罩呼气。

2. 简易呼吸器人工呼吸（图 2-21）　是临床广泛使用的人工呼吸法，使用时应将面罩紧扣病人面部，保证良好的密闭性，通过挤压球囊来为病人提供足够的潮气量，从而改善通气，实施方法如下：

（1）位：病人去枕平卧位，操作人员站位（病人头侧）。

（2）洁：用纱布清洁病人口腔。

（3）放：放置口咽通气管。

（4）提：采用仰颌抬头法，提起病人下颌，开放气道。

（5）扣：将面罩扣住病人口鼻。

（6）压：采用“EC”手法压紧面罩。

（7）捏：采用单手或双手捏皮球。

（8）看：操作时注意：①注视病人胸部上升与下降（是否随着压缩球体而起伏）。②经由面罩透明部分观察病人嘴唇与面部颜色的变化。③经由透明盖，观察单向阀工作是否正常。④在呼气当中，观察面罩内是否呈雾气状。

注意：所有的人工呼吸方法必须在保证气道通畅的前提下实施。

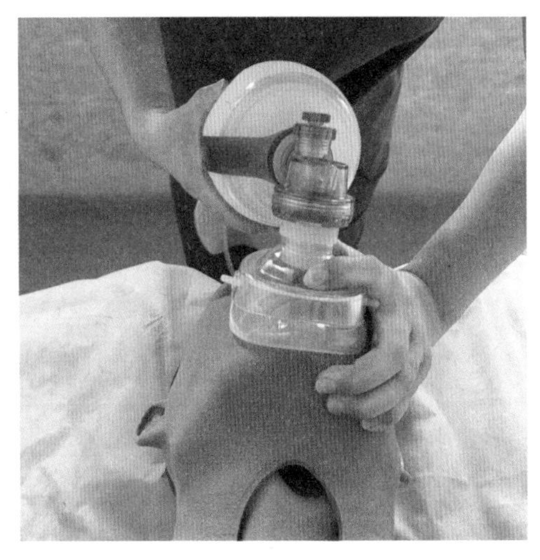

图 2-21　简易呼吸器人工呼吸

## 二、案例救护

### （一）案例分析与思考

1. 既往史　宋爷爷，78 岁，餐后家人聚在桌旁一边聊天一边吃葡萄，说到好笑处，宋爷爷大笑时正好一颗葡萄没有嚼烂卡在气道。病人既往有高血压及肺气肿病史。

2. 症状和体征　气道异物梗阻可造成呼吸道部分或完全阻塞。气道部分阻塞是病人有通气，能用力咳嗽，但咳嗽停止时出现喘息声。气道完全阻塞时，病人不能讲话，呼吸和咳嗽时，双手抓住颈部做卡喉状（V 字手法），无法通气。

3. 现病史　该病人双手做卡喉状，面色青紫，呼吸困难，张口呼吸，可听见吸气时异物冲击性高啼声，表情痛苦。家属立即拨打 120，并在 120 人员电话指导下采用 Heimlich 急救法解除异物梗阻，口腔内抠出不完整的一粒葡萄。10 分钟后急救人员到达现场，病人突发抽搐、呕吐。出现呼之不应。

4. 体格检查　T 36.5℃，P 109 次 / 分，R 18 次 / 分，BP 131/94mmHg，意识不清，呼之不应，对疼痛刺激有反应，双侧瞳孔直径约 2mm，对光反射存在。

### （二）现场救护要点

1. 初步评估　检查病人反应，通过轻摇病人的肩膀及在其耳边呼唤，迅速确定病人意识状况。

2. 摆放体位　就地取去枕平卧位，同时松开衣领及裤带。

3. 开放气道　通过徒手开放气道的方法开放病人气道，为防止舌后坠，采用口咽通气导管放置术。

4. 清理呼吸道　清理呼吸道分泌物和呕吐物，保持气道通畅。有自主呼吸可通过鼻导管或面罩给氧。

5. 建立静脉通路　早期建立两路静脉通路，首选外周静脉的肘前静脉，根据病因对症治疗。

6. 监测生命体征变化　5～15 分钟监测生命体征一次，注意血氧饱和度及病情变化，积极预防并发症。

7. 进行安全转运　再次评估病人生命体征情况，联系院内医护人员做好接收抢救准备。途中严密监测，保证抢救措施的延续性。

沟通提示：与病人家属作简短的说明，告知病人病情紧急，将尽全力抢救

### （三）注意事项

1. 开放气道方法的选择　根据病人的病情选择最直接有效开放气道的方法，同时迅速

解除呼吸道梗阻的原因。

2. 开放气道后的观察内容　打开病人气道后，要注意观察胸廓起伏，聆听病人呼吸声，感觉呼吸气流。

3. 继发伤的观察　注意保护病人的颈椎，防止继发性损伤。

4. 病人心理状态的观察与护理　抢救中注意病人的心理状况，清醒病人及时沟通与安抚。

## 三、气道开放救护流程（图 2-22）

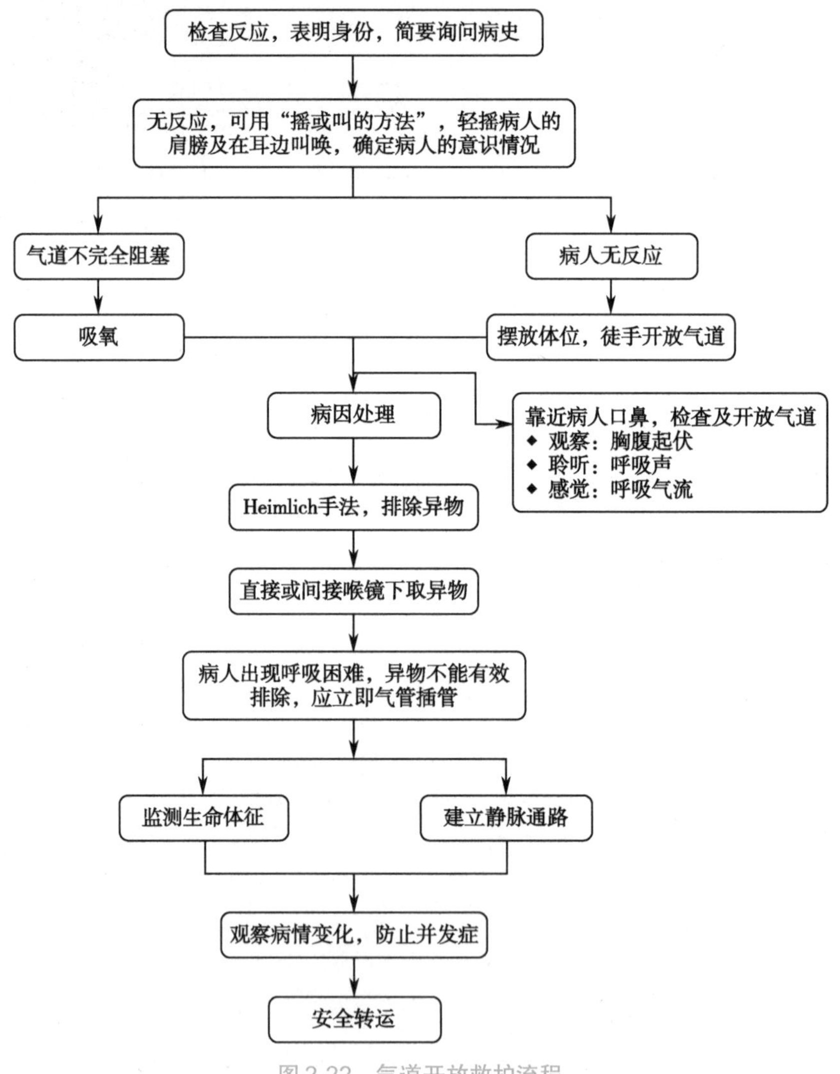


图 2-22　气道开放救护流程

窒息抢救流程（扫一扫，会多一点）

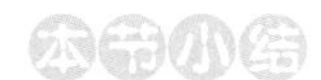


1. 气道开放技术有非确定性气道开放术和确定性气道开放术。非确定性气道开放术所包括的具体方法有徒手气道开放术、口咽通气导管放置术和喉罩放置术；确定性气道开放术所包括的具体方法有环甲膜穿刺术、气管切开术、经口气管插管术、经鼻气管插管术。根据病人的病情和现场条件选择应用。

2. 所有的通气只能在检查病人意识和呼吸运动丧失并确定口腔无可见异物的前提下实施。常用人工呼吸的方法有口对口人工呼吸、口对口鼻人工呼吸、口对面罩人工呼吸、口对鼻人工呼吸、简易呼吸器人工呼吸法。

3. 解除气道异物梗阻最有效的方法是Heimlich急救法。

4. 危重病人救治中，气道的开放是必要条件，保持呼吸道的通畅是前提条件，通过初步评估，快速给予正确的措施是提高抢救质量的关键。

（徐　雯）

目标测试(扫一扫，测一测)

## 练习与思考

一、名词解释

人工气道　海姆立克急救法　确定性人工气道

二、简答题

1. 徒手开放气道常见的方法？

2. 简易呼吸器使用8字口诀。

案例分析

王大爷，68岁，体重75kg，颈短，有高血压病史。在外锻炼身体时突然倒地，被旁人发现，立即拨打120。急救医护人员到达现场时，病人呼之不应，能触及颈动脉搏动，呼吸稍急促，口腔有分泌物，测手指氧饱和度94%，无颈椎损伤。若你是现场急救人员，会选用何种急救措施来为此病人通畅气道？为什么？

## 第三节　外伤急救技术

导入案例与思考

某日，120急救中心接到电话出车到达车祸现场，伤者王明，26岁，骑摩托车被车撞倒，扶坐在地，左前额有开放性伤口，出血不止，右前臂及肘关节处有大片擦伤，病人呻吟不止，右下肢近脚踝处肿胀畸形，活动受限。

**请思考**

1. 病人伤口应分别如何处理?

2. 应用外伤急救方法时需要注意哪些问题?

在日常生活中,常常由于疏忽或意外而发生不同程度的损伤,小到擦伤、割伤,大到车祸碰撞、高处跌落等,都需要根据病情,应用创伤急救五大技术,即有效的通气、及时的止血、正确的包扎、可靠的固定、适时的转运,对病人进行快速有效的评估和处理,直至送达医院接受全面的检查和治疗。

外伤急救技术(PPT)

## 一、概述

### (一)相关概念

1. 外伤急救技术(trauma emergancy technique) 外伤急救技术是指应用通气、止血、包扎、固定、转运技术对外伤病人进行的现场救治。及早地展开现场救治是保护病人生命安全和促进功能恢复的重要措施。

考点提示:外伤急救技术的概念

2. 止血法(haemostasis) 止血法是指用人为的方法阻止血液向外流动。外伤出血,其出血的速度和出血量的多少是威胁生命的关键因素。因此在创伤的急救中,快速止血尤为重要。

3. 包扎法(fasciation) 包扎法是外伤现场应急处理的重要措施之一。外伤出血、伤口破溃、骨折时均需进行包扎。一般是利用纱布、棉垫覆盖伤口,再以绷带缠绕,这样可以起到固定纱垫和夹板、止血、防止污染伤口、支持关节和肢体、限制骨折端移动的重要作用。常用包扎物品有绷带卷和三角绷带、棉质、弹性网或特殊纸类。及时正确的包扎可达到压迫止血、减少感染、保护伤口、减少疼痛以及固定敷料和夹板等目的。相反,错误的包扎可导致出血增加、加重感染、造成新的伤害、遗留后遗症等不良后果。

骨折固定技术的发展史(扫一扫,会多一点)

4. 外伤固定(traumatic fixed) 外伤固定是应用夹板、木板、石膏、绷带等材料对损伤或疑似损伤的肢体、脊柱等进行固定,使其保持原有位置,避免进一步损伤,减轻疼痛,利于搬运。

### (二)出血类型及其判断

按照受伤血管的不同,分为动脉出血、静脉出血及毛细血管出血三种。动脉出血血色鲜红,出血呈喷射状,与脉搏节律相同,危险性大。静脉出血血色暗红,血流较缓慢,呈持续状,不断流出,危险性较动脉出血小。毛细血管出血血色鲜红,血液从整个伤口创面渗出,一般不易找到出血点,常可自动凝固而止血,危险性小。

按照血管出血后血液流注的部位,外伤性出血可分为外出血和内出血两种。血液从伤口流向体外者称为外出血,常见于刀割伤、刺伤、枪弹伤和辗压伤等。若皮肤没有伤口,血液由破裂的血管流到组织、脏器或体腔内,称为内出血。

### (三)失血量的估计

1. 按休克程度估计

(1)轻度休克:失血量达到20%~30%。

（2）中度休克：失血量>30%。

（3）重度休克：失血量>50%。

2. 按收缩压估计　收缩压<80mmHg，失血量约1500ml以上。

3. 按损伤部位及程度估计　成人单一股骨骨折，内出血约800～1500ml。成人一侧胫骨骨折，内出血约400～1000ml。骨盆环骨折合并后腹膜血肿，内出血约2000～4000ml。

4. 其他　凡有以下情况之一者，失血量约1500ml以上：皮肤苍白、口渴；颈外静脉塌陷；快速输入平衡液1000ml，血压仍不回升；一侧股骨开放性骨折或骨盆骨折。

## 二、外伤急救技术

### （一）止血法

1. 常用院前止血法

（1）指压止血法：是一种简单有效的临时性止血方法。它根据动脉的走向，在出血伤口的近心端通过用手指压迫血管，使血管闭合而达到临时止血的目的，然后再选择其他的止血方法。指压止血法适用于头、颈部和四肢的动脉出血。

（2）加压包扎止血法：是外伤急救中最常用的止血法之一，适用于大多数有活动性出血的伤口。用消毒纱布或干净的手帕、毛巾、衣物等敷于伤口上，然后用三角巾或绷带加压包扎。压力以能止住血而又不影响伤肢的血液循环为宜。

（3）加垫屈肢止血法：适用于单纯加压包扎无效或无骨折的四肢出血。在肘窝、腘窝或腹股沟处加垫屈肢，再用绷带或三角巾扎紧以止血（图2-23、图2-24、图2-25）。

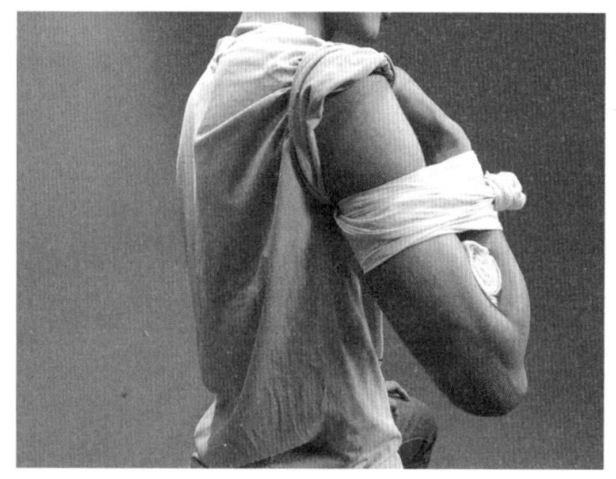

图2-23　肘部加垫屈肢止血法

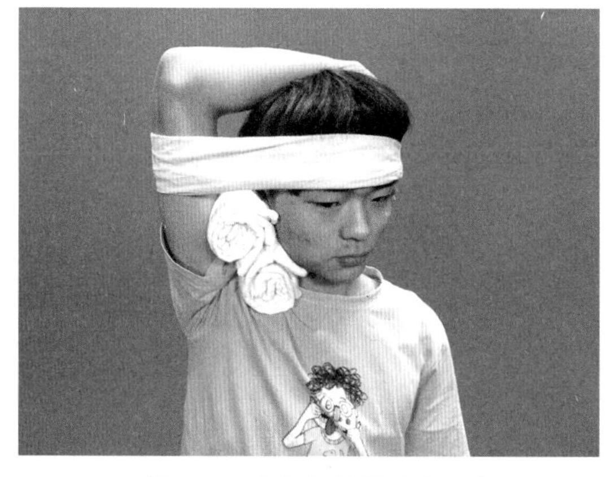

图2-24　颈部加垫屈肢止血法

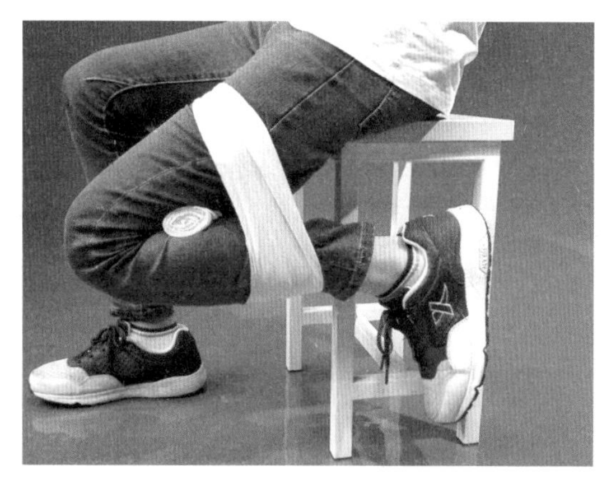

图2-25　腘窝加垫屈肢止血法

（4）止血带止血法：用于四肢较大动脉的出血，用其他方法不能止血或伤肢损伤无法再复原时，才可用止血带。因止血带易造成肢体残疾，故使用时要特别小心。止血带有橡皮制的和布制的两种，如果没有止血带时亦可用宽绷带、三角巾或其他布条等代替以备急需，切忌使用铁丝进行止血。

考点提示：止血带止血法的注意事项

（5）填塞止血法：适用于较大而深的伤口，用无菌纱布填塞入伤口内，盖上无菌纱布，再用绷带或三角巾包扎固定。

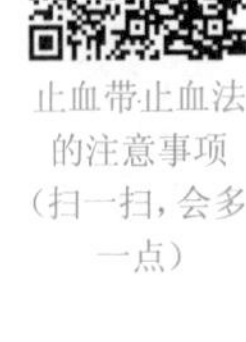

止血带止血法的注意事项（扫一扫，会多一点）

2. 止血法应用注意事项

（1）慎用加垫屈肢止血法：有骨折和怀疑骨折或关节损伤的肢体不能用，以免引起骨折端错位和剧痛。

（2）加压包扎止血法的禁忌：关节脱位或伤口有碎骨存在时禁用。

（3）正确应用止血带止血法：止血带止血法不到万不得已不可用。应用时要有明显的标记，衬垫适宜，松紧适度，每小时放松一次，严格交接。

（4）密切观察，及时转运：任何一种方法均是临时止血法，在应用各种止血法的同时不可忽视对病人病情的观察，尤其是出血及有无血液循环障碍的观察，更重要的是要将病人迅速安全地转运至医院做进一步治疗，以挽救病人生命，减少伤残发生。

考点提示：止血法应用中的注意事项

### （二）包扎法

1. 常用的包扎法

（1）绷带包扎法：使用绷带从远心端向近心端压紧绷带端，在原处环绕数周，以后每缠一周要盖住前一周 1/2～2/3。常用的方法有：①环形包扎法，常用于手、腕、足、颈、额等处以及其他包扎法的起点和止点。②螺旋包扎法，多用于肢体和躯干等粗细相同的部位。③螺旋反折包扎法，每一圈在螺旋的基础上进行反折，多用于前臂或小腿等粗细不同的部位。④回返包扎法，主要用于头及肢体末端的包扎。⑤“8”字形包扎法，多用于肘、膝、踝、肩、髋等关节处。⑥蛇形包扎法，主要用于夹板的快速固定。

（2）三角巾包扎法：正式名三角绷带，是急救包中重要的包扎用品。其形状是一等腰直角三角形，短边边长一米余，部分以纱布制成。三角巾操作简单，使用方便，包扎面积大，容易掌握。可对全身各部位进行止血、包扎和固定，尤其是对肩部、胸部、腹股沟部和臀部等不易包扎的部位使之变得简单易行。

沟通提示：包扎中注意询问病人感受，对于严重外伤合并剧烈疼痛的病人要注意稳定病人情绪，安慰、鼓励病人

2. 包扎的注意事项

（1）包扎方向正确：缠绕绷带的方向应是从内向外，由下至上，从远端至近端。

（2）固定牢固：起始和结束均用环形包扎法固定。

（3）打结部位正确：打结、扣针固定应在伤口的上部，肢体的外侧。

（4）松紧适宜：不可过紧或过松，以不妨碍血液循环为宜。

（5）观察循环状况：包扎肢体时应露出指（趾）端，以便观察血液循环。

（6）正确选择包扎材料：在紧急情况下，现场清洁而合适的物品都可作为包扎物，如手帕、毛巾、布条、衣裤等。

### （三）固定

考点提示：包扎法应用中的注意要点

1. 身体不同部位的固定及其用物

（1）颈部：采用颈托、颈部固定器或沙袋，衣物等。

（2）四肢：制式夹板，如现场没有夹板时，可木棍、硬纸、伞等物品代替。四肢骨折还可采用自体固定，上肢损伤可以将伤肢固定在身体上，下肢可固定在健侧下肢上（图 2-26）。

脊柱骨折固定法（扫一扫，会多一点）

（3）脊柱骨折固定：伤者述腰背部疼痛，又有高空坠落病史，应考虑脊柱脊髓损伤并对其进行固定（图 2-27）。

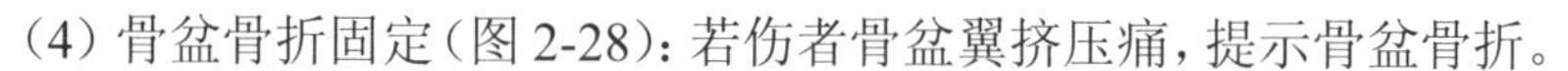

（4）骨盆骨折固定（图 2-28）：若伤者骨盆翼挤压痛，提示骨盆骨折。

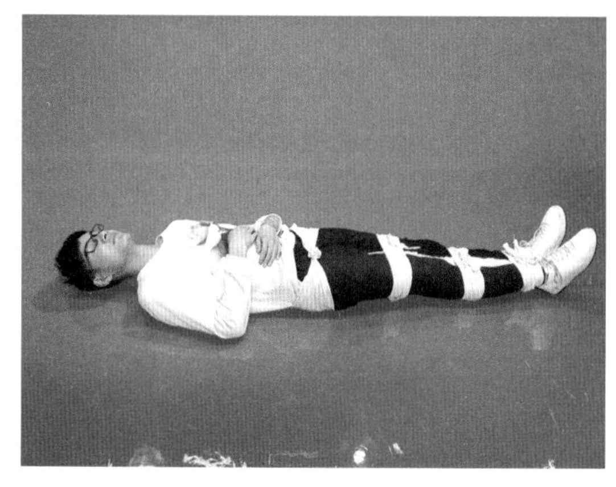
图 2-26　下肢骨折自体固定

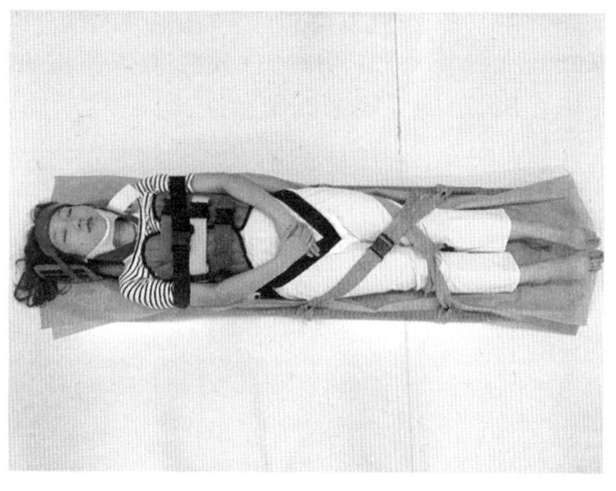
图 2-27　脊柱骨折固定

2. 固定原则和注意事项：

（1）注意伤口和全身状况：伤口出血，应先止血，后包扎固定，如有休克或呼吸、心跳骤停者，应立即进行抢救。

（2）刺出骨折端处理：暴露在伤口外的骨折断端，在未经消毒前不可还纳，以免造成伤口污染或再度刺伤血管和神经。

（3）不盲目复位，不随意搬动：对于大腿、小腿、脊椎骨折的伤者，一般应就地固定，不要随便移动伤者，不要盲目复位，以免加重损伤程度。

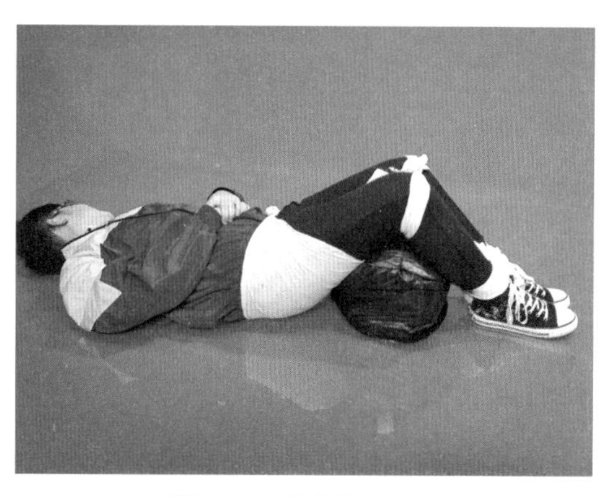
图 2-28　骨盆骨折固定

（4）夹板长度适宜：固定骨折所用的夹板的长度和宽度要与骨折肢体相称，其长度一般应超过骨折上下两个关节为宜。

（5）衬垫恰当：固定用的夹板不应直接接触皮肤。在固定时可用纱布、三角巾、毛巾、衣物等软材料垫在夹板和肢体之间，特别是夹板两端、关节骨头突起部位和间隙部位，可适当加厚垫，以免引起皮肤磨损或局部组织压迫坏死。

（6）松紧适宜：固定四肢时，要将指（趾）端露出，以便随时观察肢体血液循环情况。

（7）捆绑顺序：应先捆绑骨折断处的上端，后捆绑骨折断处的下端。

（8）保持肢体功能位置：上肢固定时呈屈肘位，下肢固定时要伸直。

（9）常规颈托固定：凡为交通事故或高处坠落，均应常规颈托固定，确保避免二次伤害的发生。

考点提示：固定的原则和注意事项

### （四）搬运

创伤病人经过现场积极有效的处理，应迅速将病人安全转运至医院做进一步治疗。常用的搬运法有徒手搬运和担架搬运两种，可根据伤者的伤势轻重和运送的距离远近而选择合适的搬运方法。徒手搬运法适用于伤势较轻且运送距离较近的伤者，担架搬运适用于伤势较重、不宜徒手搬运且需转运距离较远的伤者。

1. 搬运工具　常用的转运工具有担架、平车、担架平车等。根据病人病情首选铲式担架（图2-29）。铲式担架是由左右板组成（图2-30），有别于一般的担架，它可以分别将两块板插入到病人身体下面，扣合后抬起，最大限度地减少在搬运过程中对病人造成的二次伤害。若无铲式担架，应采用多人搬运法，注意移动病人时的一致性，避免躯体扭曲，不可拖、拉、拽。

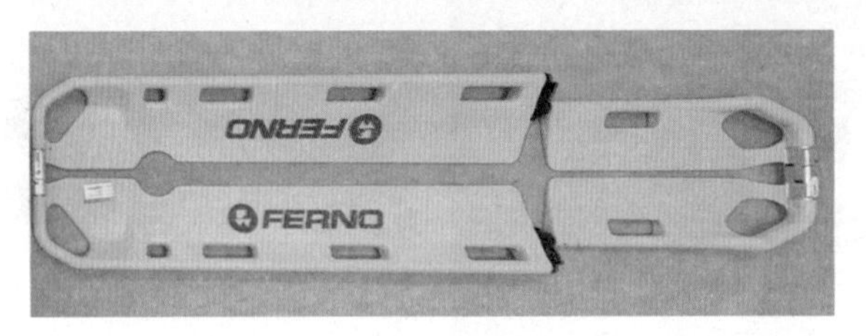

图2-29　铲式担架

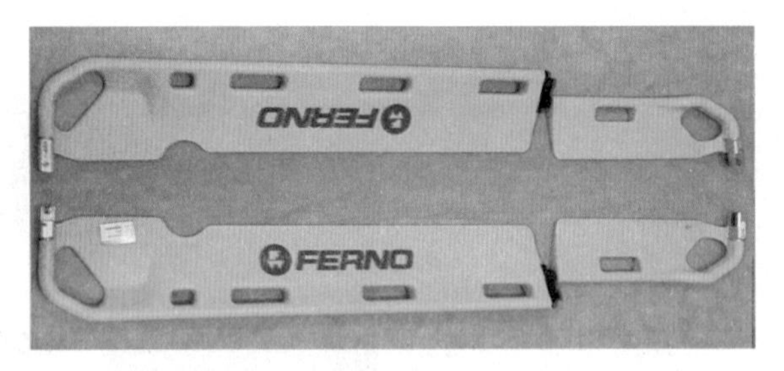

图2-30　铲式担架（左右两板）

2. 搬运方法　常用的徒手搬运法有单人搬运法抱持法（图2-31）、背负法（图2-32）、肩扛法（图2-33），双人搬运座椅式（图2-34）、拉车式（图2-35），三人搬运（图2-36）或多人搬运法（图2-37）等。

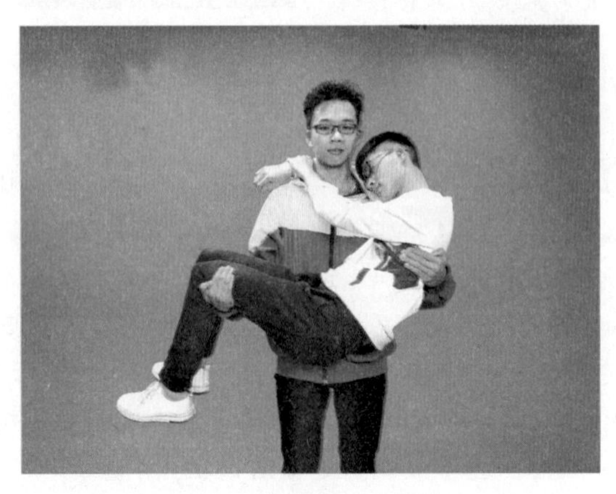
图2-31　单人搬运法抱持法

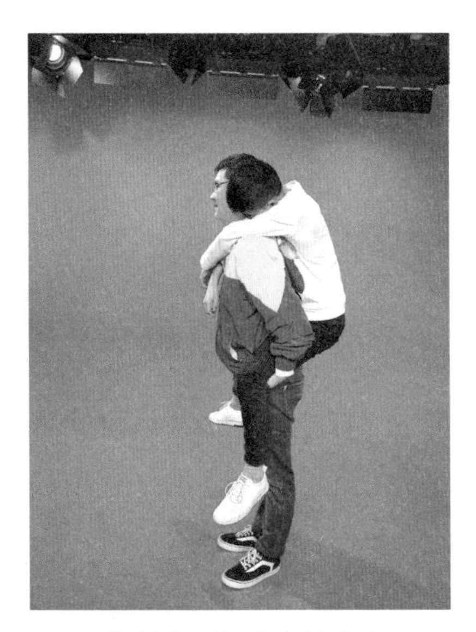

图 2-32　单人搬运法背负法

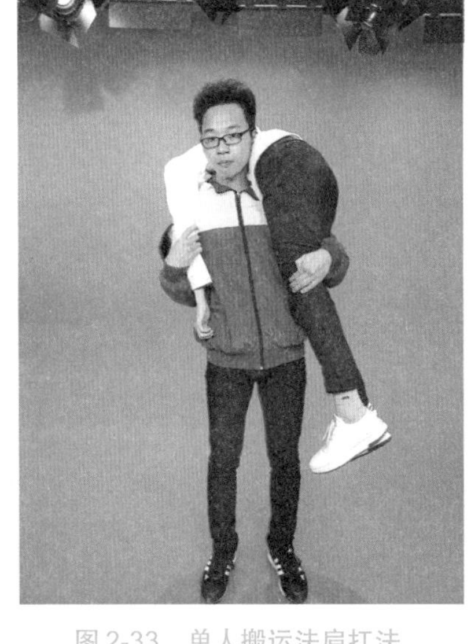

图 2-33　单人搬运法肩扛法

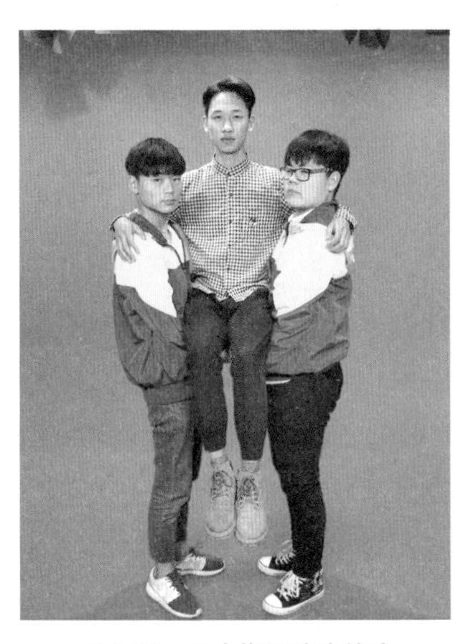

图 2-34　双人搬运法座椅式

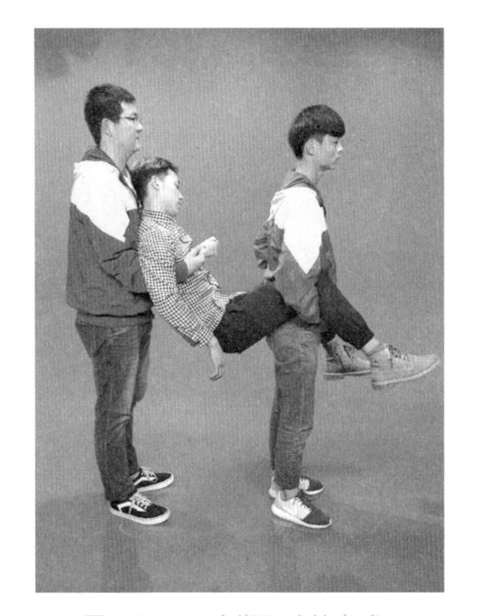

图 2-35　双人搬运法拉车式

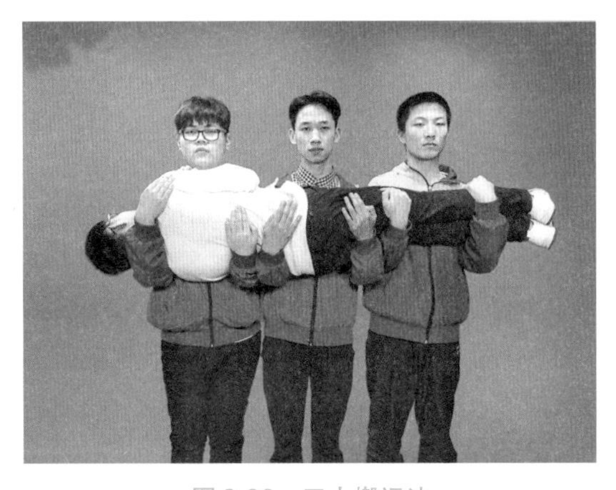

图 2-36　三人搬运法

3. 搬运的注意事项

(1) 先检查处理后搬运：移动病人时，首先应检查伤者的头、颈、胸、腹和四肢是否有损伤，如果有损伤，应先做急救处理，再根据不同的伤势选择不同的搬运方法。

(2) 注意观察病人病情变化：病(伤)情严重、路途遥远的病人，要做好途中护理，密切注意病人的意识、呼吸、脉搏以及病情变化。

(3) 特殊处理的观察：上止血带的病人，要记录上止血带和放松止血带的时间。

(4) 动作协调一致：多人搬运脊椎骨折的病人时，要注意动作的一致性，要保持伤者身体的固定。颈椎骨折的伤者除了身体固定外，还要有专人牵引固定头部，避免移动。

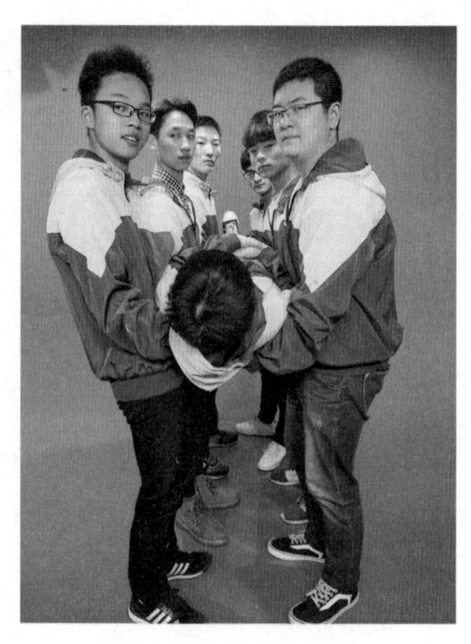

图 2-37 多人搬运法

(5) 注意搬运中病人的位置：用担架搬运病人时，一般头略高于脚，休克的伤者则脚略高于头。行进时伤者的脚在前，头在后，以便观察伤者情况。

(6) 移动中固定牢固：用汽车、大车运送时，床位要固定，防止起动、刹车时晃动使伤者再度受伤。

考点提示：搬运病人的注意要点

## 三、案例救护

### (一) 案例分析与思考

1. 外伤史 病人车祸中受伤，多处出血伤口，呻吟不止，疼痛较重。

2. 症状、体征 病人扶坐在地，排除颈椎、脊柱损伤；前额开放性伤口出血不止，疑似小动脉损伤；前臂及肘关节处大片擦伤，伤口表浅；下肢肿胀、畸形，活动受限，考虑为骨折。

### (二) 救护要点

1. 评估环境 确认现场环境安全。

2. 进行伤情评估 病人意识清楚，排除颈椎、脊柱的损伤，无致命伤。

沟通提示：稳定病人情绪，鼓励安慰病人

3. 现场救护

(1) 伤口的初步处理

1) 左前额伤口：止血，迅速用手指按压左侧颞浅动脉初步止血，然后用无菌纱布覆盖，加压包扎，回医院后做清创缝合。

2) 右前臂及肘部伤口：用无菌生理盐水冲洗，分别用无菌纱布覆盖伤处，并用绷带包扎固定，然后用三角巾固定手臂于胸前。

3) 骨折处固定：右下肢骨折处行夹板固定、包扎。

(2) 搬运病人：扶病人上担架平车(图 2-38)，注意右下肢应有专人托住上平车。

4. 转运 护送病人回医院，并做进一步检查和治疗。

### (三) 注意事项

1. 环境安全，个人防护恰当 在院外救援时首先要确认现场环境安全，并作好个人防护。

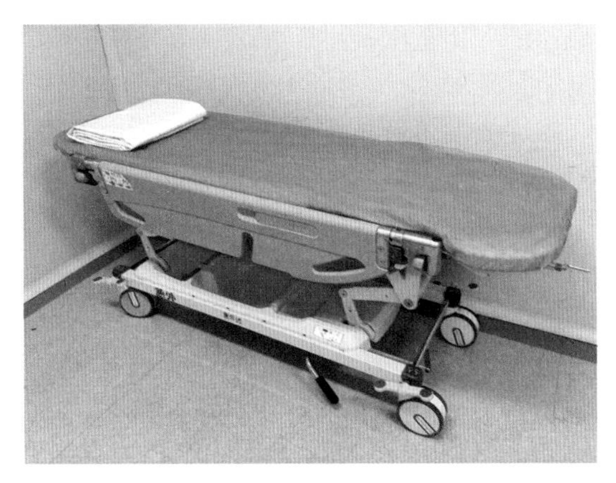

图 2-38　担架平车

2. 检查处理致命伤　创伤病人首先检查有无致命伤，颈椎及脊柱有无损伤。

3. 先止血后包扎　优先处理大出血伤口，先止血后包扎。

4. 固定妥当后转运　骨折部位固定妥当后方可转运。

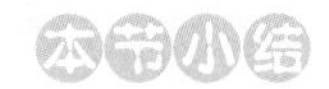


1. 外伤急救技术有通气、止血、包扎、固定、搬运。及时、正确、有效的应用这五大技术，在挽救病人生命、防止病情恶化、减少伤员痛苦以及预防并发症等方面均有积极的作用。

2. 在应用急救五大技术中应优先检查、处理致命伤以及脊柱损伤，之后再遵循先止血后包扎，固定妥当后搬运的原则对病人实施救护。在对病人的救护过程中始终不可忽略病人病情及伤情的观察，尤其是肢体血液循环的观察，稍有不慎可导致严重的后果。在搬运或转运过程中要特别注意正确的搬运方法，尤其是脊柱损伤病人的搬运。

（徐凤英）

目标测试（扫一扫，测一测）

## 练习与思考

一、名词解释

急救技术　包扎法

二、简答题

1. 应用止血法有哪些注意事项？

2. 外伤固定的目的是什么？

3. 请说出止血带止血法的应用范围及注意事项。

## 三、案例分析

机场大巴在前往市区的途中发生严重车祸，伤者甲，女，30岁，全身多处擦伤，双下肢肿胀疼痛，左小腿中段可见骨折刺出端并有大量鲜血涌出，右小腿肿胀畸形，检查时骨盆有压痛。

请问：1. 判断病人发生了哪些损伤？有何潜在危险？

2. 优先处理病人哪处损伤？如何快速处理最有效？

3. 为病人进行包扎固定时需要注意哪些问题？

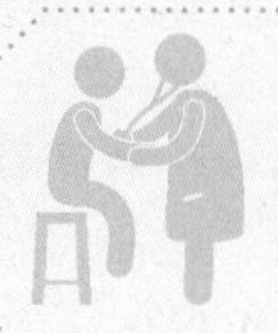

# 第三章　急诊预检与分诊

**导入案例与思考**

病人，男性，67 岁，由救护车护送入急诊。病人来时意识清醒，面色苍白，出冷汗，自诉餐后陪同孙子玩耍，孙子又哭又闹，右上腹被孙子踢了一下，2 小时后出现腹痛，既往无消化道溃疡病史；BP 85/52mmHg，HR 115 次 / 分，R 24 次 / 分。

**请思考**

1. 此病人可能出现的问题是什么？
2. 对此病人预检时首先要检查的部位是哪里？
3. 怎样进行预检分诊？预检分诊时应注重哪些环节？此病人的症状及体征提示了哪些问题？
4. 此病人病情属于几级？应怎样给予处理？

急诊预检分诊是急诊工作的第一关，关系到整个急诊的工作质量。为了使急诊工作有序进行，充分合理地分配急诊医疗资源和医疗空间，并在众多纷繁复杂的急诊病人中准确判断每位病人病情的危急程度，确定紧急救治的优先权，提高抢救成功率，一个高效的急诊预检分诊系统显得尤为重要。而分诊工作的有效运行取决于分诊评估方法的选择、有资质的分诊护士的配备、分诊系统的建立等。

急诊预检与分诊（PPT）

## 一、概述

### （一）相关概念

1. 预检分诊（pre-examination triage）　预检分诊是根据病人的主诉、主要症状和体征进行初步判断，分清病情的轻重缓急及隶属专科，及时安排救治顺序及指导专科就诊，使急诊病人得到快速的诊治。不同的地区有不同的名称，如分诊、分流、检伤分类等（后文中统称为分诊）。

2. 预检分诊系统（triage system）　预检分诊系统就是通过使用预检分诊标尺，快速地对病人进行分类挑选的基础框架。分诊系统的规范使用可以更好地保证病人的安全和提高工作效率。

### （二）分诊的目的及功能

1. 分诊的目的　通过对病人的主观与客观资料的收集，评估病人病情的危急程度，迅速确认危急的、具有生命危险的病人，使其得到迅速的救治，以减少死亡率及致残率，提高病人的生存质量。同时，通过安排病人就诊的先后秩序，充分利用急诊资源，提高急诊的工作效率，减少病人的等待时间。另外，对非急诊病人可分流到门诊就诊，减少急诊科的拥挤，使急诊工作有秩序地进行，能合理科学地分配、利用急诊资源及空间。

考点提示：急诊分诊的目的

2. 分诊的功能包括

（1）确定优先诊治顺序：通过病人的主诉、症状及体征快速评估病情，并根据疾病的严重程度、治疗优先的原则合理利用急救资源，对急诊病人进行快速分类，以确定治疗或进一步处理的优先次序。

（2）给予病人抢救处理及初步的急救处理：如心肺复苏、开放气道、止血、包扎、吸氧、输液等。

（3）安排病人进行必要的医疗检查：如血尿常规化验、心电图检查、手指血糖检测等，合理地分流病人并缩短病人的等候时间。

（4）进行病情观察：密切观察每一位就诊者的病情变化，安排就诊的先后顺序，分配救治区域，提供迅速的干预。

（5）做好传染性疾病分诊工作：对疑似传染性疾病及传染病病人，应安排隔离就诊，避免交叉感染。

（6）其他：遇到特殊事件及时向有关部门上报，如枪击伤、车祸伤、暴力事件等。另外，遇到批量伤病人及时上报医务总值班及管理办公室，启动应急预案，协助调配抢救人员。

### （三）分诊区的设置和功能

1. 设置的原则　急诊科的设置与布局要以方便病人就诊治疗、符合急救流程为原则，同时要有利于预防和控制医院感染。

2. 分诊区的设置及要求

（1）环境：分诊台需设置在急诊区最明显的位置，一般在急诊科的入口处并有明显标示。分诊区护士也能够首先清楚地看到前来就诊的急诊病人，即刻就能按需提供主动的服务。分诊区应空间宽敞，光线充足，设有屏风，在体检时能使病人舒适、隐蔽。

（2）用物：分诊处的物品应准备充足，方便分诊程序的顺利进行。

1）基本物品：诊查床、电脑、电话、呼叫系统、病历、记录笔等。

2）简单抢救物品：呼吸气囊、口咽通气管、无菌敷料、止血带等。

3）体检物品：监护仪、血压计、体温计、听诊器、手电筒、压舌板等。

4）转运工具：轮椅、平车等。

5）便民设施：备一次性水杯、纸笔、针线等方便病人。

6）宣传资料：如就诊流程、科室介绍、专家信息、相关疾病健康教育宣传单等。

7）其他：有条件的医院还可设置电子显示屏，可显示正在就诊和准备就诊病人的情况。

3. 人员

（1）分诊护士：至少 1 名，有条件的可设 2～3 名分诊护士。急诊病人病情复杂，分诊护士要快速进行判断，短时间内不容易获取全面信息，遇到危重病人先迅速做出判断，分诊到正确区域，再由抢救区责任分诊护士边实施抢救边获取详细信息，做出精准判断后再进行二次分诊。

（2）支助人员若干名：负责病人的转运及陪检、入院等。

（3）保安人员若干名：负责维持急诊科正常的工作秩序，保障病人及医务人员的生命财产安全。

（4）挂号员：如分诊处设有挂号系统，应配备挂号员，负责急诊病人的挂号缴费等。

4. 分诊区的功能

（1）病人登记：登记病人的基本信息及医疗信息。

（2）维持就诊秩序：分诊护士通过准确、快速、有效地分诊，判断病人病情的严重程度，决定病人就诊的优先次序，合理的安排急诊资源，缩短病人就诊时间，使危重病人得到尽快的救治，一般病人得到合理的治疗，维持良好的急诊就诊秩序，增加病人对急诊工作的满意度。

（3）建立良好的医患关系：通过语言安抚病人及家属，减轻他们的焦虑情绪；给予候诊病人适当的医疗咨询及健康教育；对急诊以外的病人提供力所能及的帮助，向社会展示急诊科乃至医院的良好社会形象。

（4）统计数据分析：应用软件系统对急诊病人信息进行管理，对信息进行数据整理、统计和分析，可全面掌握急诊工作情况，为急诊科的医疗护理临床实践、科研和教学提供数据支持。

### （四）分诊原则

1. 坚守岗位职责　护士必须熟悉分诊程序，坚守工作岗位，责任心强。

2. 主动接诊　热情迎接病人，简要了解病情，重点观察症状及体征，测量并记录生命体征，进行必要的检查和初步判断。

3. 准确分诊　根据病情轻、重、缓、急，合理安排病人就诊，对需抢救的危重病人开放绿色通道并立即通知有关医生护士进行急救处理，病情稳定后再行挂号付费。

4. 进行必要的急救处理　对危急病人，在医生到来之前护士应酌情予以急救处理，如吸氧、人工呼吸、胸外心脏按压、吸痰、止血包扎等。

### （五）分诊的方法

1. 接诊　病人到达急诊室后，护士应立即主动询问病情，安排病人坐在候诊椅上或躺在床上，根据病情轻重缓急安排到不同的就诊区域，决定进一步的处理。对救护车送来的病人或其他严重疾病的病人，分诊护士应主动到急诊大门口接待。在就诊过程中，护士要主动热情，做到心中有数，对病重紧急的病人及时通知有关医生和护士参加抢救，对尚未就诊的病人做好耐心解释工作，并在候诊过程中密切观察病情变化。

2. 评估

（1）评估原则：进行分诊评估时应注意下面一些原则。第一，突出重点，紧急评估，快速分类。第二，分诊护士应询问病人或陪伴者，并运用诊断检查（望、触、叩、听、嗅）方法，尽可能多地收集有关病情资料，注意不可忽视潜在的危险因素。第三，护理体检时注意“三清”，即听清，病人或陪伴者的主诉；问清，与发病或创伤有关的细节；看清，与主诉相符合的症状及体征。

（2）分诊评估的方法

ER-3-2
智能问诊系统（扫一扫，会多一点）

1）一般评估法：分诊护士要对病人强调的症状和体征进行分析，但不宜做诊断。除耐心仔细地听取病人的主诉外，要用眼、手、鼻、耳进行看、触、嗅、闻的初步评估，使之成为一种观察病人的习惯。具体方法如下：①用眼去看，主诉的症状表现程度如何，哪些病人未提到；观察病人的面色，有无苍白、发绀，颈静脉有无怒张等。②用手去摸，测脉搏，了解心率、心律变化及周围血管的充盈度，探知皮温、毛细血管充盈度等。另外，触疼痛部位，了解涉及范围及程度。③用鼻去闻，病人是否有异样的呼吸气味，如酒精味、呼吸的酸味、化脓性伤口的气味等。④用耳去听，听病人的呼吸、咳嗽，有无异常杂音或短促呼吸。此外，诱导问诊可能得到最有价值的主诉，护士在观察的基础上进行诱导问诊，用这种方法来证实可能的判断。

2）SOAP 公式：SOAP 公式是四个英文单词的缩写，即：① S（subjective，主诉），收集病人告诉的所有资料。② O（objective，观察），实际上看到的是什么。③ A（assess，评估），综合上述情况对病情进行分析与判断。④ P（plan，计划），组织抢救程序和进行专科分诊。SOAP 公式由 Larry Weed 最先提出，简单易记，有很好的实用效果，是分诊工作中常用的方法之一。

3）PQRST 公式：常用于疼痛病人的评估。其内容是：① P（provokes，诱因），疼痛的诱因是什么，怎样使之缓解，怎样使之加重。② Q（quality，性质），疼痛是怎样的，病人是否可以描述。③ R（radiates，放射），疼痛位于什么地方，是否向其他部位放射。④ S（severity，程度），疼痛的程度如何，如果把无疼痛至不能忍受的疼痛描述为 1～10 的数字，病人的疼痛相当于哪个数字。⑤ T（time，时间），疼痛的时间有多长，何时开始，何时终止，持续多长时间。

4）清醒程度评估法：分诊时清醒程度评估要求迅速建立系统评估，包括病人的意识水平、瞳孔大小和病人的反应性。清醒程度评估方法是一种描述意识的简单方法，即：A（alert），警觉；V（responds vocal stimuli），对声音刺激有反应；P（responds only painful stimuli），只对疼痛有反应；U（unresponsive），无反应。

5）格拉斯哥昏迷评分（Glasgow coma scale，GCS） 是更详细的神经系统评估，它能快速、准确地监测病人的状况（表 3-1）。

表 3-1 格拉斯哥昏迷评分（GCS）

| 睁眼 | | 言语 | | 运动 | | |
|---|---|---|---|---|---|---|
| 自主睁眼 | 4 | 正常交谈 | 5 | 遵嘱运动 | 6 | GCS 评分：<br>13～15 轻度<br>9～12 中度<br>≤8 重度 |
| 呼唤睁眼 | 3 | 言语错乱 | 4 | 刺痛定位 | 5 | |
| 刺痛睁眼 | 2 | 无意音节 | 3 | 刺痛屈曲 | 4 | |
| 无睁眼 | 1 | 只能发声 | 2 | 异常屈曲 | 3 | |
| | | 不能发声 | 1 | 异常伸展 | 2 | |
| | | | | 无反应 | 1 | |
| 总分 | | | | | | |
| 意识障碍程度 | | □重度 | | □中度 | | □轻度 |

6）创伤评估和评分法：创伤评估，包括初步评估和进一步评估：①初步评估，即 ABCs 评估。A（airway），颈椎制动和气道维持；B（breathing），检查呼吸和通气；C（circulation），检查循环，控制出血，建立循环；D（disability），检查神经系统状况、意识水平；E（exposure/environment control），暴露和环境控制。②进一步评估，从头到脚评估步骤。创伤评分法有，改良创伤评分法（revised trauma score，RTS）（表 3-2）、CRAMS 评分法（即五个英文单词的首字母组合：circulation，循环；respiration，呼吸；abdomen，腹部；motor，活动；speech，语言）（表 3-3）、创伤评分（trauma score，TS）和创伤严重度评分（injury severity score，ISS），其

中最简单的一种是 RTS 评分法。评估病情严重程度可用改良早期预警评分（modified early warning score，MEWS）（表 3-4），可帮助筛选出有潜在风险的病人。

表 3-2 改良创伤评分法（RTS）

| GCS 评分 | | 呼吸频率（次 / 分） | | 收缩压（mmHg） | | RTS 总分：1～6 分重度 7～11 分中度 12 分轻度 |
|---|---|---|---|---|---|---|
| 13～15 | 4 | 10～29 | 4 | >89 | 4 | |
| 9～12 | 3 | >20 | 3 | 76～89 | 3 | |
| 6～8 | 2 | 6～9 | 2 | 50～75 | 2 | |
| 4～5 | 1 | 1～5 | 1 | 1～49 | 1 | |
| 3 | 0 | 0 | 0 | 0 | 0 | |
| 总分 | | | | | | |
| 病情严重程度 | | □重度 | | □中度 | | □轻度 |

表 3-3 CRAMS 评分

| | 项目 | 分数 |
|---|---|---|
| 循环 | 毛细血管充盈正常或血压>100mmHg | 2 |
| | 毛细血管充盈迟缓或血压 85～100mmHg | 1 |
| | 无毛细血管充盈或血压<85mmHg | 0 |
| 呼吸 | 正常 | 2 |
| | 异常（呼吸困难或呼吸浅） | 1 |
| | 无 | 0 |
| 腹部 | 无腹部或胸部触痛 | 2 |
| | 有腹部或胸部触痛 | 1 |
| | 腹肌强直、连枷胸或有胸、腹穿透伤 | 0 |
| 运动 | 正常 | 2 |
| | 只对疼痛刺激有反应 | 1 |
| | 无反应 | 0 |
| 语言 | 正常 | 2 |
| | 言语错乱（语无伦次） | 1 |
| | 只能发声，无意音节 | 0 |

≤8 分为严重创伤，≥9 分为轻伤。

表 3-4 改良早期预警评分（MEWS 评分）

| 评分 | 3 | 2 | 1 | 0 | 1 | 2 | 3 |
|---|---|---|---|---|---|---|---|
| 体温（℃） | | ≤35.0 | | 35.0～38.4 | | ≥38.5 | |
| 呼吸（次 / 分） | | <9 | | 9～14 | 15～20 | 21～29 | ≥30 |
| 脉搏（次 / 分） | | ≤40 | 41～45 | 51～100 | 101～110 | 111～129 | ≥130 |
| 收缩（mmHg） | ≤70 | 71～80 | 81～100 | 101～199 | | ≥200 | |
| 意识 | | | | 清楚 | 对声音有反应 | 对疼痛有反应 | 无反应 |

MEWS 评分是危重病人的预警评分，可辅助评估病人病情严重程度 5 分为最佳临界点：≥5 分为危重病人；<5 分为一般急诊病人。但需参考病人主诉及症状，不能作为评价的唯一指标。

（3）评估内容

1）一般情况评估：年龄、性别、活动能力、姿势、语言能力、行为、面部表情、呼吸、气味、伤口评估等。

2）评估生命体征及各器官功能情况：生命体征、气道、呼吸、循环、体温、有无出血。

3）评估意识状况：应用清醒程度AVPU进行评分，评估双侧瞳孔变化，包括对光反应、大小、是否对称等。

4）皮肤情况：评估皮肤色泽、温度、有无淤斑等。

5）重点评估：不同的病人重点评估的内容不同。头部外伤或脑血管意外病人需评估有无颅内高压症状，评估意识及双侧瞳孔；外伤病人应评估头部、颈部、胸腹部、脊柱、骨盆、四肢外伤情况及有无出血；急腹症病人应评估腹痛的性质、持续的时间和部位、有无伴随症状，年龄大者应排除心肺问题；疼痛病人要评估疼痛持续时间、部位及有无放射痛，鉴别一般胸痛与心绞痛和心肌梗死等；昏迷病人要详细询问现病史、既往史，评估是否为脑血管病、中毒、肝性脑病、低血糖昏迷等。

3．分诊　经过必要的护理评估，初步判断疾病的类别和病情的轻重缓急，并安排合适的救治程序或相应的专科就诊，发现传染病病人应立即隔离或转到传染病专科医院。在决定急诊病人就诊的优先顺序时，分诊护士应明确：①现存问题；②详细的资料；③生命体征评估；④指定优先秩序及治疗范围。

为了提高急诊病人分诊准确率，保障急诊病人医疗安全，通常将病人的病情分为“四级”，将急诊科从功能结构上分为红、黄、绿“三区”。

Ⅰ级：为濒危病人，病情可能随时危及生命，需立即采取挽救生命的干预措施，应立即进行抢救。如心跳呼吸骤停、昏迷（GCS<9分）、严重创伤所致大量出血、复合伤、严重烧伤、明确诊断的心梗等。此类病人应立即送往“红区”——抢救监护区进行抢救。

Ⅱ级：为危重病人，病情有可能在短时间内进展至Ⅰ级，或可能导致严重致残者，应尽快安排接诊，并给予相应处置及治疗。如急性呼吸衰竭、胸痛（含服硝酸甘油不能缓解）、抽搐、癫痫、多处骨折、活动性出血、服用毒物或过量药物等。此类病人应优先分诊送往“红区”——抢救监护区进行救治。

Ⅲ级：为急症病人，病人目前明确没有在短时间内危及生命或严重致残的征象，出现严重并发症的可能性很低。如哮喘发作但生命体征稳定、骨折、严重腹泻呕吐出现脱水现象、血压≥220/120mmHg、剧烈腹痛等。此类病人应安排在“黄区”——密切观察区优先诊治。

Ⅳ级：为非急症病人，病人目前没有急性发病症状，无或很少不适主诉。如异物进入眼、耳、鼻、口（无气道梗阻情况）；已经止血的伤口、手或足扭伤；发热等。此类病人应安排在“绿区”——诊疗区按急诊顺序等待就诊。

> 考点提示：急诊病人的分级，急诊科的分区

黄区及绿区病人需动态评估病情，如发生病情变化应升级安排就诊顺序。

## 二、案例分析

ER-3-3 急诊病情分级表（扫一扫，会多一点）

### （一）案例分析与思考

1．既往史　“病人67岁，餐后与小孙子玩耍被踢右上腹”，说明有外伤史，可导致腹痛的发生；“餐后2小时出现腹痛，自诉无消化道溃疡病史”，可辅助排

查消化道溃疡引起的腹痛。

2. 症状与体征 “腹痛，面色苍白，出冷汗”，通过病人的临床表现，加之有外伤史，可考虑病人的症状是由腹腔脏器破裂出血引起。

3. 循环衰竭表现 “意识清醒，面色苍白，出冷汗，BP 85/52mmHg，HR 115 次 / 分，R 24 次 / 分”，测出病人血压下降，呼吸、心率增快，有循环衰竭体征出现，说明病情危重，需送抢救室紧急处理。

（二）预检分诊

1. 接诊 听到救护车的鸣叫声，分诊护士应立即奔往大门口迎接病人，主动与救护车医护人员交接，了解病情。

> 沟通提示：主动详细询问病史，了解病情，不能忽略潜在的致病因素。简单询问病人以了解意识及呼吸等情况

2. 评估

S（主诉）：详细询问病史了解到病人晚餐后陪小孙子玩耍，右上腹被踢了一下，2 小时后出现腹痛。

O（观察）：病人面色苍白，出冷汗。

A（评估）：生命体征显示：BP 85/52mmHg，HR 115 次 / 分，R 24 次 / 分，说明有循环衰竭的表现。评估 RTS 评分为：GCS4 分 + 呼吸 3 分 + 收缩压 3 分 =10 分，创伤严重程度为中度。

P（计划）：将病人送入“红区”抢救区，呼叫医生护士进行救治处理。

3. 分诊 通过以上情况，评估病人处于休克的危急状态，如不紧急处理随着病情发展会有生命危险，应将病人的病情分级定为Ⅱ级，送往抢救区通知医生护士进行急救处理。

> 沟通提示：向病人家属说明病情严重程度，并告知医务人员会全力抢救，请家属在抢救室外等候，配合抢救

4. 记录 分诊时所获得的病人信息均需登记在电脑或分诊记录单上，危重病人先抢救再补登信息。

（三）注意事项

1. 分诊时间不宜过长 对于危重病人，分诊护士评估应快速、准确，时间不能超过 5 分钟，以免延误病情。

2. 注意特殊情况的病人 在分诊过程中，要尤其注意可能威胁生命的疾病、主诉疼痛、有出血表现、意识改变、体温异常等情况的病人。

3. 分诊应全面高效 在分诊过程中，分诊护士应具备纵观全局的能力，不能仅将注意力完全放在一位病人身上，要能同时注意到每一位来诊的病人并快速判断其病情严重程度，灵活、高效地安排就诊顺序。

4. 特殊病人优先分诊 应优先分诊儿童、老人、身体残疾或有智力障碍、频繁就诊的病人。

## 三、急诊预检分诊流程（图 3-1）

急诊预检分诊流程（微课）

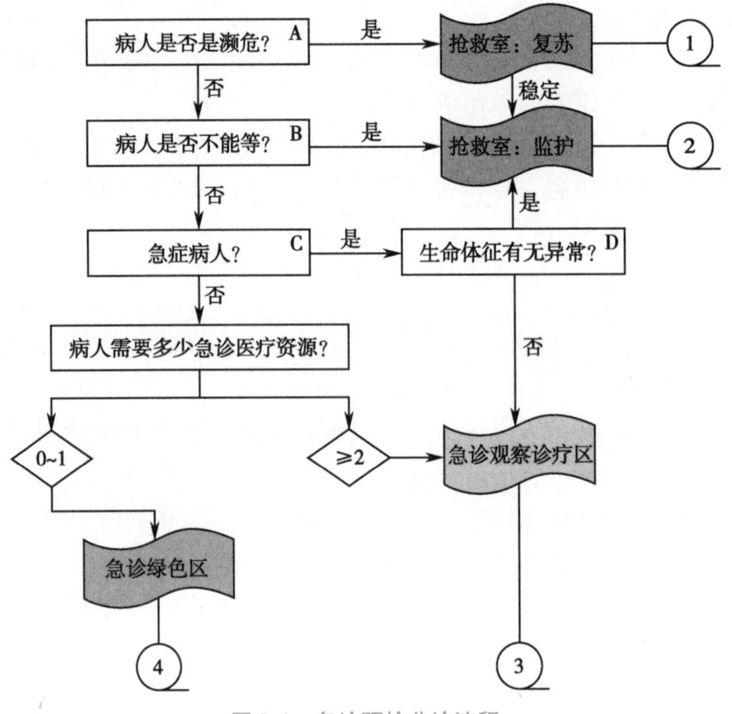


图 3-1 急诊预检分诊流程

## 本章小结

1. 分诊是根据病人的主诉、主要症状和体征进行初步判断，分清疾病的轻重缓急及隶属科室，及时安排救治顺序及指导专科就诊，使急诊病人尽快得到诊治。既要保障危重病人的及时救治，也要提高急诊的工作效率。分诊工作的有效运行需要建立行之有效的分诊系统、训练有资格的分诊护士及各种硬件设施的配备。

2. 分诊通过各种方法及工具评估病人的症状及体征，从而分析病情严重程度，给予病情分级，指导病人就诊。Ⅰ级为濒危病人，应立即送抢救室抢救；Ⅱ级为危重病人，应尽快安排救治；Ⅲ级为急症病人，应安排优先诊治；Ⅳ级为非急症病人，可等待就诊。

（黄丽红）

目标测试（扫一扫，测一测）

## 练习与思考

### 一、名词解释

预检分诊　预检分诊系统

## 二、简答题

1. 急诊分诊救治的目的是什么？

2. 急诊分诊将病人病情分为几级，分别进入什么诊疗区？

## 三、案例分析

急诊科同时来诊几位病人：病人甲，女性，65 岁，自诉头晕、头痛，BP 190/130mmHg，HR 85 次 / 分，呼吸平稳，体温正常。病人乙，男性，26 岁，120 送入。来时面色苍白，脉搏细速，呼吸浅慢，呼之不应。病人丙，女性，32 岁，发热、咳嗽，T 38.6℃，生命体征平稳。病人丁，男性，68 岁，呼吸困难来诊，来时 BP 160/95mmHg，HR 110 次 / 分，$SPO_2$90%。

作为分诊护士，这四位病人应该怎样安排就诊顺序？

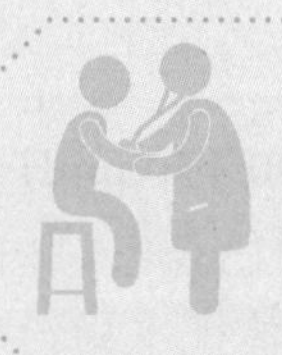

# 第四章 常见急性症状护理

在急诊科常见的急性症状有发热、意识障碍、呼吸困难、抽搐、惊厥、疼痛、出血、恶心、呕吐、腹泻、少尿、无尿、瘫痪等。本章以发热、疼痛的观察与护理为例学习常见急性症状的护理。

## 第一节 发热观察与护理

**导入案例与思考**

陈先生，男性，45岁。3天前受凉后，突起寒战、发热，体温持续在39～40℃，继而咳嗽、咳痰而入院。入院时体温39.8℃，意识清楚，面色潮红，口唇干裂。

**请思考**

1. 如何指导该病人就诊？
2. 如何对该病人进行观察护理？

发热是临床最常见的症状之一，长期发热可使体内能量物质大量消耗，引起重要器官功能发生障碍，同时也是一些流行性传染病暴发时的主要症状，所以正确指导发热病人就诊，让其得到及时、有效的治疗和护理就显得尤为重要。

发热观察与护理（PPT）

### 一、概述

#### （一）相关概念

1. 发热（fever） 体温调节中枢受致热原作用或体温调节中枢功能紊乱，使产热增多，散热减少，体温超过正常范围，称为发热。

2. 药物热（drug fever） 是指在药物治疗过程中因药物导致的发热。

考点提示：发热的概念

3. 不明原因发热（fever of unknown origin，FUO） 是指发热持续3周以上，体温38.3℃以上，经详细询问病史、体格检查和常规实验室检查仍不能明确诊断者。

4. 传染性非典型肺炎（severe acute respiratory syndrome，SARS） 是指一种由冠状病毒引起的急性呼吸道传染病。临床特征为发热、干咳、气促，并迅速发展至呼吸窘迫，外周血白细胞计数正常或降低，胸部X线为弥漫性间质性病变表现。又称严重急性呼吸综合征。

5. 禽流感(bird flu，avian influenza) 是禽流行性感冒的简称，它是一种由甲型流感病毒的一种亚型(也称禽流感病毒)引起的传染性疾病。人感染后的症状主要表现为高热、咳嗽、流涕、肌痛等，多数伴有严重的肺炎，严重者可因心、肾等多种脏器衰竭而导致死亡。

### (二) 发热常见的原因

引起发热的原因很多，临床上一般分为感染性发热与非感染性发热两大类，而以感染性发热最常见。

1. 感染性发热 各种病原体如病毒、细菌、支原体、螺旋体、真菌、寄生虫等引起的感染，不论是急性、亚急性或慢性，局部或全身性感染，均可引起发热。

2. 非感染性发热

(1) 无菌坏死物质吸收：包括机械性、化学性因素所致组织损伤，如大面积烧伤，创伤或手术，血管栓塞或血栓形成所致心、脑等器官梗死或肢体坏死，恶性肿瘤、急性溶血等。

(2) 免疫性疾病：如风湿热、血清病、药物热、结缔组织病及某些恶性肿瘤。

(3) 内分泌与代谢性疾病：如甲状腺功能亢进症、严重脱水等。

(4) 皮肤散热障碍：如广泛性皮炎、鱼鳞病及慢性心功能不全等。

(5) 体温调节中枢功能障碍：如中暑、安眠药中毒、脑出血、颅内肿瘤或颅脑外伤等。

(6) 自主神经功能紊乱：多为低热，常伴自主神经功能紊乱的其他表现。

(7) 其他：不明原因的发热、药物热等。

### (三) 不同类型疾病发热的特点

1. 感染性发热 起病急骤伴或不伴寒战，发热时间较短；全身中毒症状明显，如疲乏无力、肌肉痛、关节痛、头晕等全身及局部定位症状和体征；白细胞升高或降低；病原学检查可有阳性结果。

2. 非感染性发热 发热时间较长(可大于 2 个月)，无明显全身中毒症状，可有贫血、无痛性淋巴结肿大、肝脾肿大，白细胞一般不高，病原学检查一般阴性。

3. 药物性发热 一般是持续的高热，常达 39～40℃。发热虽高，但病人的一般情况尚好，与热度不成比例，应用各种退热措施(如退热药)效果不好，但如停用致敏药物，有时即使不采取抗过敏措施，体温也能自行下降。

4. 传染性非典型肺炎发热 发热为首发和主要症状，体温一般高于 38℃，常呈持续性高热，可伴有畏寒、肌肉酸痛、关节酸痛、头痛、乏力。在早期使用退热药可有效，进入进展期通常难以用退热药控制高热。

5. 禽流感发热 一般有流感样症状，如发热、咳嗽、少痰，可伴有头痛、肌肉酸痛和全身不适。重症病人病情发展迅速，表现为重症肺炎，体温大多持续在 39℃以上，出现呼吸困难，可伴有咳血痰。

### (四) 发热的伴随症状与对应的疾病

考点提示：不同疾病发热的特点

发热病人常常伴有其他的临床表现，其伴随症状不同，相关疾病也不同。因此，发热病人的伴随症状对临床诊断提示意义较大。

1. 发热伴有出血 多见于急性传染病、某些重症感染性疾病和血液系统疾病，如流行性出血热、钩端螺旋体病、败血症、白血病、重症再生障碍性贫血。

2. 发热伴有寒战 常见于突起的高热，如肺炎球菌性肺炎、疟疾、急性肾盂肾炎、输血或输液反应等。

3. 发热伴淋巴结肿大 常提示有炎症或肿瘤。

4. 发热伴皮疹　主要提示感染性疾病和结缔组织疾病。

5. 发热伴肝脾肿大　如病毒性肝炎、肝脏寄生虫感染、肝癌等。

6. 发热伴关节肿痛　如骨关节本身的感染或肿瘤、风湿热、系统性红斑狼疮等结缔组织疾病。

7. 发热伴咳嗽、胸痛、呼吸困难、咯血　常见于大叶性肺炎、肺结核、胸膜炎、肺脓肿、支气管扩张等。

8. 发热伴腹痛　常见于急性菌痢、急性胆囊炎、急性胰腺炎、肝脓肿等腹腔脏器的炎症。

9. 发热伴心悸　常见于感染性心内膜炎、心包炎、风湿热。

10. 发热伴黄疸　多见于化脓性胆管炎、肝脓肿、病毒性肝炎等。

11. 发热伴头痛　发热自身可引起头痛，但在无颅外感染证据时要考虑颅内感染的可能。

12. 发热伴昏迷　昏迷在发热后出现，见于流行性脑脊髓膜炎、流行性乙型脑炎、中毒性菌痢等。昏迷在发热前出现，见于脑出血、脑梗死等。

发热门诊（扫一扫，会多一点）

13. 发热伴有明显肌肉痛　常见于皮肌炎、旋毛虫病、军团病、钩端螺旋体病等。

14. 发热伴休克　多见于严重感染如大叶性肺炎、败血症、流行性出血热等。

## 二、案例预检分诊与观察

### （一）案例分析与思考

1. 诱因　“三天前受凉”，这是病人发热常见诱因。

2. 发热特点　“体温持续在39～40℃”，根据病人的体温变化规律，确定是稽留热。

3. 伴随症状　“突起寒战、咳嗽咳痰、面色潮红”，通过伴随症状，加之前面诱因与发热特点可考虑病人是感染性发热。

### （二）预检分诊及观察护理要点

1. 预检分诊

（1）接诊：将病人安置在接诊椅上，测量体温，该病人体温是39.8℃，应发放口罩并指导其戴好，进入发热门诊接受筛查。

> 沟通提示：接诊病人时，要主动热情，态度和蔼

（2）初次评估：评估病人生命体征、面容、意识及进行简单的体格检查等。如该病人体温39.8℃，意识清楚，面色潮红伴咳嗽咳痰，可进行肺部听诊。要考虑该病人是传染疾病的可能性，需要进一步筛查。

（3）询问病史

1）一般情况：主要是询问病人年龄、职业、住址、文化程度、工作经历等基本情况。

2）健康史：一般包括三个方面。一是既往史，尤其注意既往有无传染病史，有无过敏史。二是现病史，发热的诱因、起病时间、季节；起病急缓、病程、热度、热型；加重或缓解的因素；有无相关伴随症状；是否就诊、诊疗经过等。三是个人生活史，尤其注意有无疫区、疫水接触史，有无特殊职业史，有无不洁性交史。

3）生理状况：主要是评估病人的生命体征、饮食、排泄等。

4）心理状况：主要是评估病人情绪及有无应对措施。

（4）分诊：综上所述，由于该病人发热伴有寒战、咳嗽、咳痰、面色潮红，体温波动在较高水平，无疫情接触史，可分诊至内科诊室就诊。当然，该病人进一步的诊断还需要进行实验室检查，如血常规、尿常规、痰与胸片检查。

沟通提示：在询问病史时，应该根据病人的文化程度尽量采用他们易于听懂的语言（包括方言）进行提问，这样才能顺利得到需要的信息

（5）发热病人就诊流程（图 4-1）

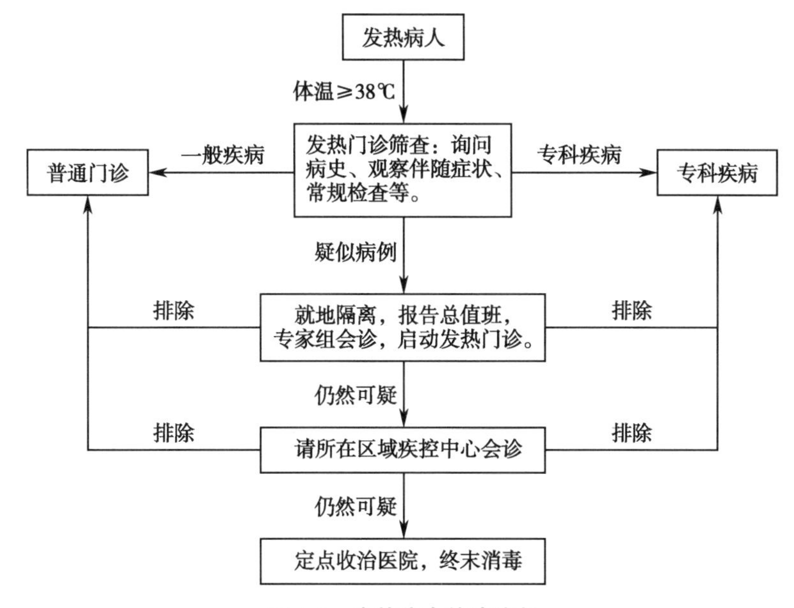


图 4-1　发热病人就诊流程

2. 留观察护理

（1）安置病人：置病人于通风、安静、舒适的环境中，并卧床休息。

（2）初步评估：测量生命体征，评估该病人呼吸、循环、意识、瞳孔等情况，判断有无威胁病人生命的危险因素存在。

（3）遵医嘱进行治疗与护理

沟通提示：在评估病人时，要注意不要用诱导性询问，比如问病人"你这个地方是不是很痛？"

1）降温：该病人体温 39.8℃，属于高热范围，需要立即降温。由于该病人的原发病尚未明确，不可强行降温，为了防止高热给病人造成的危害，应根据症状和体征采用合适的物理或药物降温的方法。常用的物理降温有酒精擦浴、冰袋冰帽降温等；常用的退热药物有水杨酸制剂、糖皮质激素等。降温时注意保暖，体温以降至 38～38.5℃为宜，降温半小时后复测体温。

沟通提示：告知病人操作的目的、方法以及如何配合等

2）进行实验室检查：临床上为了明确该病人的病因，常常需遵医嘱对病人进行血培养及其他相关检查。①血培养标本采集的用物（图 4-2），包括采血盘[常规消毒物品一套、止血带、采血针、血培养标本瓶（图 4-3）]、手套、垫枕与治疗巾、采血单、手消毒液、弯盘、治疗车、垃圾桶、利器盒等。②血培养标本采集流程图（图 4-4）。

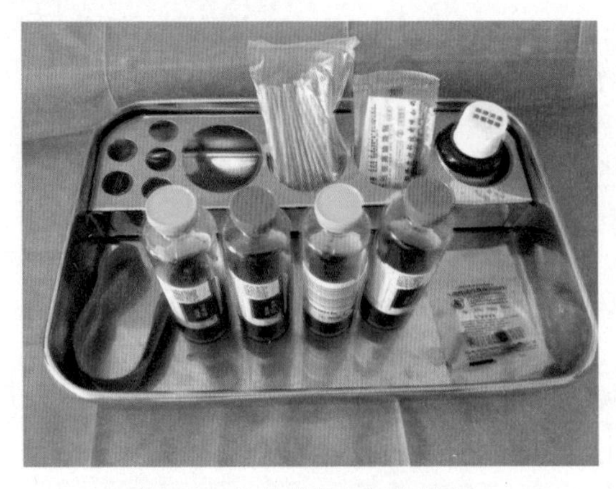

图 4-2　血培养标本采集用物

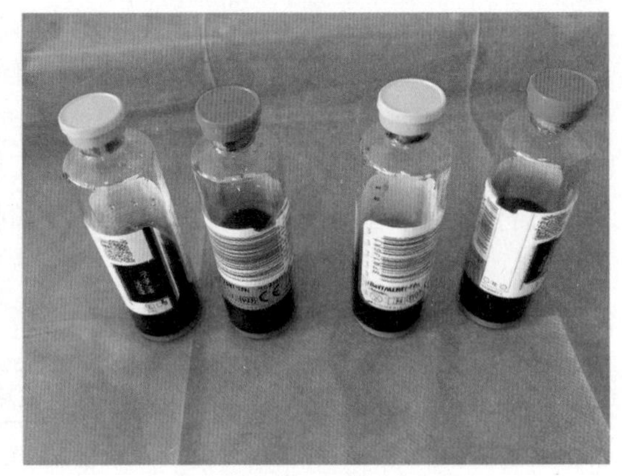

图 4-3　血培养标本瓶

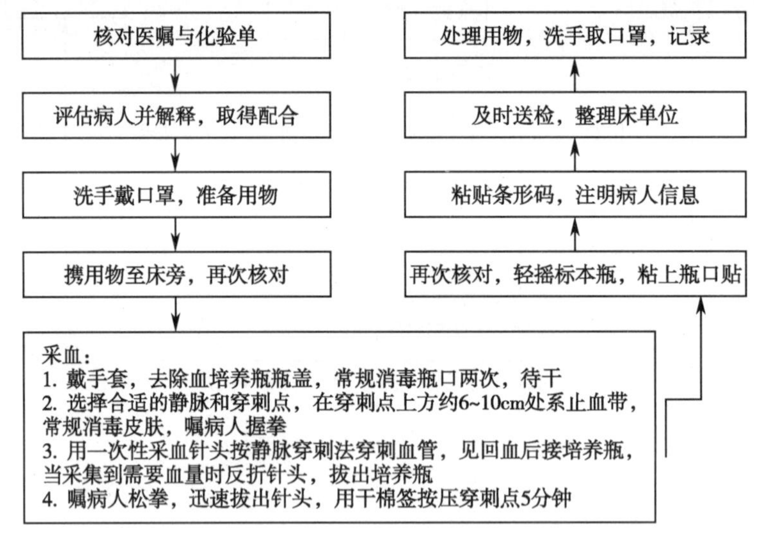


图 4-4　血培养标本采集流程图

3）药物治疗：根据病人的病因，选择合适的药物治疗。比如该病人很可能是细菌感染性发热，一旦明确引起感染的病原微生物后立即协助医生合理应用抗菌药物。

血培养标准的采集（扫一扫，会操作）

4）对症处理：病人高热时不显性水分丢失增多，加之食欲减退，应及时补充水分和电解质。口服有困难者给予静脉补液，并注意热量的供给，可适当予以钾盐等；若病人烦躁不安、反复惊厥或一般降温措施效果不著者，可酌情选用氯丙嗪与异丙嗪予以镇静；若病人出现休克按照休克进行抢救。

（4）病情观察与护理

1）一般情况的观察：监测生命体征，特别是体温的变化，每 4 小时测量一次体温、脉搏、呼吸、血压。在进行降温过程中，应持续测量体温或每 5 分钟测量 1 次，以防止体温突然下降而造成虚脱或休克，特别注意年老体弱的病人。还应注意观察末梢循环与尿量情况，若病人出现高热而四肢末梢厥冷、发绀，往往提示病情更为严重，应及时报告医生进行处理。若体温下降而四肢末梢转暖，发绀减轻或消失，则是病情好转的指征。应注意观察有无高热惊厥，若病人出现抽搐、躁动不安、幻觉时，要注意病人安全，防止坠床和碰伤，床边备有开口器与舌钳，防止舌咬伤，并及时清除口、鼻腔分泌物，保持呼吸道通畅。

考点提示：病情观察的要点

2）药物疗效与不良反应的观察：应用激素时，注意观察病人有无恶心、呕吐、心律失常、电解质紊乱等不良反应。应用消炎药时，注意观察有无胃肠道反应、中枢神经系统症状、过敏反应等不良反应的发生。若需要应用由哌替啶、氯丙嗪、异丙嗪组成的冬眠合剂时，应注意观察有无呼吸抑制、血压下降、休克等情况。

3）预见性观察：注意观察有无伴随症状，如高热伴有畏寒及寒战者，多见于败血症、大叶性肺炎、急性胆囊炎、急性肾盂肾炎、流行性脑脊髓膜炎、疟疾、药物热、急性溶血及输液反应等。发热伴明显中毒表现见于严重感染，尤其是败血症。发热伴进行性消瘦见于消耗性疾病，如结核病等。

（5）饮食与生活护理：饮食与生活护理对发热病人的恢复非常重要，一般需要对病人进行以下护理：①给高热量、高蛋白、高维生素、易消化的流质或半流质饮食，保证每日摄水量达 2500～3000ml。②根据情况更换衣裤、被褥，保持干爽、舒适。③定时翻身，防止压疮。④口腔护理，防止感染及黏膜溃破。⑤病人在发热期间可有寒战、面色苍白、头痛、出汗等症状，导致病人紧张、恐惧的心理，护士应经常巡视病人，耐心解答病人提出的问题，作好心理护理。

### （三）注意事项

沟通提示：病人往往因为疾病的影响会有紧张、恐惧、悲伤心理，所以在护理过程中，要有耐心同情心，语速不宜过快、语调不宜过高

1. 预防虚脱发生　体温骤降或降温时出汗过多可引起虚脱，特别是老年人、儿童及身体虚弱的病人。

2. 血培养标本采集注意

（1）应尽可能在应用抗生素治疗前，于畏寒、寒战期间多次采血。

（2）采血量应在 8ml 以上，兼顾 L 型细菌（细胞壁缺陷性细菌）。

（3）已接受抗生素治疗的病人，必要时可停药 48～72 小时后采血培养或取血凝块培养。

（4）对疑诊感染性心内膜炎者，采动脉血可提高检出率。

3. 注意伴随症状的观察　高热可以是某些疾病的早期表现，所以要密切观察，防止病情进一步恶化。主要是观察其伴随症状，如高热伴有畏寒及寒战多见于败血症等。

4. 做好相关宣传　告知病人不可自行滥用退热药和消炎药。

## 三、高热病人处理流程（图 4-5）

很多发热的病人伴随高热，而长时间高热对心脑肾等多个器官都有损害，如导致脑水肿、惊厥、休克等。因此，需要积极应对，进行适当的处理。

考点提示：高热病人的救护流程

小儿高热惊厥急救流程（扫一扫，会多一点）

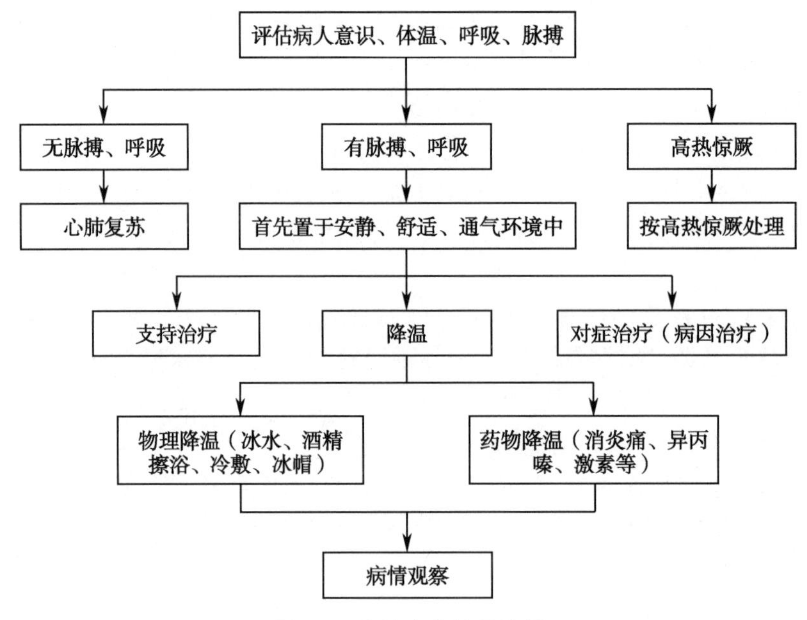


图 4-5 高热病人处理流程

**本节小结**

1. 不同病人发热的特点不尽相同，可根据病人发热的诱因、特点、热型、伴随症状及询问病史将病人进行分诊并指导病人就诊。

2. 有的发热病人需要进行留观护理。留观护理包括安置病人、初步评估、遵医嘱进行治疗和护理、观察病情、心理护理等，其中病情观察是重点。病情观察可为病人的诊断、治疗和护理提供科学依据；有助于判断疾病的发展趋向和转归；可以及时了解治疗效果和用药反应。这些有助于及时发现病情的变化，以便及时处理，防止病情恶化。

3. 当病人处于高热状态，还需要对其积极的进行救护，以免危及病人生命。

（田国美）

目标测试（扫一扫，测一测）

## 练习与思考

一、名词解释

药物热　发热　传染性非典型肺炎

二、简答题

1. 发热病人的伴随症状有哪些，其代表疾病有哪些？

2. 怎样指导发热病人就诊？

3. 发热病人的观察要点有哪些？

三、案例分析

病人，男性，14 岁，因持续发热、寒战，伴咳嗽、胸痛、咳铁锈色痰一周入院。入院时面色苍白，精神差，T 39.1℃，P 120 次 / 分，R 24 次 / 分，BP 90/60mmHg。遵医嘱予抗生素抗感染治疗，效果不佳，病人于入院第三天出现抽搐，持续时间约 2 分钟，静脉推注地西泮后缓解，T 39.8℃，P 130 次 / 分，R 30 次 / 分，BP 80/50mmHg。如果你是当班护士，应如何处理？此类病人在护理上应注意哪些问题？

## 第二节 疼痛观察与护理

**导入案例与思考**

李大爷，60 岁，既往有胆石症史，晚餐吃红烧肉后突发右上腹剧烈疼痛，向腰背部放射，恶心、呕吐 1 次，呕吐物为胃内容物。到急诊科就诊时呈急性痛苦面容，皮肤巩膜黄染，被动体位。T 37.5℃，P 120 次 / 分，R 28 次 / 分，BP 135/95mmHg。

**请思考**

1. 作为急诊分诊护士，应如何收集病史资料？
2. 应如何对病人疼痛进行评估和分析？
3. 作为留观室的护士，应如何观察病情？
4. 如病人需要急诊手术，该如何做好术前准备及安全转运工作？

疼痛（pain）是一种客观上使人的感觉和情绪不舒服的体验，常伴随有组织损伤，不仅会给病人躯体带来不适，而且对精神、心理、体质等方面也会产生不同程度的影响，直接影响病人的生活和生存质量。疼痛也是急诊科最常见的临床症状之一，其病因繁多，涉及临床各科，所以正确判断疼痛的病因，有效地处理并减轻疼痛，最大限度地减轻疼痛对机体的有害影响十分重要的。

疼痛的观察与护理（PPT）

### 一、概述

国际疼痛学会对疼痛的定义是，疼痛是一种令人不快的感觉和情绪上的感受，伴随有现存的和潜在的组织损害。也有人将疼痛定义为，影响人的各个层次的高度个体化的经历，可导致整体生活质量下降。目前疼痛已成为继体温、脉搏、呼吸、血压四大生命体征之后的第五生命体征。

考点提示：疼痛的定义

疼痛是病人自己主观的高度个体化的经验，是一种心理事件，它的出现和强度与个体的心理状态紧密相关，同样的损伤不同的人的疼痛体验不同。

#### （一）分类

疼痛的分类方法有 5 种，可按神经生理学分类、按时间分类、按病因分类、按部位分类、按多轴方法分类。最被认可的分类方法是根据神经生理学机制、时间、病因学或受累部位来综合分类。

目前临床上对病人疼痛做出评估时，多数以解剖部位分类为基础，再结合病因病理综合分类，如急性心前区疼痛、慢性腹痛等。

### （二）疼痛病人的评估与分析

疼痛的全面评估包括疼痛的强度、性质、部位、开始发作和持续时间，使其加重或缓解因素的详细描述。疼痛具有个别性，主观资料来自病人的主诉。病人主诉是对疼痛的存在及其强度最准确的描述。病人应有足够的时间理解疾病评估的内容及回答。疼痛病人和照顾者缺乏疼痛知识也妨碍疼痛的评估。对不能交流认知功能受损的病人疼痛评估是一大挑战。

1. 询问病史　主要是询问疼痛病史，包括现病史和既往史。护士应主动关心病人，认真听取病人的主诉。在询问时护士应避免根据自身对疼痛的理解和经验对病人的疼痛强度作出主观判断。在与病人交谈的过程中，要注意病人的语言和非语言表达，以便获得更可靠的资料。

2. 观察病人反应　主要观察病人疼痛时的生理、行为和情绪反应。护士可以通过病人的面部表情、体位、躯体紧张度和其他体征，帮助和评估疼痛的严重程度，疼痛与活动、体位的关系。

（1）静止不动：即病人维持某一种最舒适的体位或姿势，常见于四肢或外伤疼痛者。

（2）无目的乱动：在严重疼痛时，有些病人常通过无目的地乱动来分散其对疼痛的注意力。

（3）保护动作：是病人对疼痛的一种逃避性反射。当伤害性刺激刺激了游离神经末梢时，就能迅速将这一信息传递到人的大脑，让受到刺激的部位产生疼痛和保护性动作，马上离开刺激物，一般能在0.5～1秒钟内完成，从而避免人体受到进一步伤害。

（4）规律性动作或按摩动作：为了减轻疼痛的程度常使用的动作，如头痛时用手指按压头部，内脏性腹痛时按揉腹部等。此外，头痛发生时病人常发出各种声音，如呻吟、喘息、尖叫、呜咽、哭泣等。

（5）其他：意识障碍病人的疼痛可按照面部表情、动作体态进行评估。

3. 评估疼痛部位　多数情况下，疼痛的部位就是病变或损伤所在部位，所以评估疼痛时一定要问清病人疼痛部位和范围。有的病人在描述时可能会说不清楚疼痛具体部位，临床上解决这些问题的常用方法是给病人提供人体正反面轮廓图，请病人在图上画出疼痛范围并注明最痛的部位。常见的疼痛部位有以下四种。

（1）头痛：头痛是指额、顶、颞及枕部的疼痛，是临床上常见的急诊症状，可以是单一的疾病，大多数是功能性的，也可以是某些严重器质性疾病的早期征兆或突出表现。如脑膜脑炎、蛛网膜下腔出血、高血压脑病、偏头痛等。

（2）腹痛：为临床常见症状之一，可表现为急性或慢性，其病因复杂，多数为器质性，也可为功能性。多为腹腔内器官病变起，也可为腹腔外器官病变所致，可见于急性胃炎、胃十二指肠溃疡急性穿孔、急性阑尾炎、异位妊娠等。

常见急腹症的评估与病情观察（扫一扫，会多一点）

（3）胸痛：为急诊常见的主诉症状。急性胸痛是一些致命性疾病的主要临床表现，外科常见于自发性食管破裂、张力性气胸、心包填塞等。内科常见于急性冠脉综合征、主动脉夹层、肺栓塞、食管损伤等。急性胸痛的关键问题是要能快速识别出可能导致生命危险的病例，给予及时正确的急诊处理。

（4）腰背及四肢疼痛：是常见急症，但经常是各种疾病引起的症状性改变，而不是一种疾病。通常可分为脊柱源性、神经源性、内脏源性、血管源性和精神性疼痛。常见于腰椎间盘突出症、泌尿系结石、动脉栓塞等。

4. 评估疼痛程度

临床上评估疼痛程度主要依赖病人的主观描述，也可利用各种疼痛评分量表协助判断，目前临床常用的疼痛评估方法有以下四种。

（1）数字分级法：用 0～10 代表不同程度的疼痛，0 为无痛，10 为剧痛。通过询问病人，让病人自己圈出一个最能代表自身疼痛程度的数字。其程度分级标准为：0 为无痛；1～3 为轻度疼痛；4～6 为中度疼痛；7～10 为重度疼痛。此方法在国际上较为通用。

（2）语言描述法：根据病人的主诉，把疼痛程度分为如下 4 级：0 级，无疼痛。Ⅰ级（轻度），有疼痛但可以忍受，生活正常，睡眠无干扰。Ⅱ级（中度），疼痛明显，不能忍受，要求服用镇痛药物，睡眠受干扰。Ⅲ级（重度），疼痛剧烈，不能忍受，需用镇痛药物，睡眠受严重干扰并有自主神经紊乱或被动体位等现象。

（3）视觉模拟评分法（图 4-6）：画一直线，长 10cm，两端分别标明“0”和“10”。“0”端代表无痛，“10”端代表最严重的疼痛，让病人在直线上最能反映自己疼痛程度之处画出记号，量出起点至记号点之间的距离估计病人的疼痛程度。本方法敏感性高而且效果比较可靠，在疼痛治疗时应用最为普遍。

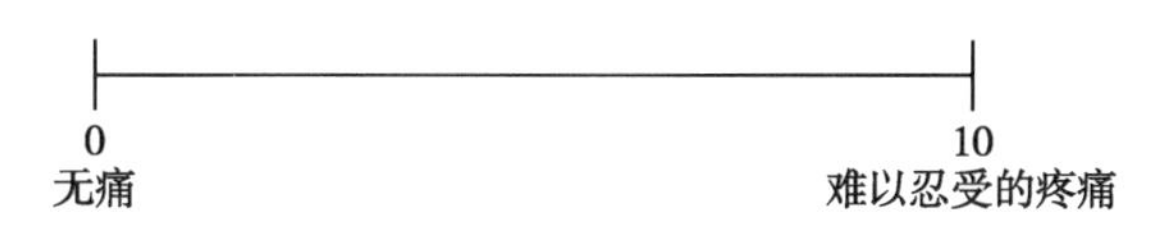


图 4-6 视觉模拟评分

（4）疼痛脸谱评分量表：对小于 8 岁的儿童、发育有残疾的病人、认知损害的老年病人以及言语不通的病人（无法找到翻译时），进行疼痛评价尤为困难，因为他们不能充分描述疼痛或理解疼痛评价形式。对此类病人进行评估可使用疼痛脸谱评分量表（图 4-7）。使用时，请病人比较哪一种脸谱最能代表自己的疼痛程度，要以病人能懂得语言解释，每一张脸孔代表所感受疼痛的程度，要病人选择能代表其疼痛程度的表情。在评估时不能用“快乐”、“伤心”等名词，而是要病人说出“你能想象最厉害的疼痛”为疼痛评估的主导。

考点提示：疼痛程度的评估方法

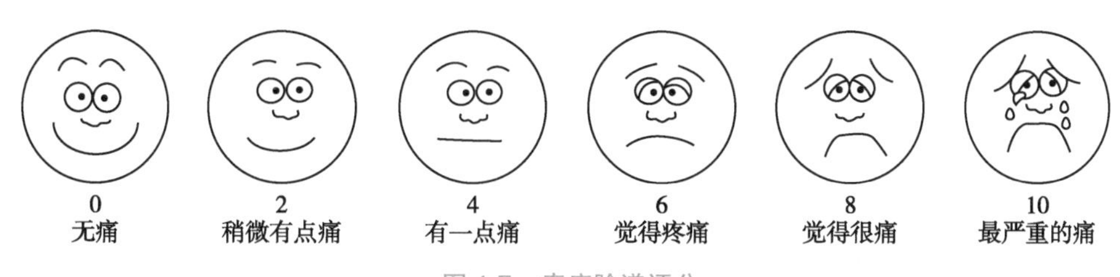


图 4-7 疼痛脸谱评分

5. 疼痛分析 疼痛分析的方法可用 PQRST 法。P（provokes），诱因：疼痛的诱因是什么，怎样可以使之缓解或加重。Q（quality），性质：疼痛是什么样感觉，病人是否可以描述。

R（radiates），放射：疼痛位于什么地方，是否向其他地方放射。S（severity），程度：疼痛的程度如何，将无疼痛至不能忍受的疼痛比喻为1～10的数字，询问病人的疼痛相当于哪个数字。T（time），时间：疼痛的时间有多长，何时开始的，何时终止，持续多长时间。

疼痛的评估-案例（视频）

6. 评价疼痛的注意事项

（1）处理的顺序：在评价疼痛的时候，急性疼痛病人优先处理。

（2）避免影响评估准确性的因素：疼痛的性质和伴随症状、精神状态、个性、年龄、性别、种族、经济文化、病史等会影响评估的准确性。

（3）疼痛的轻重与病情的轻重并非正相关：不能笼统地认为“痛轻病轻，痛重病重”，老年病人尤其如此。

（4）避免其他因素产生的影响：个体的疼痛阈值和对疼痛的耐受能力会受到以往的疼痛经验、群体和其他一些社会因素的影响，如他人过度的关心和注意都可能助长病人的疼痛行为。

（5）避免医源性因素对评估结果的影响：医源性影响也不容忽视，医护人员的表情、语言会有一定暗示作用，影响病人的情绪，并进一步影响疼痛行为。

（6）各种评估方法综合应用：没有一个单一评分量表或检查能够完全评价一名疼痛病人，在评估的过程中应将病人的病史和体格检查、诊断检查以及一些评估工具结合在一起，进行综合评估。

（7）评估的时间和次数：急性疼痛应每2～4小时评估1次，对于慢性疼痛以及急性疼痛轻度或得到较好护理者可每8小时评估1次。护士应在病人入院2小时内完成对病人的疼痛评估。住院病人疼痛消失或出院时评估停止。

### （三）疼痛病人的处理原则

1. 急性头痛的处理　急性头痛病人应根据头痛特点、体格检查进行初步判断和评估，观察病人有无意识障碍、局部神经定位体征、脑膜刺激征，配合相关检查，积极寻找病因，给予对症治疗、病因治疗。

2. 急性胸痛的处理　接诊急性胸痛病人后，应立即行心电图、呼吸、血压、氧饱和度监测，给予吸氧，并建立静脉通道。首先快速排除最危险、最紧急的疾病，对危及生命的胸痛一旦确诊，即应纳入快速通道，对不能明确诊断的病人应常规留院观察，严防发生离院后猝死，剔除低危胸痛，避免盲目住院。

3. 急性腹痛的处理　对急性腹痛病人，应首先对其全身状况进行评估，再对腹部情况进行判断。严密观察病情，判断病人是否处于危重情况，需要做何紧急处理。如需要进行手术治疗，应根据病情的轻、重、缓、急，重点进行必要准备，以抢救病人生命。

4. 急性腰背及四肢疼痛的处理　对腰背及四肢疼痛病人，应予以制动平卧、止痛对症处理。

## 二、案例分析与处理要点

### （一）案例分析与思考

1. 既往史　“胆石症”。

2. 诱因　“晚餐吃红烧肉”，病人进食高脂饮食，为急性胆囊炎常见诱因。

3. 症状与体征　“右上腹剧烈疼痛，向腰背部放射，恶心、呕吐1次，呕吐物为胃内容物”,“T 37.5℃”。

4. 典型特征　“右上腹阵发性绞痛，向腰背部放射”,“恶心、呕吐”。

### （二）分析与处理要点

1. 收集病史，倾听主诉　按照 PQRST 五个要点进行问诊。评估疼痛部位、性质和特点、发作时间、诱发因素、与体位的关系及有无伴随症状等。

2. 评估病情，指导就诊　测量生命体征，腹部触诊，再次评估病人病情，指导病人就诊，详细填写预检分诊登记表（表 4-1）。

沟通提示：稳定病人情绪，快速收集病史，准确分诊

表 4-1　预检分诊登记表

| 序号 | 日期/时间 | 门诊号 | 姓名 | 来院方式 | 性别 | 年龄 | 电话号码 | 主诉 | 生命体征 | | | | | 级别 | 去向分区 | 护士签名 |
|---|---|---|---|---|---|---|---|---|---|---|---|---|---|---|---|---|
| | | | | | | | | | 体温 | 脉搏 | 呼吸 | 血压 | 疼痛评分 | | | |
| | | | | | | | | | | | | | | | | |
| | | | | | | | | | | | | | | | | |

3. 镇痛护理，观察病情　遵医嘱应用止痛药，并观察用药后反应及效果。配合医生完成特殊止痛操作，为病人摆好体位及正确姿势。及时、正确填写疼痛评估、病情观察和护理操作记录。

4. 心理护理，稳定情绪　主动给病人以关切、同情及适当的语言安慰。对病情危重者，应守护其身旁，同时避免在病人面前谈论病情的严重性。

沟通提示：做好病情介绍和解释，安慰病人，可采用转移注意力等方法帮助病人减轻疼痛

5. 术前护理，做好交接　需手术治疗时，应联系手术室，做好术前准备，包括备皮、各种药物过敏试验、术前用药、备血等准备工作。规范填写腕带信息包括病人姓名、性别、年龄、科别、住院号、床号、诊断、血型、手术名称等内容，并根据手术部位为病人正确佩戴腕带。护送病人到病房或手术室，并做好交接班。内容包括病人病情、所完成的治疗护理措施及术前准备完成情况。

疼痛病人的评估与分析（扫一扫，会多一点）

6. 终末消毒，预防院感　对病人用物进行终末消毒后填写消毒记录表，防止院内感染的发生。

### （三）注意事项

1. 准确评估疼痛　疼痛的主诉是症状而不是诊断，受多种因素的影响。由于疼痛的评价缺乏客观的指标，主诉是最重要的依据，在评价时注意引导病人将最主要的问题阐明，避免混乱，防止重要病史遗漏，同时不应将医护人员的观察代替病人自身感受。

2. 做好术前准备　急腹症的病情危重，一般都需要进行手术治疗，应根据病情的轻、重、缓、急，重点进行必要准备，以抢救病人生命。

3. 严密观察病情　并非所有的急腹症都需要急诊手术或紧急手术，有两种情况可以暂时观察。一是诊断不明确，一时难以和内科疾病引起的腹痛鉴别的病人。二是病情变化不大，经过一段时间非手术治疗，病情稳定或好转的病人。

考点提示：评估疼痛的注意事项

## 三、急性腹痛处理流程（图 4-8）

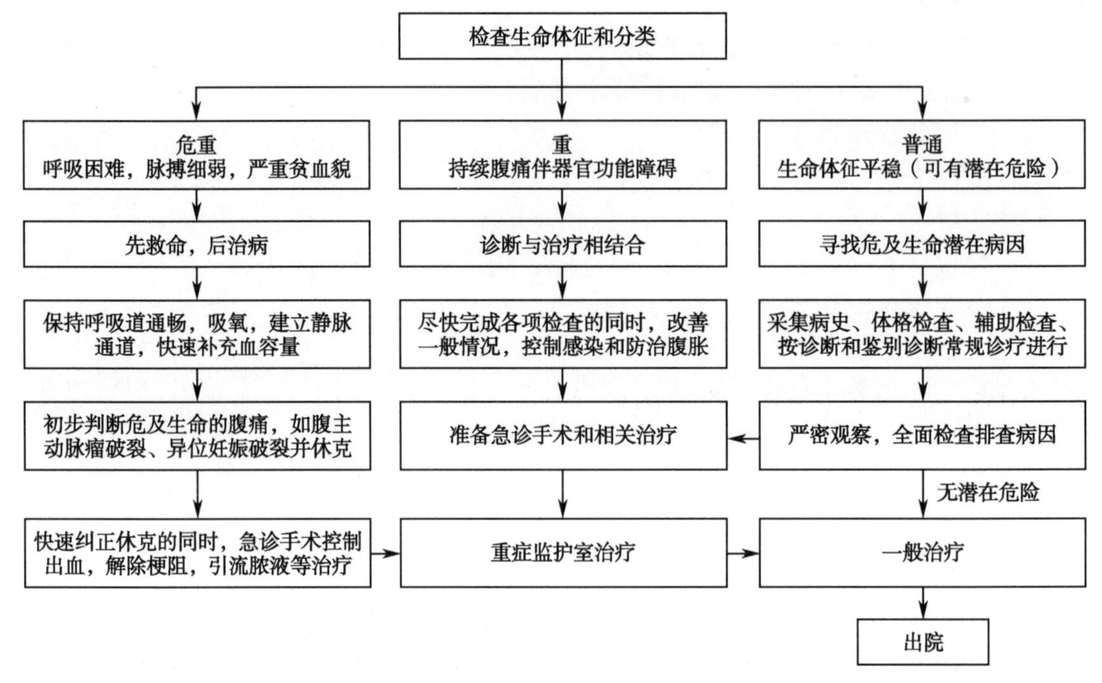


图 4-8 急性腹痛处理流程

**本节小结**

1. 接诊疼痛病人时，应全面评估疼痛的强度、性质、部位、开始发作和持续时间、使其加重或缓解的因素。利用 PQRST 法分析疼痛特点，将病人分诊至正确的科室。

2. 为留观病人实施有效的护理措施，进行心理疏导，做好病情观察，必要时做好手术准备。做好消毒隔离工作，预防院内感染的发生。

3. 需手术治疗时，应联系手术室，做好术前准备，护送病人到病房或手术室，并做好交接班。

（乔 珺）

目标测试（扫一扫，测一测）

## 练习与思考（主观题）

### 一、名词解释

疼痛

## 二、简答题

1. 疼痛分析的 PQRST 法是什么？

2. 评价疼痛时应注意哪些方面？

## 三、案例分析

于师傅，男性，55 岁，工人，因胸骨后持续疼痛 2 小时来到急诊科，既往有冠心病史。T 36.7℃，P 90 次 / 分，R 25 次 / 分，BP 130/85mmHg。请正确评估病人，并给予护理措施。

# 第二篇　常见急危重症护理

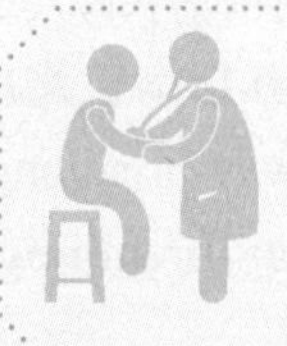

## 第五章　院前急危重症护理

院前急危重症护理是指针对急危重症伤病员进入医院前的医疗救护，即院前急救。广义的院前急救是指病人在发病时由医护人员或目击者在现场进行的紧急抢救，而狭义的院前急救是指具有通信器材、运输工具和医疗基本要素所构成的专业急救机构，在病人到达医院前所实施的现场抢救和途中监护的医疗活动。院前急危重症救护工作范围包括：①负责对“呼救”病人的院前急救；②灾害或战争时对遇难者的院前急救；③参加特殊任务的救护值班；④急救知识的宣传普及教育。

院前急危重症救护工作具有随机性强、情况紧急、流动性大、急救环境条件差、病种多样且复杂、对症治疗为主、医务人员体力劳动强度大等特点。院前救护的原则：在评估现场环境安全的前提下先救命、后治病(伤)；一般情况下先复苏后固定，先止血后包扎，先重伤后轻伤，先救治后运送；急救与呼救并重，搬运与医护一致。下面以呼吸心脏骤停、脑血管意外、创伤救护来学习院前急危重症护理的方法。

### 第一节　呼吸心脏骤停院前救护

**导入案例**

接120求救信息，某大学一名18岁的男学生，上体育课时突然倒地，呼之不应，喘息样呼吸后呼吸停止，摸不到脉搏。

**请思考**

1. 该病人出现了什么情况？
2. 你赶赴现场后应该采取什么急救措施？
3. 怎样判断你的急救措施有效？

我国心脏性猝死病例每年约54.5万。70%以上的猝死发生在院前，其中80%猝死原因为室颤。心跳停止4分钟内进行基础生命支持(初级心肺复苏)，并于8分钟内进行进一步高级生命支持(高级心肺复苏)，可有效提高病人的生存率。因此，院前基础生命支持的救护对抢救呼吸心脏骤停的病人尤为重要。

呼吸心脏骤停院前救护(PPT)

## 一、概述

### （一）概念

基础生命支持（basic life support，BLS）是指专业或非专业人员对呼吸心脏骤停病人进行的徒手抢救，包括开放气道、人工通气、胸外按压和电除颤。2010 年心肺复苏指南已将成人和儿童（儿童和婴儿，不包括新生儿）从开放气道、人工呼吸和胸外按压（airway-breathing-circulation，A-B-C）变更为胸外按压、开放气道和人工呼吸（circulation-airway-breathing，C-A-B），溺水者先胸外按压和人工呼吸（ABC），完成一个周期后再呼叫。

### （二）心肺复苏相关指标

1. BLS 人员进行高质量 CPR 的要点（表 5-1）

表 5-1　BLS 人员进行高质量 CPR 的要点

| 内容 | 成人和青少年 | 儿童（1 岁至青春期） | 婴儿（不足 1 岁，除新生儿以外） |
|---|---|---|---|
| 现场安全 | 确保现场对施救者和病人均是安全的 | | |
| 识别心脏骤停 | 检查病人有无反应<br>无呼吸或仅是喘息（即呼吸不正常）<br>不能在 10 秒内明确感觉到脉搏（10 秒内可同时检查呼吸和脉搏） | | |
| 启动应急反应系统 | 如果您是独自 1 人且没有手机，立刻离开病人<br>启动应急反应系统并取得 AED，然后开始心肺复苏<br>或请其他人去，自己则立即开始心肺复苏<br>在 AED 可用时尽快使用 | 有人目击的猝倒，对于成人和青少年，遵照左侧的步骤<br>无人目击的猝倒，给予 2 分钟的心肺复苏，离开病人去启动应急反应系统，并获取 AED；回到该儿童身边并继续心肺复苏；在 AED 可用时尽快使用 | |
| 没有高级气道的按压 - 通气比 | 1 或 2 名施救者 30∶2 | 1 名施救者 30∶2<br>2 名以上施救者 15∶2 | |
| 有高级气道的按压 - 通气比 | 以 100～120 次 / 分的速率持续按压<br>每 6 秒给予 1 次呼吸（每分钟 10 次呼吸） | | |
| 按压速率 | 100～120 次每分钟 | | |
| 按压深度 | 至少 5cm | 至少为胸部前后径的 1/3<br>大约 5cm | 至少为胸部前后径的 1/3<br>大约 4cm |
| 手的位置 | 将双手放在胸骨的下半部 | 将双手或 1 只手（对于很小的儿童可用）放在胸骨的下半部 | 1 名施救者，将 2 根手指放在婴儿胸部中央乳线正下方<br>2 名以上施救者，将双手拇指环绕放在婴儿胸部中央乳线正下方 |
| 胸廓回弹 | 每次按压后使胸廓充分回弹；不可在每次按压后倚靠在病人胸上 | | |
| 尽量减少中断 | 中断时间限制在 10 秒以内 | | |

2. 心肺复苏有效指征　心肺复苏的有效指征包括：①触摸到大动脉搏动，收缩压大于 60mmHg。②面色、口唇、甲床色泽转为红润。③呼吸改善或出现自主呼吸。④扩大瞳孔出现缩小，对光反应恢复，有眼球活动或睫毛反射。⑤昏迷变浅，出现无意识的挣扎动作。⑥心电图波形有改变。

AED 简介（扫一扫，会多一点）

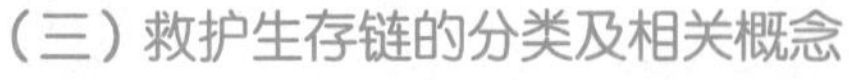

### （三）救护生存链的分类及相关概念

1992 年 AHA 首次提出了“生存链（chains of survival）”这样一个概念。经

历多年的演变,《2015年指南更新》进一步将生存链进行细化,分为院内心脏骤停和院外心脏骤停生存链,从而把院内和院外出现心脏骤停的病人区分开来,以确认病人获得救治的不同途径。

考点提示:心肺复苏有效指征

1. 院外心脏骤停生存链(out-hospital cardiac arrest,OHCA) 院外心脏骤停生存链包括:①早期识别和启动应急反应系统。②即时高质量心肺复苏,有效胸外按压。③快速除颤,可应用AED进行除颤。④基础及高级急救医疗服务,入院前分诊和转诊。⑤早开始有效的高级生命支持和心脏骤停的后续综合治疗、多学科合作,直到出院和康复。

考点提示:OHCA包括的内容

2. 院内心脏骤停生存链(in-hospital cardiac arrest,IHCA) 院内心脏骤停生存链包括:①心电监测和心脏骤停的预防。②早期识别和启动应急反应系统。③即时高质量心肺复苏,有效胸外按压。④快速除颤,可应用AED进行除颤。⑤早开始有效的高级生命支持和心脏骤停的后续综合治疗、多学科合作,直到出院和康复。

### (四)院前救护工作流程

1.“120”电话呼救 当发生意外或急病时,病人或目击者拨打“120”急救电话。

2. 受理急救电话 调度人员了解病情、事发地址,按需要迅速调派急救资源,做好记录,并进行电话指导,必要时向上级报告。

3. 救护人员快速出动 急救人员根据调度指令和病情,携带必要的抢救药品和医疗设备快速出车,途中急救人员与病人联系,提供必要的电话医学指导。

4. 指定地点与接车人会合 救护车到接车地点后,驾驶员要注意寻找接车人,由接车人引领救护车赶往现场。

5. 到达现场展开急救 急救人员携带急救药品、器材尽快赶到病人身边,根据病种、病情实施现场急救。

6. 安全搬运 根据病情采取正确搬运方式和体位安全搬运病人。

7. 确定转达医院 根据病情,以就近、就急、就能力、尊重病人意愿为原则,确定转送医院。在重大灾害事故发生时,转送病人要服从现场指挥。特殊情况需要病人或病人家属在医疗文书上签字。

8. 途中监护 转送途中医护人员应对病人的生命体征进行严密监护,最大限度地保证病人途中生命安全。

9. 抵达医院 抵达医院后,将病人送入急诊科,与接诊人员认真交接病情与处置。

10. 返回整理 整理病历、进行登记、检查器材、补充药品,做好再次出诊准备。

## 二、案例救护

### (一)案例分析与思考

1. 意识丧失 18岁男生,上体育课时突然倒地,呼之不应,是病人意识已丧失的表现。

2. 呼吸停止 喘息样呼吸后停止,呼吸停止的表现。

3. 心跳停止 摸不到脉搏,是心跳停止的表现。病人突然倒地后意识丧失、呼吸心跳停止可判断病人呼吸心脏骤停。

4. 院前急救流程 拨打120急救电话→医疗急救中心受理,判断病人呼吸心脏骤停→

指导施救者救护→调度相应功能的急救车→急救车到达现场→现场急救→传输信息→接受院内专科医生急救指导意见→院内准备→现场/急救车进一步救治→急救车到达相应的院内急诊科→院前院内交接手续→院内急救程序启动(院前急救完成)。

### (二)救护要点

1. 呼救 施救者在不离开病人身边的情况下启动紧急反应(即通过手机)来实现。

2. 接警早期识别 医疗急救中心从施救者处获得两点信息:病人无反应以及喘息样呼吸后停止。不能在10秒内明确感觉到脉搏(10秒内同时检查呼吸和脉搏),判断病人呼吸心脏骤停,启动应急反应系统(或请求支援),同时指导施救者施救。

3. 启动应急反应系统 调度相应的急救车出诊,急救人员根据调度指令和病情携带必要的抢救药品和医疗设备快速出车。

4. 心肺复苏指导 该病人为成人心脏骤停,在未受监控的情况下发生的心脏骤停,不能立即取得AED时,在他人前往获取以及准备AED的时候开始心肺复苏(实施调度员指导下的心肺复苏)。

5. 进行胸外按压 有2名以上施救者时,每2分钟按压更换1次按压者,替换时间不超过5秒。

6. 开放气道 可用仰头举颏法和推举下颌法,如有颈椎损伤只能用后者。

7. 人工通气 可口对口呼吸、口对屏障通气、简易呼吸器人工呼吸等。潮气量约6~7ml/kg(500~600ml),1秒钟吹入,可见到胸壁抬起。通气频率每6秒通气1次(10次/分钟),应避免过度通气。

8. 阿片类药物过量 若有疑似危及生命的阿片类药物过量的紧急情况,鼻内使用纳洛酮2ml或肌内注射0.4mg,可在4分钟后重复给药。

9. 给予电击 医务人员到达取得除颤仪时,尽快使用除颤仪,准备心肺复苏机。

(1)除颤仪:可分为双相波除颤仪和单相波除颤仪。双相波除颤仪推荐的能量120~200J。在有效能量范围不清楚时,则使用最大可用能量。第二次以后的除颤能量水平至少等于第1次,若有可能,使用更高的能量水平。对于单相波除颤仪,开始的能量选择360J,随后也应选择该能量。若室颤终止后复发,则使用先前终止室颤的能量。

(2)电极板的放置位置:包括前-外侧(负极放置在胸骨右缘锁骨下方,正极放置在胸骨左缘腋中线第5肋间)、前-左肩胛下区(称为前后位,负极放置在胸骨左缘心前区,正极在左肩胛下区)。应尽量避免电极片或电极板置于植入式装置的正上方。电极片放置于与装置距离至少8cm的位置,并不损坏装置的功能。但起搏器可能使AED的软件发生误读,妨碍对室颤的检测及电击。

(3)操作流程(图5-1)

(4)注意事项:保证操作中的安全,病人去除义齿,电极板间隔10cm,避开内置式起搏器部位,避开溃烂或伤口部位。使电极板与皮肤充分接触,并施以一定的压力(压力为10~15kg)。体外除颤最好使用导电膏,涂抹均匀,以使电极板与病人皮肤有良好的接触(超声耦合剂与导电膏性状相近,但性质不同,所以不能用超声耦合剂代替导电膏,以免造成接触不良),如果使用盐水,应在电极板上包上纱布,并注意防止盐水过多导致短路;除颤操作时,严禁使用酒精,以免造成病人灼伤。特别注意的是,在涂抹导电膏时禁止使用两电极板贴合摩擦的C形法,因为在除颤仪开机状态下,两块放电电极板是绝对不允许发生接触的。如果需要涂抹导电膏,推荐在两块电极板上分别涂抹,或者直接涂抹在病人的胸骨和心尖位上。误充电时应在除颤器上放电，尽量避免高氧环境。CPR过程中除颤时，应在病人呼气终时放电除颤，以减少跨胸动电阻抗；每次使用后彻底除去电极板上的导电膏，保持电极板清洁，并及时对机内蓄电池进行充电。

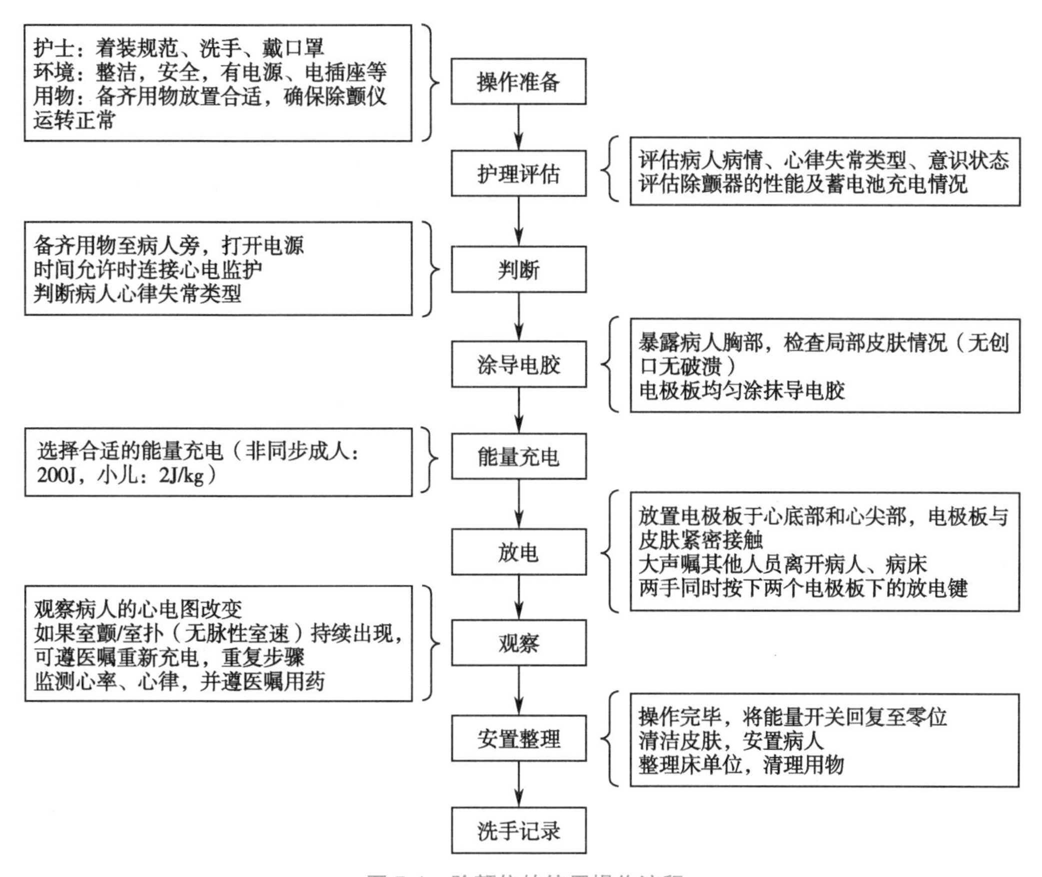


图5-1　除颤仪的使用操作流程

10. 应用便携式体外心肺复苏机建立有效循环

（1）心肺复苏机使用操作流程：①1人持续徒手胸外按压，1人准备心肺复苏机。②安装固定绑带，将固定绑带置于病人背部，注意保护颈椎。③将按压头放置于病人两乳头中心或肋骨交叉末端头部方向两指处，调节绑带，将绑带与按压头固定。脱掉或解开衣裤。④氧源线与供氧源连接。⑤打开减压阀开关和手动开关。⑥可与自动除颤设备同时使用。

除颤仪的使用（扫一扫，会操作）

（2）注意事项：①应用过程中密切观察病人心跳、呼吸是否恢复，并做好记录。②本机为气动动力，不需电源，可在停电时做机械通气之用，耗氧量大，请随时注意氧气是否充足（一满筒大约用1小时）。③本机只适宜用做成人心肺复苏。

心肺复苏机使用（扫一扫，会操作）

11. 建立的有效呼吸　给予简易呼吸器人工通气，建立有效呼吸。

12. 判断复苏情况　根据呼吸心脏骤停有效指征来判断心肺复苏是否成功。

13. 给予心电监护

（1）适应证：心肺复苏、心律紊乱高危病人、危重症心电监护、某些诊断、治疗操作。如气管插管、心导管检查、心包穿刺时，均可发生心律紊乱，导致猝死，必须进行心电监护。

（2）操作流程（图5-2）

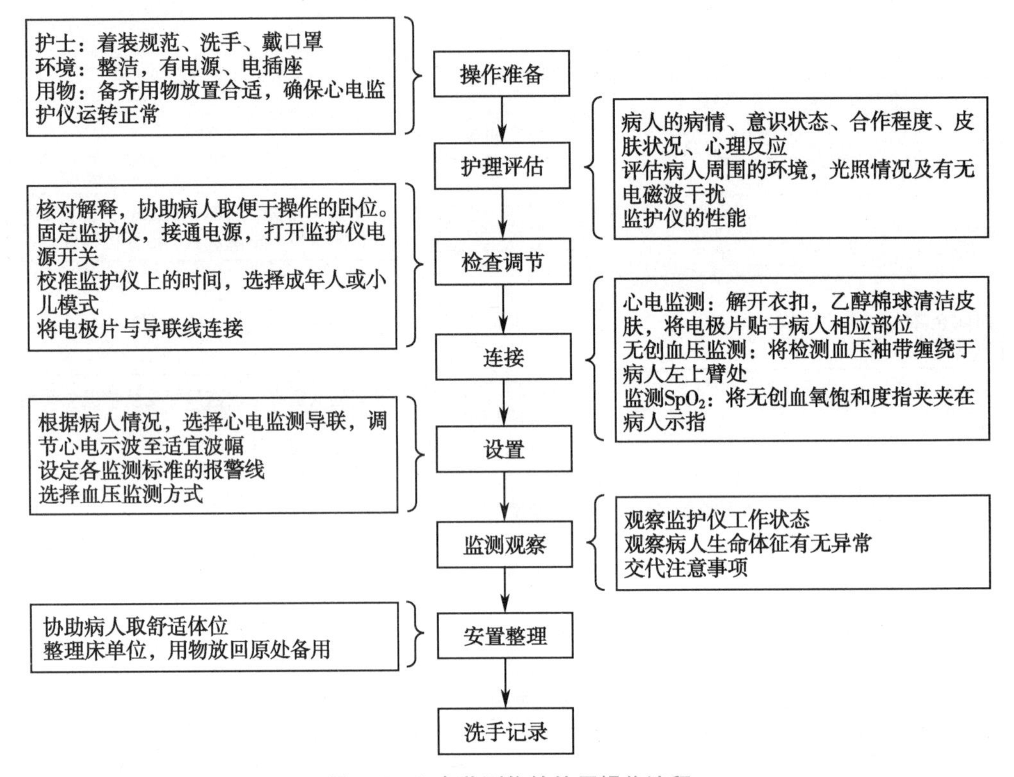


图5-2 心电监测仪的使用操作流程

（3）注意事项

1）报警注意：在监护中出现报警，如示波屏上显示一条线或血氧饱和度不显示，可考虑：①是否电源线发生故障或是病人心跳停止。②是否电极或探头脱落。

2）观察注意：当出现异常情况时，护士首先观察心率过快是否与液体速度过快、发热或全身燥动有关，心率过慢是否与呼吸暂停，呼吸浅有关。

3）排除干扰的方法：①病人静卧，电极片贴紧皮肤。②监护仪远离墙壁放置。③病床及病员离开墙壁。④其他电器与监护仪保持一定距离。⑤地线完全接地，避免机器漏电，影响人身安全。

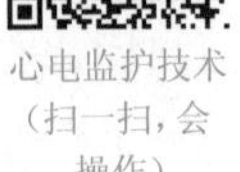


心电监护技术（扫一扫，会操作）

4）仪器消毒：监护仪屏幕每周用95%酒精棉球擦拭。

14．安全转运　病人自主呼吸恢复，能触摸到大动脉搏动，收缩压大于60mmhg，建立静脉通道，遵医嘱用药。安全转运到医院进一步治疗。途中继续监护与治疗，向接收医院通报病情，做好记录等。

15．转运后续医院交接　到达接收医院后，与当地医护人员交接，保证后续治疗及时进行。交接内容包括病情、转运全过程中病人情况以及治疗护理计划。

### （三）BLS中成人高质量心肺复苏注意事项

1．注意按压速率　施救者应该以100～120次/分的速率实施心脏按压，不应该以少于100次/分或大于120次/分的速率按压。

2．注意按压深度　施救者按压深度应该至少达到5cm，按压深度不应低于5cm或超过

6cm。

3. 胸部充分回弹　施救者每次按压后应该让胸部完全回弹，不应该在按压间隙倚靠在病人胸部。

4. 减少按压中断　施救者应该尽量减少按压中的停顿，按压中断时间不应该大于10秒。

5. 适当通气　施救者应该给予病人足够的通气，30次按压后2次人工呼吸，每次呼吸超过1秒，每次需使胸部隆起，不应该给予过量通气（即呼吸次数太多或呼吸用力过度）。

考点提示：BLS中成人CPR注意事项

## 三、呼吸心脏骤停院前救护流程（图5-3）

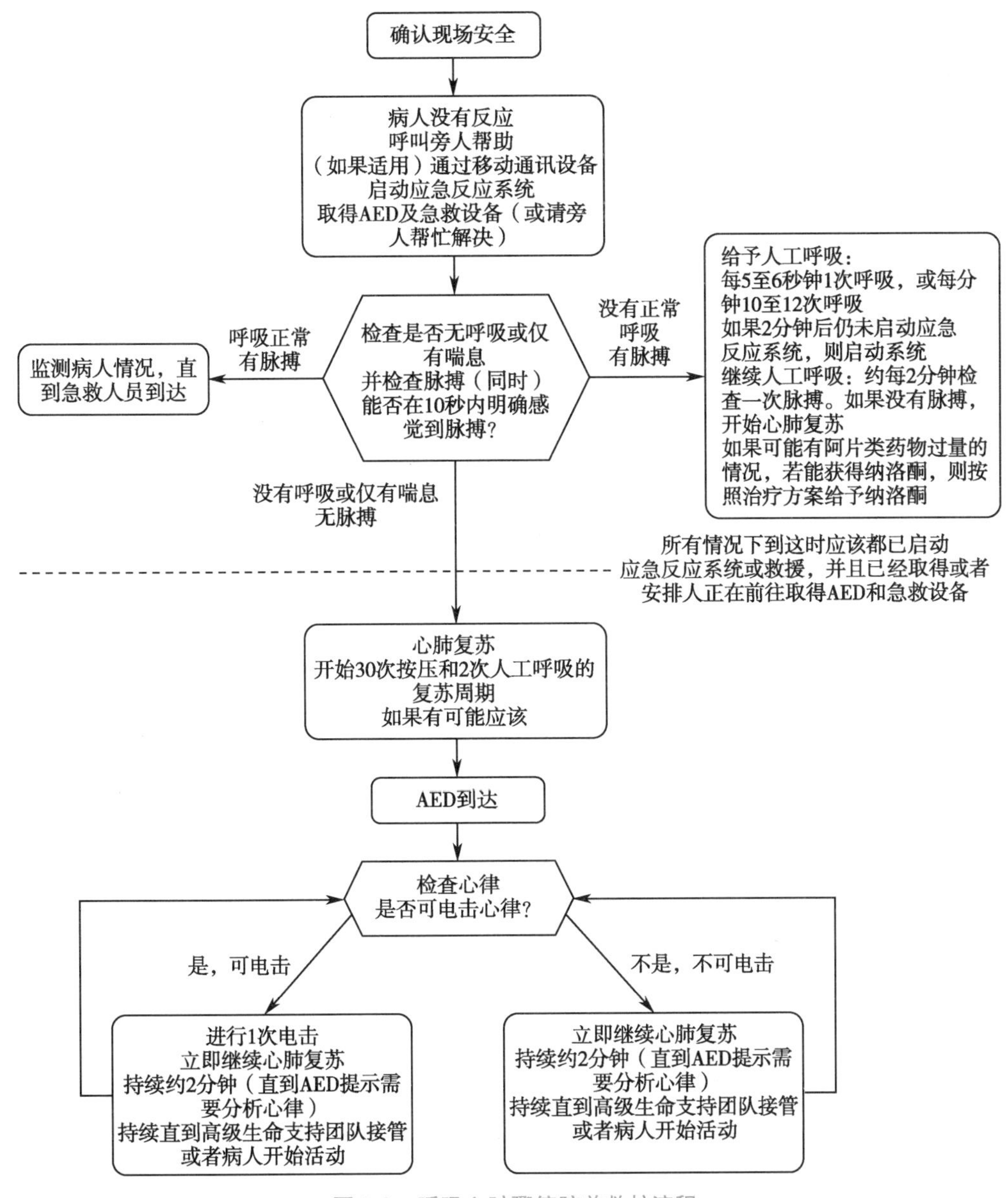


图5-3　呼吸心脏骤停院前救护流程

考点提示：呼吸心脏骤停院前救护流程

**本节小结**

1. 呼吸心脏骤停的早期识别：病人意识丧失、心音及大动脉搏动消失、呼吸停止或呈喘息样呼吸，即可判断呼吸心脏骤停。

2. 院前抢救流程：当确定病人呼吸心脏骤停后，启动应急反应系统，给予徒手心肺复苏指导，随即赶到现场给予电除颤，应用便携式心肺复苏机建立有效循环，应用简易呼吸器建立有效呼吸。若有疑似危及生命的阿片类药物过量的紧急情况，可以考虑给予纳洛酮治疗等心脏骤停院前抢救流程来挽救病人生命。

3. 复苏判断：根据呼吸心脏骤停复苏有效指征即时判断心肺复苏情况，给予心电监护，开放静脉通道等。

4. 安全转运：病人病情好转即安全转运到医院进一步治疗

（王青丽）

目标测试（扫一扫，测一测）

## 练习与思考

一、名词解释

BLS

二、简答题

1. 简述院外与院内生存链。

2. 简述呼吸心脏骤停的常见原因。

三、案例分析

李先生，48岁，心肌梗死，现出院一周，中午吃饭时突然倒地，呼之不应，家属急呼120，请带好急救物品协同其他医护人员一道迅速赶赴现场，为病人实施急救措施，完成心肺复苏。

请问：1. 病人发生了什么情况？是属于什么性质？

2. 应采取什么急救措施进行救护？如何判断病人复苏有效？

# 第二节 脑血管意外院前救护

**导入案例与思考**

王先生，60岁，2小时前被家属发现突然歪倒在地，口角歪斜，右侧肢体麻木无力，讲话吐字不清。家属拨打120，120到现场后，紧急体格检查：P 120次/分，R 20次/分，BP 175/105mmHg，意识不清。既往高血压病史20余年。

**请思考**

1. 病人出现了什么情况？

2. 作为院前急救护士，如何对病人进行相应的救护？

随着人们生活方式的改变，脑血管意外的病人日趋增多，所以急诊护士掌握脑血管意外相关知识及脑血管意外病人的院前救护尤为重要。

ER-5-7 PPT

脑血管意外院前救护（PPT）

## 一、概述

### （一）相关概念

1. 脑血管意外（cerebrovascular accident ） 又称脑卒中，俗称中风，是一组起病急、以局灶性或弥漫性脑功能缺失为共同特征的脑血管病。

2. 缺血性脑血管意外（ischemic cerebrovascular accident ） 又称脑梗死，是指脑血液供应障碍引起缺血、缺氧，导致局限性脑组织缺血性坏死或脑软化。

考点提示：脑血管意外的定义

3. 脑出血（cerebral hemorrhage） 是指原发于脑内动脉、静脉和毛细血管的病变出血，以动脉出血为多见，血液在脑实质内积聚形成脑内血肿。

4. 卒中单元（stroke unit，SU） 是多学科团队合作对卒中病人进行全面的治疗（包括药物治疗、肢体康复、语言训练、心理康复和健康教育等），以改善预后、保留和提高功能的一种组织化管理模式。

ER-5-8

卒中单元概述（扫一扫，会多一点）

### （二）病因

1. 血管壁病变 动脉粥样硬化、动脉炎（钩端螺旋体、风湿病、结核、梅毒等）、血管发育异常（先天性脑动脉瘤、脑动静脉畸形）以及外伤等均可引起脑血管意外，其中最常见为动脉粥样硬化。

2. 血液成分改变及血液流变学异常 此类病人常由于高血脂、高血糖、高蛋白血症、白血病、红细胞增多症等导致血液黏滞度增加，还可因血小板减少性紫癜、血友病、弥散性血管内凝血（disseminated intravascular coagulation，DIC）、应用抗凝剂等导致凝血机制异常及血液处于高凝状态。

3. 血流动力学的改变 在高血压状态下可导致脑小动脉收缩，相继引发小动脉肌肉层玻璃样变及管腔变硬，静脉床灌注过度增高可引起充血、水肿或出血，导致出血性脑卒中。低血压时可引起脑部灌注不足而导致脑组织缺血，引起缺血性脑卒中。

4. 不良生活习惯 常并存多个危险因素，如吸烟、饮食不健康、肥胖、缺乏运动、饮酒过量。同时，病人自身存在一些基础疾病，如高血压、糖尿病和高脂血症等，都会提升脑血管意外的发病风险。

5. 其他 情绪激动、寒冷、外界不良刺激、过度疲劳及剧烈运动等，均可诱发脑卒中。

### （三）脑血管意外分类

1. 缺血性脑血管意外 包括脑血栓形成、脑栓塞、短暂脑缺血发作（transient ischemic attacks，TIA）。

（1）脑血栓形成：一般在睡眠中或安静时发作，常出现头晕肢麻、暂时性意识不清等前驱症状，逐渐产生偏瘫、失语、意识障碍等症状，逐渐加重，数小时至数天达高峰，病前多有TIA。

（2）脑栓塞：突然出现头痛、呕吐或抽搐，偏瘫，失语，意识障碍较轻，多在短时间内恢复。

（3）TIA：是指颈动脉或椎-基底动脉系统一过性供血不足，导致供血区局灶性神经功能缺失，继而出现相应的临床表现。发作突然，时间短暂，一般5～20分钟，不超过24小时，发作间歇神经系统完全正常。

2. 出血性脑血管意外　是指原发于脑内动脉、静脉和毛细血管的病变出血，以动脉出血为多见，血液在脑实质内积聚形成脑内血肿。出血性脑血管意外包括脑出血、蛛网膜下腔出血。

考点提示：脑血管意外的分类

### （四）临床表现

1. TIA　颈动脉系统TIA常表现为对侧单肢无力或不完全性偏瘫，对侧感觉异常或减退，颈内动脉分支眼动脉缺血的特征性症状是短暂的单眼失明，优势半球（通常为左侧）缺血时可出现失语，对侧同向偏盲少见；椎-基底动脉系统TIA最常见症状为阵发性眩晕，一般不伴明显耳鸣，可出现复视、眼震、构音障碍、吞咽困难、共济失调。椎-基底动脉系统TIA的典型症状表现为一侧颅神经麻痹、对侧肢体瘫痪或感觉障碍。

ER-5-9
脑血管意外的分类与识别（扫一扫，会多一点）

2. 脑血栓形成　病人可有头昏、头痛等前驱症状，多数在安静休息时发病，也有病人在睡眠中发病，次日晨发现不能说话，一侧肢体偏瘫。一般1～3天达到高峰。病人通常意识清楚，少数可有不同程度的意识障碍，但持续时间不长。神经系统症状常见为各种类型的失语、偏瘫。

3. 脑栓塞　起病急骤，常见症状为局限性抽搐、偏瘫、失语、偏盲等，严重者可出现突然昏迷、全身抽搐，病人由于脑水肿或颅内出血发生脑疝而死亡。

4. 脑出血　通常在情绪激动、过分兴奋、用力排便等诱因下出现剧烈头痛、头晕、呕吐，数分钟至数小时内发展至高峰，发生口眼歪斜、肢体偏瘫、意识障碍等，病情恶化时出现中枢性呼吸、循环衰竭，瞳孔形状不规则、双侧缩小或散大、双侧大小不等，光反应迟钝或消失，脑膜刺激征阳性，眼底可见视网膜动脉硬化和视网膜出血，偶有视盘水肿，可伴上消化道出血、心律不齐、肺水肿等。

5. 蛛网膜下腔出血（subarachnoid hemorrhage，SAH）　典型临床表现为突发的剧烈头痛、恶心、呕吐和脑膜刺激征，伴或不伴局灶体征。伴随症状常见有呕吐、短暂意识障碍、项背部或下肢疼痛、畏光等。绝大多数病例发病后数小时内出现脑膜刺激征，最典型为颈强直，可出现克氏征（Kernig征）、布氏征（Brudzinski征）阳性。眼底检查可见视网膜出血、视盘水肿，约25%的病人可出现精神症状，如欣快、谵妄、幻觉等。

### （五）诊断与鉴别诊断

1. 诊断技术　此类病人的诊断可通过神经学检查、CT、核磁共振、多普勒超声和造影等方法帮助确认。临床上主要结合临床症状，辅以成像技术确诊。成像技术也可帮助确定卒中的亚型和原因。此外血液测试也可以帮助诊断。

2. 脑血管意外的鉴别诊断（表5-2）

### （六）院前救护评估方法

1. 了解神经症状出现时间　确认神经症状出现的时间有助于疾病的分析判断。

表 5-2　脑血管意外的鉴别诊断

| | 缺血性脑血管意外 | | 出血性脑血管意外 | |
|---|---|---|---|---|
| | 脑血栓形成 | 脑栓塞 | 脑出血 | 蛛网膜下腔出血 |
| 发病年龄 | 中年老 | 青壮年 | 中年老 | 青年，中年，老年 |
| 常见病因 | 动脉粥样硬化 | 风心病 | 高血压 | 动脉瘤，血管畸形，高血压动脉硬化 |
| TIA 史 | 有 | 可有 | 多无 | 无 |
| 发病时状况 | 多在安静时 | 不定 | 多在活动及情绪激动时 | 多在活动及情绪激动时 |
| 发病急缓 | 较缓 | 急骤 | 急 | 急 |
| 昏迷 | 多无 | 多无 | 多有 | 少 |
| 头痛 | 无 | 无 | 有 | 剧烈 |
| 呕吐 | 无 | 无 | 有 | 多见 |
| 血压 | 正常 | 正常 | 明显高 | 正常或增高 |
| 眼底 | 动脉硬化 | 可见动脉栓塞 | 可有视网膜出血 | 可有玻璃体膜下出血 |
| 偏瘫 | 多见 | 多见 | 多见 | 无 |
| 颈强直 | 无 | 无 | 可有 | 明显 |
| 脑脊液 | 多正常 | 多正常 | 压力高、含血 | 压力高、血性 |
| CT 检查 | 脑内低密度灶 | 脑内低密度灶 | 脑内高密度灶 | 蛛网膜下腔高密度影 |

2. 确定症状的性质　肢体或面部的无力、说话不清或异常语言。

3. 进行 GCS 评分　GCS 包括睁眼反应（eye opening）、语言反应（verbal response）、肢体运动（motor response）三个项目共 15 条（详见第三章），评分从 3 分到 15 分。正常为 15 分，≤8 分为浅昏迷，<3 分为深昏迷，提示脑死亡或预后不良。轻度意识障碍：评分 13～15 分，伤后昏迷<20 分钟；中度意识障碍：评分 9～12 分，伤后昏迷 20 分钟～6 小时；重度意识障碍：评分 3～8 分，伤后昏迷>6 小时，或伤后 24h 内意识恶化且昏迷时间>6 小时。

4. 了解既往史　了解病人近期病史、手术或外伤史，以及近期用药史。

考点提示：GCS 评分

### （七）院前救护措施

1. 一般急救措施　吸氧、建立静脉通道及心电监护。

2. 畅通呼吸道　保持呼吸道通畅，解开病人衣领，有义齿者设法取出，必要时吸痰、清除口腔呕吐物或分泌物。

3. 体位　昏迷病人头偏向一侧。转运途中注意车速平稳，保护病人头部不受振动。

4. 对症处理　如病人出现高颅内压、血压过高或过低、抽搐等，及时对症处理。

5. 转运交接准备　救护车上工作人员提前通知急诊室，简要告知病人病情，请急诊室做好抢救准备。

考点提示：脑血管意外的院前救护措施

## 二、案例救护

### （一）案例分析与思考

1. 既往史　“高血压病史 20 余年”，是引起脑血管意外的常见原因。

2. 症状与体征　“出现突然歪倒在地，口角歪斜，右侧肢体麻木无力，讲话吐字不清”，通过病人的临床表现，加之高血压 20 余年的既往史，可考虑病人出现的症状是由脑血管意外引起。

3. 体格检查　BP 175/105mmHg，意识不清，结合病人临床表现，考虑病人出现脑血管意外。

（二）救护要点

1. 120 接警　接到家属求救电话后，需做到以下几点：①记录接电话时间；②仔细询问病人的发病时间、主要症状以及目前的意识状态；③详细记录病人目前的所在地址和联系方式，告知家属保持通讯畅通；④安抚家属，告知大约到达的时间。

2. 准备　包括人员准备、物品准备、药品准备和救护车准备。

（1）人员准备：立即通知值班医生、护士、司机和担架员做好出车准备，向值班医生护士介绍病人病情。

（2）物品准备：救护车急救物品专人负责，每日清查，处于备用状态，主要包括静脉留置针、口咽通气导管、吸痰管、车载监护仪、车载除颤仪、吸氧装置、车载呼吸机、吸引器等。

（3）药品准备：救护车药品专人负责，每日清查，处于备用状态，主要包括 20% 甘露醇、肾上腺素、多巴胺、去甲肾上腺素、间羟胺、鲁米那、地西泮、0.9% 氯化钠、5% 葡萄糖、复方氯化钠等。

（4）救护车准备：司机每日检查救护车，确认其性能良好，处于备用状态。

3. 到达现场

（1）初步评估：测量生命体征，评估病人意识、呼吸、循环、瞳孔等情况，了解既往病史，判断有无威胁病人生命的体征存在。

（2）静脉通路管理：根据病人情况及医嘱用药，保持静脉通路通畅。

> 沟通提示：询问病人的既往史，了解其有无慢性病

（3）呼吸道管理：给氧，保持气道畅通，必要时给予口咽通气导管，如病人出现呼吸困难或衰竭，立即气管插管，呼吸机辅助呼吸，定时吸痰，保持呼吸道通畅。

（4）进行生命体征监测、观察病情变化：抢救过程中密切监测生命体征及病情变化，并做好记录，当病人生命体征、瞳孔、意识突然发生病情变化时及时通知医生积极对症处理。

> 沟通提示：向病人家属说明脑血管意外的危害性，并告知其医护人员正在全力救护，请家属配合抢救

（5）摆体位：昏迷病人头偏向一侧，防止误吸。

（6）遵医嘱对症处理：①对抗脑水肿，降低颅内压，通常给予甘露醇 125ml 静滴。②对有意识障碍、烦躁不安的病人可给予鲁米那 0.2g 肌内注射。③适当约束病人，防止坠床及碰伤，必要时可使用牙垫，防止舌咬伤。④预防并发症发生，出现并发症时及时对症处理。

4. 转运　初步处理病人后，医生、护士和担架员一起将病人搬运至担架，并转运到救护车上，转运至最近的医院。

5. 交接　提前与急诊科联系，告知病人的基本情况，请对方做好抢救准备。到达急诊科后同医护人员详细交接班，具体内容包括病人发病时间、主要临床表现、既往史、现病史、院前医护人员到达现场后病人的情况、现场及转运途中采取的措施、病人意识及生命体征等。

### （三）注意事项

1. 注意密切监测　途中注意转运安全，密切观察病情，保持呼吸道通畅，防止窒息，监测生命体征，如发生病情变化应立即就地抢救。

2. 注意保护和约束　转运中注意保护头部，以免路途颠簸造成病情加重；躁动不安的病人应做好保护性约束，防止出现坠床或管道脱落等不良事件。

3. 注意减少搬动　转运过程中尽量减少不必要的搬动，以免加重病情。

4. 注意药物不良反应和毒性作用　甘露醇长期使用或使用不当会造成急性肾功能衰竭，应严密监测病人尿量、尿色、尿常规及24小时出入量的改变。

## 三、脑血管意外院前救护流程（图5-4）

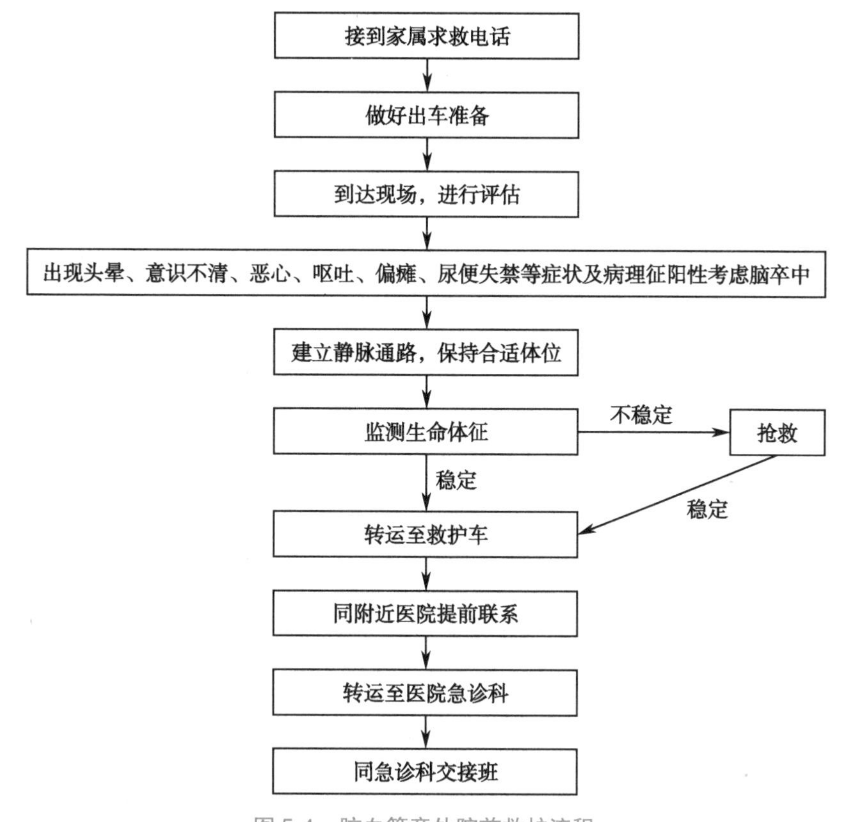


图5-4　脑血管意外院前救护流程

**本节小结**

1. 根据病因和临床症状可将脑血管意外分为两类，即缺血性脑血管意外和出血性脑血管意外，缺血性脑血管意外又包括短暂性脑缺血发作、脑血栓形成和脑栓塞。

2. 脑血管意外的救护措施包括初步评估、给药、吸氧、生命体征和病情监测、对症处理等，其中最首要的是脱水降颅压，同时随时评估和观察病人的生命体征和病情变化，积极对症处理，对病人的预后和转归有着十分重要的作用。

（黄丽红）

目标测试(扫一扫，测一测)

## 练习与思考

一、名词解释

脑血管意外　脑梗死　GCS 评分法　卒中单元

二、简答题

1. 简述脑血管意外分类。

2. GCS 评分法包含几方面内容？分值代表什么意思？

三、案例分析

刘奶奶，75 岁，从早晨起就发现右腿无力，走路时总是偏向右侧，右手也没有力气，拿东西很困难，说话缓慢，不流利，但能够理解他人讲话的意思。拨打 120，医务人员到达现场，行体格检查：P 100 次 / 分，R 20 次 / 分，BP 168/100mmHg。刘奶奶长期服用降压药 30 年。

请问：1. 病人出现什么情况？属于哪一类型？

2. 作为急诊护士，应采取怎样的救护措施？

# 第三节　创伤院前救护

**导入案例与思考**

王琳，女性，21 岁，大三学生，在阳台晾衣服，因没有护栏保护不慎从三楼坠落。昏迷后意识清醒，呼吸困难，面色苍白，全身多处擦伤，头部、上肢有多处开放性伤口，右下肢肿胀畸形。同学拨打 120 求救，请备好急救物品，协同其他医护人员赶赴现场对该同学进行急救处理，并将其安全转运至医院急诊科。

**请思考**

1. 应如何快速评估伤情？
2. 严重创伤有哪些临床特征？
3. 现场骨折固定应注意哪些问题？

随着城市建设和交通的高速发展，严重创伤已成为外科领域里的突出问题。其中，即刻死亡者(数秒～数分)占 50%，早期死亡者(2～3 小时)占 30%。及时有效的院前急救对于维持病人的生命、防止再损伤、提高抢救存活率、减少伤残和死亡率均具有极其重要的意义。

创伤的院前救护(PPT)

## 一、概述

### (一) 相关概念

1. 创伤(trauma)　创伤是在各种致伤因素作用下造成的人体组织损伤和功能障碍。创伤轻者造成体表损伤，引起疼痛或出血，重者导致功能障碍、伤残，甚至死亡。对创伤进行分类可准确了解创伤的部位、性质和严重程度，以便对伤员做出正确的判断和有效的救治。

考点提示：多发伤与其他创伤概念的比较

2. 多发伤（multiple injury） 多发伤是指同一致伤因子引起的两处或两处以上的解剖部位和脏器受到严重创伤，即使这些创伤单独存在，也属于较严重者。

3. 复合伤（combined injury） 复合伤是指两种以上的致伤因素同时或相继作用于人体所造成的损伤，如烧伤合并冲击伤。

4. 多处伤（multiple wounds） 多处伤是指同一部位或脏器有两处以上的损伤，如小肠多处穿孔。

5. 联合伤（joint injury） 联合伤是指创伤造成膈肌破裂，既有胸部伤又有腹部伤，又称胸腹联合伤。

6. 挤压综合征（crush syndrome） 挤压综合征是指人体四肢或躯干等肌肉丰富的部位遭受重物（如石块、土方等）长时间的挤压，在挤压解除后出现身体一系列的病理生理改变。临床上主要表现为以肢体肿胀、肌红蛋白尿、高血钾为特点的急性肾功能衰竭，如不及时处理，后果常较为严重，甚至导致伤员死亡。

### （二）创伤分类

1. 按损伤类型 可分为开放性创伤、闭合性创伤。

2. 按致伤部位 可分为颅脑伤、颌面颈部伤、胸部伤、腹部伤、脊柱脊髓伤、四肢伤、多发伤等。

3. 按致伤因素 可分为冷武器伤、火器伤、烧伤、冻伤、冲击伤、化学伤、放射性损伤、复合伤等，

4. 按伤情 可分为：①轻伤，主要是局部软组织伤。②中等伤，主要是广泛软组织伤、上下肢开放性骨折、肢体挤压伤、创伤性截肢及一般的腹腔器官伤。③重伤，是指危及生命或治愈后有严重残疾者。

### （三）我国创伤流行病学的特点

国内创伤的前三位高发因素分别是交通事故、故意伤害和工业事故。某些特殊人群的致伤因素又不同，如儿童的主要致伤因素是摔倒，其次是交通事故，烧伤居第三位，而老年人主要是摔倒。创伤的高危人群以男性居多，损伤部位以四肢、头部最多见。

我国创伤流行病学特点（扫一扫，会多一点）

### （四）严重创伤的判别及临床特征

1. 需紧急处理的严重伤 严重创伤是指有生命危险，需紧急救命处理的伤情。需紧急处理的严重伤伤情是：①收缩压<90mmHg，脉搏>120 次 / 分和呼吸>30 次 / 分或<12 次 / 分。②头颈胸腹或腹股沟部位穿透伤。③意识丧失或意识不清。④腕或踝以上的创伤性断肢。⑤连枷胸。⑥两处以上的长骨骨折。⑦ 3 米以上高空坠落伤。

2. 严重创伤的临床特征

（1）伤情重、休克发生率高：严重创伤因损伤范围大、失血量大，休克发生率高且多为中、重度休克，有时低血容量休克还与心源性休克（由胸部外伤、心包填塞、心肌挫伤、创伤性心肌梗死所致）并存。不同程度的休克临床表现如表 5-3。

表 5-3 休克程度的判断

| 临床表现 | 轻度休克 | 中度休克 | 重度休克 |
|---|---|---|---|
| 意 识 | 清晰，精神紧张 | 表情淡漠 | 意识模糊，甚至昏迷 |
| 口 渴 | 口渴 | 口渴 | 很口渴 |
| 皮肤色泽 | 开始苍白 | 苍白 | 显著苍白，肢端青紫 |
| 皮肤温度 | 正常，发凉 | 发冷 | 冰冷 |
| 脉 搏 | <100 次 / 分 | 100～120 次 / 分 | >120 次 / 分，快而减弱或数不清 |
| 血 压 | 正常或稍低 | 平均动脉压下降，收缩压（70～90mmHg） | 平均动脉压<50mmHg，收缩压<70mmHg |
| 尿 量 | 正常 | 尿少 | 尿少或无尿 |
| 周围循环 | 正常 | 毛细血管充盈迟缓 | 毛细血管充盈非常迟缓 |
| 失血量 | <800ml | 800～1600ml | >1600ml |

（2）严重的低氧血症：早期低氧血症可高达 90%，尤其是颅脑损伤、胸部损伤伴有休克和昏迷者。

> 考点提示：不同程度休克的判断标准

（3）容易误诊或漏诊：因多数情况下闭合伤和开放伤同时存在，明显外伤和隐蔽外伤同时存在，加之多数伤员不能诉说病情，若医生护士缺乏经验，极易发生漏诊。

> 考点提示：哪些情况属于严重创伤？严重创伤的临床特征

（4）病情变化快：由于休克、严重低氧血症，诊断不明确，加上失血多、体液丢失多，病人常常很快出现多器官功能不全或衰竭，所以早期死亡率明显增加。

### （五）常用的创伤评分方法

创伤评分是以量化标准来判定伤员损伤的严重程度，以指导创伤救治，预测创伤结局及评估救治质量。国外最初在 20 世纪 50 年代创立了创伤评分系统，近 30 年来已成创伤研究的重要课题，主要分为院前和院内评分法以及适用于特定专科的评分法（如颅脑损伤时的 GCS 评分）。

（1）院前评分：院前评分用以指导现场抢救、检伤与急救治疗。常用的有创伤指数（trauma Index TI）、TS、CRAMS 评分法等（详见第三章）。

（2）院内评分：院内评分用以指导治疗、预测结局和评估救治质量。常用的有简明创伤分级（abbreviated injury scale，AIS）、ISS 等。院内评分是指病人到达医院后根据损伤类型及其严重程度对伤情进行的定量评估的方法。AIS、ISS 为当前国际通用院内创伤评分方法，均按组织器官解剖损伤程度进行评分，需依据手术或影像学诊断，优点为有解剖学依据，适于院内评分，但早期和手术前难以评分，院前急救不宜采用。

### （六）创伤院前急救的主要工作原则

创伤作为突发事件，现场救护情况错综复杂，尤其是同时有多人受伤，多发严重创伤时，现场救护更需要快速、有效、有条不紊地进行。救护人员应遵循以下原则。

1．注意安全，做好防护　在创伤救援现场环境复杂，医护人员要做好个人防护措施，常用的防护用具有手套、鞋、反光背心、手电、头盔等。

2．全面检查，防止遗漏　树立整体意识，在注意保护自身和病人安全的同时应重点、全面了解伤情，避免遗漏。群体损伤事件应先检伤分类，再按轻重缓急进行救治。

3．先救命后治伤　重点判断是否有呼吸、心跳，首先进行心肺复苏。

4. 快速、有效止血，防休克　正确应用不同的止血法对伤口进行有效的止血，保持血液循环稳定。

5. 包扎、固定顺序有先后　优先包扎头部、胸部、腹部伤口以保护心脏，然后包扎四肢伤口；先固定颈部，再固定四肢。

6. 防止二次损伤　操作迅速、平稳，防止损伤加重。

考点提示：创伤院前急救的主要工作原则

### （七）创伤院前急救的任务

1. 立即脱离危险环境　立即去除可继续造成病人伤害的因素，并做好个人防护。如有多人受伤，应迅速了解受伤人数、受伤机制以及是否需要增援。

2. 快速进行创伤初级评估　用少于 2 分钟的时间进行全面检查和评估，如遇到现场环境不安全、气道梗阻及心跳骤停必需停止检查，立即就地进行有效的心肺复苏。

3. 其他现场处理　包括压迫止血，伤口包扎，骨折固定，封闭开放性气胸，及时排气减压，正确保存断离肢体，神经系统损伤和功能评估，内脏损伤判断等。

4. 分类检送，安全转运　根据病人病情及受伤程度及时、安全的将病人转运至就近医院进行进一步救治。

5. 加强途中监护及记录　转运过程中严密观察病人病情变化，必要时再次进行 ABCDE 的评估，并与医院及时联系，做好接诊准备。记录及时、完整、真实，以便病情交接及医疗安全的需要。

考点提示：现场急救五大技术：通气、止血、包扎、固定、转运

## 二、案例救护

### （一）案例分析与思考

1. 病史　病人高处坠落，可能发生严重创伤，需迅速判断有无威胁生命的因素。

2. 症状与体征　病人昏迷后意识清醒、呼吸困难、面色苍白，提示病情危急，需检查气道是否通畅，有无颅脑及脊柱损伤，有无休克。

3. 整体印象　头部、上肢有多处开放性伤口，应检查有无大动脉损伤，判断出血的速度和量，及时采取有效的止血措施，防止休克。对开放性伤口进行正确的包扎。

4. 思考　右下肢肿胀畸形，考虑为骨折，对骨折部位进行正确的固定，以减轻疼痛，减少继发性损伤，利于搬运。

### （二）救护要点

1. 120 接警　接听求救电话时，应问清受伤人数、伤员及现场状况、所在位置、联系方式，并告知目击者不要随意搬动伤员，若伤者意识清晰，应守在身旁给予安慰与鼓励，并与急救人员保持通信畅通。

沟通提示：稳定报警者情绪，问具有指向性问题，确认报警者提供的信息，对于坠落伤、车祸伤者要嘱咐不可随意搬动伤者

2. 出诊前的准备　通知医务人员、司机、担架员出诊。护士快速检查物品设备，携带出车单出诊（参见附录 5）。应准备的用物包括外科常规出诊箱、常规急救药物、气管插管设备、便携式氧疗设备、便携式吸痰设备、监护仪、便携式呼吸机、夹板、颈托、保护带、铲式担架或脊柱板。

3. 出诊途中　应与报警者联系，进一步了解病情，护理人员则在途中再次核查急救物品、药品和仪器。

4. 现场的救护

（1）环境评估：伤者坠落于学校宿舍楼旁，无高空坠物的危险，也无车辆通行，救护车到达时有同学守护在旁，环境安全。

（2）伤情评估

1）询问病史，快速查看：简单询问受伤史，快速查看伤者面色、呼吸、瞳孔、血压、伤口情况，判断有无威胁生命的致病伤。注意三种可迅速致死而可逆的状态：①通气障碍，以呼吸道梗阻最常见。②循环障碍，包括低血容量休克、心脏停搏及心泵衰竭。③未控制的大出血，病人意识清楚，双侧瞳孔等大等圆，对光反应灵敏。病人右前臂伤口有大量鲜血涌出，颈动脉搏动可触及。病人出现创伤性休克，迅速止血并给予抗休克治疗。

考点提示：三种可迅速致死而可逆的状态

2）应用ABCs（详见第三章）进行全身检查评估（图5-5）。

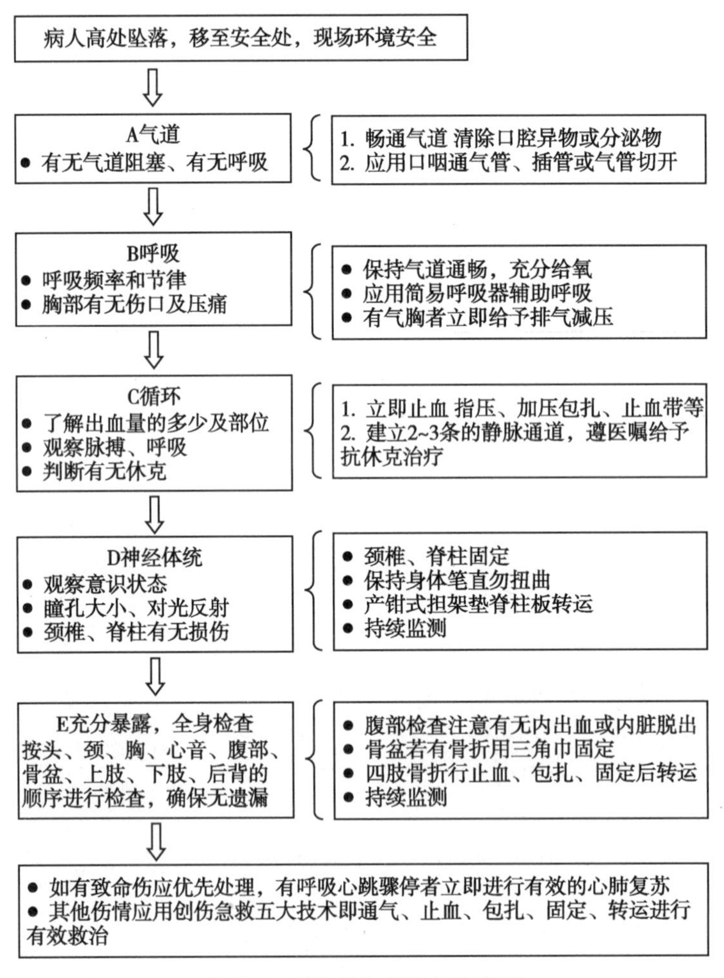


图5-5 创伤的初级评估流程图

（3）现场处理

1）抗休克治疗：当病人出现创伤性休克时，需要立即进行创伤休克的现场救护：①置

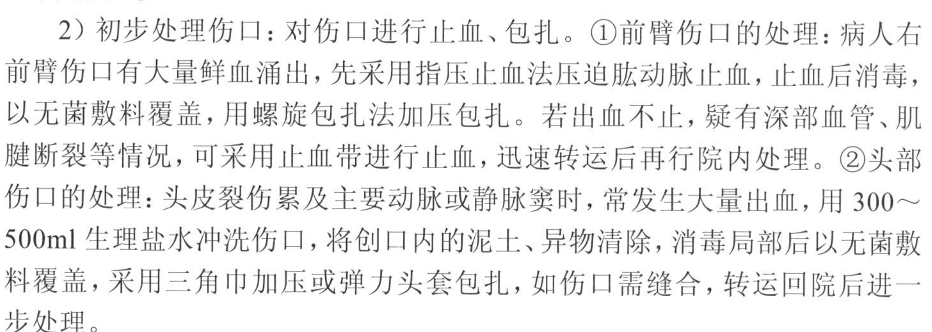

病人于休克体位，保暖，持续吸氧。②迅速建立 2～3 条大静脉通道，遵医嘱用药，抗休克治疗。③迅速有效止血。④监测生命体征变化。⑤快速转运至医院，途中加强监护。

创伤的初级评估（微课）

2）初步处理伤口：对伤口进行止血、包扎。①前臂伤口的处理：病人右前臂伤口有大量鲜血涌出，先采用指压止血法压迫肱动脉止血，止血后消毒，以无菌敷料覆盖，用螺旋包扎法加压包扎。若出血不止，疑有深部血管、肌腱断裂等情况，可采用止血带进行止血，迅速转运后再行院内处理。②头部伤口的处理：头皮裂伤累及主要动脉或静脉窦时，常发生大量出血，用 300～500ml 生理盐水冲洗伤口，将创口内的泥土、异物清除，消毒局部后以无菌敷料覆盖，采用三角巾加压或弹力头套包扎，如伤口需缝合，转运回院后进一步处理。

急性创伤诊治流程（扫一扫，会多一点）

3）骨折处的处理：根据骨折伤情，采取临时固定措施。对伤情行进一步检查并做出判断，若伤者骨盆翼挤压痛，提示骨盆骨折，用三角巾进行初步固定。右侧下肢疼痛、肿胀变形明显、伤肢长度明显短于左下肢，应考虑右下肢骨折，用三角巾固定骨盆后，再用长夹板固定右下肢，使伤者平卧于硬质担架或脊柱板上。若条件允许，可使用抗休克裤（图 5-6、图 5-7），既促进了休克的复苏，又对骨盆及下肢骨折起到了良好的固定和止痛作用。

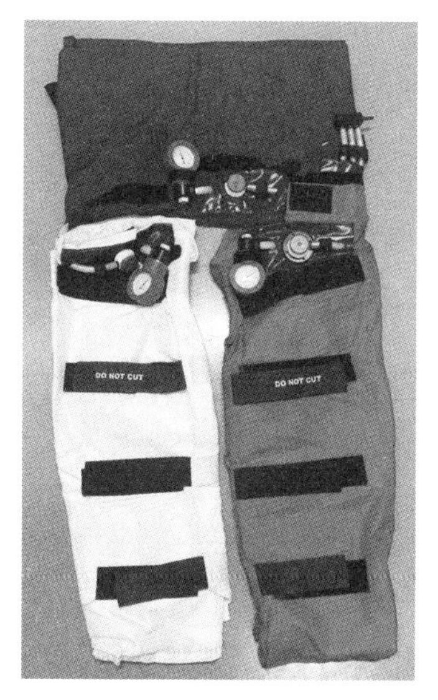

图 5-6　抗休克裤

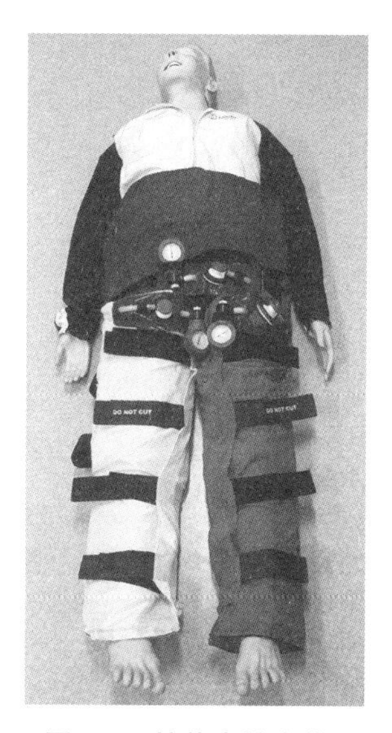
图 5-7　抗休克裤穿戴

（4）搬运：根据该病人的伤情，应首选铲式担架进行搬运，若无铲式担架，应选择硬质担架采用多人搬运法，注意移动伤者时动作的一致性，不可扭躯体，切忌拖、拉、推。

（5）转运：经院前救治，伤者符合以下条件时可进行转运：①伤者已转移至担架，并用保护带固定稳妥。②卧位安全、舒适，伤者情绪稳定，无躁动。③伤者气道通畅，无呼吸梗阻、窒息等并发症。④静脉通路通畅，液体复苏有效，休克症状缓解。⑤伤口止血良好，骨折已初步固定。

（6）途中监护：途中密切观察生命体征变化及伤口情况，如出现危及生命的情况，应及时抢救，保证转运安全。

考点提示：病人可以转运的条件

1）解释及签字：若有家属，在转运之前做好解释工作，交待途中可能出现的危险及并发症，并让家属在院前急救病情告知书（参见附录6）上签字。

2）监测与记录：全程使用多功能监护仪，监测病人心率、血压、呼吸和血氧饱合度的变化，观察意识、瞳孔、面色、脉搏、肢端循环情况，发现病情变化及时处理并记录，必要时留置尿管，评估休克情况。

3）管路护理：途中加强生命支持性措施，如静脉通道、吸氧、吸痰、气管插管、心肺复苏等措施，注意管道的通畅，防止脱出、移位、受压和阻塞。

4）与院内救护人员的联系：与院内医务人员保持联系，告知病人情况。需要紧急手术的伤者，迅速做好各项术前准备工作，到达医院后立即送手术室。

5）交接工作：到达医院后要做好交接班工作，包括病人的病情、生命体征、急救措施、用药情况等，及时填写院前急救病历（参见附录7）。

（7）交接病人及后续工作：病人交接完成后，应进一步完善的工作包括：①完善相关登记，将出车单回执于急救站。②清理急救箱，将带回的药品安瓿与医生再次核对后，进行补充。③消耗的一次性物品按基数补齐。④按《医院内感染管理》办法，将使用过的器械用消毒剂擦拭或浸泡消毒，仪器进行清洁、消毒，保养充电备用，医疗垃圾分类处理。⑤整理消毒救护车，保证院前急救用物齐全、完好备用。⑥对典型病例及时回顾与讨论，特殊情况执行上报制度。

### （三）注意事项

1. 接警时正确指导　对于创伤病人的接警，应嘱咐伤者身旁的人不随意搬动病人。

2. 及时止血　开放性伤口应迅速检查，如有大动脉出血要及时止血抗休克。

3. 保护脊柱　高处坠落要认真检查有无脊柱损伤，并注意正确的搬运方法。

4. 正确搬运病人　担架上车时，病人头在前，脚在后，并固定牢靠，以使病人感到舒适为宜，若伤者昏迷，呕吐病人应头偏向一侧，保持呼吸道通畅。

5. 全面检查，防止遗漏　全身检查有序，以免遗漏，注意有无内出血。

6. 加强途中监护　转运途中继续评估、监测病人生命体征变化，检查加压包扎伤口止血效果及末梢血液循环，及时调整救治方案。

7. 及时沟通，做好急诊准备　加强与医院沟通，做好院内接诊准备。

8. 记录及时、准确　及时完善各类文书书写，做好病人交接。现场救护要注意保存记录包括一般情况、病情（受伤地点、机制、性质、部位、程度等）、抢救治疗经过、病情变化。到达指定医院后，应向交接人员认真交待伤病员情况，包括口头介绍及转交所有病历资料，交接双方应在病历或记录表格上签字，以示负责。

9. 医疗废物处理　分类收集，无害化处理。

10. 急救车用物清理　及时检查清点急救车上所用药品及其他各项用物，及时补充，确保急救车处于随时可出诊状态。

## 三、创伤院前救护流程(图 5-8)

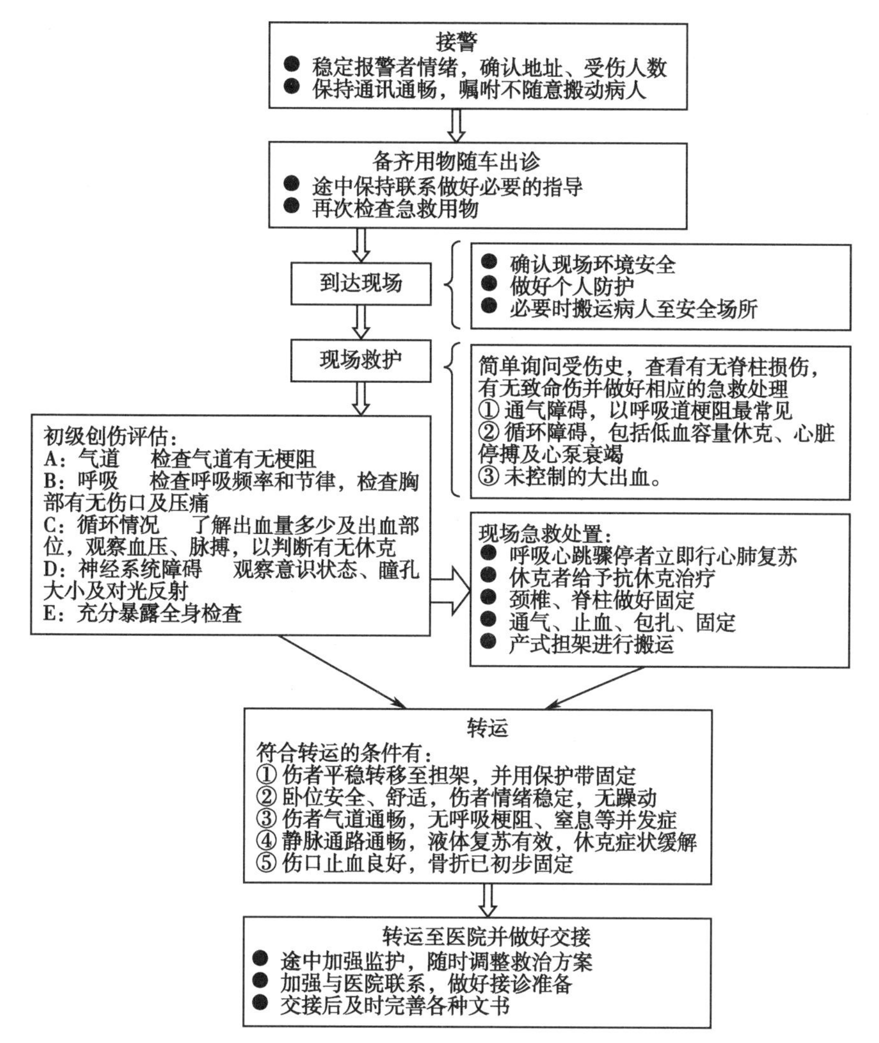


图 5-8 创伤院前救护流程

**本节小结**

1. 创伤可根据受伤的类型、致伤的部位、受伤的因素以及伤情进行分类。

2. 创伤评分方法有多种，AIS、ISS 为目前国际通用的院内创伤评分法。

3. 创伤的初级评估包括：A，气道；B，呼吸；C，循环；D，神经系统检查；E，全身评估。

4. 创伤的救护流程如下：接警，检查准备用物，现场环境评估，简要了解受伤史，初级创伤评估，对病人进行现场救护，安全转运病人，交接病人。

5. 转运病人前应确保病人符合转运条件：无威胁生命的因素，各伤情已做好了初步处理；在转运过程中要随时监测病情变化，做好交接、完善各种医疗文书书写，以示负责并能有效地规避法律风险。

（徐凤英）

目标检测（扫一扫，测一测）

## 练习与思考

一、名词解释

创伤　多发伤　挤压伤

二、简答题

1. 简述初级创伤评估的流程。
2. 简述骨折固定的注意事项。
3. 简述创伤救护的原则。

三、案例救护

李先生带 8 岁的儿子回老家探亲，不慎发生车祸，在山道转弯处冲出护栏翻倒在斜坡上。李先生因系着安全带以及安全气囊的保护，只受了轻伤，儿子坐后排未系安全带，在车内发生严重碰撞，当场昏迷不醒，鼻腔、耳内有血性液体流出，颈部过度扭曲，全身多处擦伤，右前臂及左下肢肿胀畸形，右下肢有开放性伤口。

请问：1. 病人出现了什么情况？属于哪一种类型？

2. 现场评估应遵循怎样的顺序？

3. 现场应做哪些必要的处理？

# 第四节　淹溺救护

**导入案例与思考**

唐同学，在池塘边玩耍时不慎淹溺，无既往史，被打捞出水面时无呼吸，口唇发绀，呼之不应，打捞者立即拨打 120，在 120 接线员指导下，施救者为其实施了清理口鼻腔分泌物、人工呼吸等急救措施，4 分钟后，120 急救人员到达现场，现场检查：淹溺者无自主呼吸，无大动脉搏动，瞳孔散大，对光反射消失。

**请思考**

1. 如果你是 120 接线员，应如何指导为淹溺者进行初步处理？
2. 淹溺者的病情观察要点是什么？
3. 对于淹溺者，应该先人工呼吸还是先胸外心脏按压？为什么？

淹溺是全世界重要的公共卫生问题之一，据 WTO 资料显示，2000 年全球发生淹溺约 449 000 例，其发生率约为 7.4/10 万。淹溺还是 15 岁以下人群的首要死因。因此，对淹溺的防治应该提起重视，及时准确的病情评估和有效的急救护理措施对于减少淹溺的死亡率有着极其重要的意义。

淹溺的救护（PPT）

## 一、概述

### （一）概念

淹溺（drowning），是一种淹没或沉浸在液性介质中并导致呼吸损伤的过程，由于淹溺者气道入口在液体与空气界面之下，因而无法呼吸空气（窒息），引起机体缺氧和二氧化碳潴留。

### （二）原发病因

考点提示：淹溺的概念

淹溺常见于缺乏游泳能力的意外落水者，游泳时发生肢体抽搐或肢体被水草缠绕造成浮力下降者，在浅水区跳水头部撞击硬物者，入水前饮酒过量或使用镇静药物，潜水意外造成淹溺；也可见于在水下运动中突发癫痫、脑血管意外、心律失常、低血糖发作引起意识丧失或是极度疲劳、投水自杀等。

### （三）淹溺的发病机制和分类

1. 发病机制　人淹没于水中，本能地引起反应性屏气（<1 分钟），避免水进入呼吸道。由于缺氧，不能坚持屏气而被迫深呼吸，从而使大量水进入呼吸道和肺泡，阻滞气体交换，引起全身缺氧和二氧化碳潴留，造成呼吸性酸中毒。因此，缺氧是淹溺的主要后果，脑缺氧程度决定了淹溺者的预后。

考点提示：淹溺的发病机制

2. 分类　不同类型的淹溺有不同的特征，掌握这些特征对淹溺者的救援及淹溺的预防都是至关重要的。

（1）根据水是否进入淹溺者呼吸道可分为：

1）干性淹溺：因喉痉挛所致，无或很少液体吸入肺内。虽然水无法进入呼吸道，但空气亦无法流通，故仍能造成淹溺者缺氧，严重时心脏停搏死亡。此外，当喉头痉挛时，心脏可反射性地停搏。干性淹溺占全部淹溺的 10%～20%。

2）湿性淹溺：人的头面部淹没于水中后，首先本能地反射性屏气，以避免水进入呼吸道。但数十秒钟后由于缺氧，淹溺者就不能坚持屏气而被迫开始在水中呼吸，从而使大量水进入呼吸道和肺泡，阻碍了气体交换，导致氧气无法进入同时二氧化碳无法排出，从而危及生命。湿性淹溺大致占全部淹溺的 80%～90%。

（2）根据水的性质进行分类可分为：

1）高渗淹溺：也称海水淹溺，是指在海洋中发生的淹溺。由于海水含有大量的盐分及矿物质，主要成分是 3.5% 氯化钠、大量钙盐和镁盐。海水对呼吸道和肺泡有化学性刺激作用，肺泡上皮细胞和毛细血管内皮细胞受海水损伤后，大量的蛋白质和水分向肺泡腔和肺泡间质渗出，引起肺水肿。高钙血症可引起心动过缓和各种传导阻滞，甚至心脏停搏。高镁血症可抑制中枢神经和周围神经功能，使血管扩张，血压下降。

2）低渗淹溺：也称淡水淹溺，是指在江、河、池塘、游泳池等处发生的淹溺。由于淡水是低渗的，而人的体液相对来说属于高渗，此时存在于淹溺者肺和支气管内的水分将迅速向血液循环内转移，从而稀释了血液，导致低钠、低氯、低蛋白血症。继而红细胞被破坏，发生溶血，引起高钾血症，甚至心脏停搏。

### （四）淹溺的预后

考点提示：淹溺的分类

决定淹溺预后的因素主要取决于缺氧的严重程度和持续时间以及初级评估的严重程度。预后积极的因素包括：①瞳孔对光反应存在；②淹溺者深部体温低于 35℃甚至 33℃；③水温低于 10℃；④淹溺时间<10 分钟；⑤肺部无吸入；⑥心肺复苏后能迅速恢复呼吸、心跳；⑦动脉血气 pH>7.10；⑧血糖<11.2mmol/L；⑨格拉斯

哥评分>6分。这些因素应该综合考虑，其中淹溺的持续时间为影响预后的主要因素。

## 二、淹溺救护方法

### （一）进行初级评估

淹溺的预后与是否能够得到及时有效的救治有着密切关系。因此，急救人员到达现场后应尽快将淹溺者从水中救出，在开放气道的同时迅速准确地给予淹溺者实施初级评估。初级评估一定要迅速而准确，不能因此耽误了抢救的时机。

> 沟通提示：询问周围群众病人的淹溺原因，尽可能了解其有无既往史

1. 淹溺者环境的评估　淹溺发生的时间及淹溺持续时间、水的性质、水温的估计。

2. 初步处理的评估　包括急救人员赶到时周围群众已实施的手法和开始施救的时间。

3. 生命体征的评估　淹溺者有无意识，有无呼吸及呼吸异常，口咽部有无泥草、义齿等异物堵塞，有无大动脉搏动，皮肤的色泽、温度。

4. 外伤的评估　查找脑、颈椎、脊椎有无损伤。

5. 神经系统的评估　进行GCS评分，评估有无缺损性神经系统症状，有无抽搐、肌张力增加。

> 沟通提示：安抚病人情绪，使其配合抢救

6. 再次评估　现场急救处理后，应再次评估淹溺者呼吸道及胃内潴水情况。

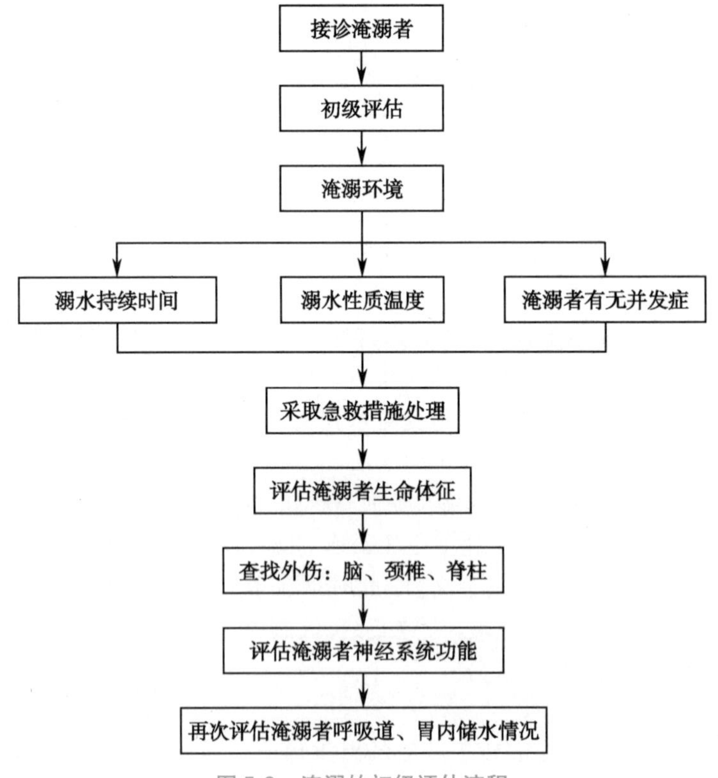


图5-9　淹溺的初级评估流程

### （二）实施现场急救

1. 畅通气道　清除气道异物，保持气道通畅，一旦淹溺者从水中救出，采取头低俯卧位

进行体位引流；迅速清除口鼻内水、泥沙污物及分泌物，保持气道通畅。

淹溺的初级评估（扫一扫，会操作）

2. 实施心肺复苏 对无意识无呼吸的淹溺者立即现场进行心肺复苏，气管内插管和吸氧。

3. 再次评估 当淹溺者自主呼吸、心跳恢复及解除危及生命的因素后，再次查看淹溺者有无颈椎、脊髓、头部外伤等并发症。

4. 转运

（1）转运前：需再次评估淹溺者，包括气道、循环、体温、体位、监护、静脉通路的畅通、安全、相关并发症（有无颈椎、脊髓损伤）等；并联系医院相应科室做好准备。

考点提示：淹溺的现场救护

（2）转运中：持续监护与生命支持，心脏骤停淹溺者保证胸外按压的质量。

（3）转运后：与院内救护交接，保障后续治疗不会中断、高级生命支持快速有效。交接内容包括病情、抢救措施、淹溺者现场救护使用的药物以及转运全过程中淹溺者情况和抢救方案。

### （三）急诊室救护

淹溺的发展进程很快，若抢救不及时，4～6 分钟可导致呼吸心脏骤停，经现场急救后，应立即转运至医院给予高级生命支持。

沟通提示：向淹溺者及家属讲解淹溺的相关知识，告知其预防淹溺的相关事宜及发生淹溺后如何自救与他救

1. 实施心肺脑复苏 有效改善循环、通气和换气功能，纠正组织缺氧。

2. 进行机械通气 如淹溺者呼吸未恢复或呼吸异常，应立即行机械通气。

3. 除颤 如淹溺者出现室颤，应立即行电除颤。

4. 建立静脉通道 遵医嘱补充血容量，维持水、电解质和酸碱平衡。淡水淹溺时，因血液稀释，应适当限制输入液体量，并适当补充氯化钠、血浆和白蛋白；海水淹溺时，由于大量液体渗入肺部组织，血容量偏低，需及时补充液体，可用葡萄糖、低分子右旋糖酐、血浆，严格控制氯化钠溶液，补液时注意控制补液速度，注意纠正高钾血症及酸中毒。

5. 遵医嘱防治颅内高压和脑水肿 淹溺者昏迷或心跳呼吸停止者，一般均有颅内高压，可使用 20% 甘露醇 125～250ml 快速静滴，或静脉注射利尿及激素类药物，给予白蛋白静滴，这样不仅具有脱水防治脑水肿的作用，而且也有预防性治疗淹溺中常出现的肺水肿的作用。给予脑低温治疗，头部采用冰帽或冰枕，体表降温可采用大血管处放置冰袋，或垫冰毯，冬眠药物有助于降温及防止物理降温进程中的寒战反应。

6. 遵医嘱积极防治肺水肿 早期、短程、足量应用糖皮质激素可防治淹溺后发生的炎性反应、急性肺损伤及急性呼吸窘迫综合征。

7. 遵医嘱镇静、止惊 当淹溺者出现阵发性抽搐时，不仅增加耗氧量，更重要的是由于抽搐发作可影响复苏过程中呼吸功能的恢复，加重中枢神经系统的缺氧性损害。

8. 遵医嘱防治低体温 深部体温（直肠温度）低于 35℃为低温，当温度在 35℃以下时，可引起机体一系列的功能改变，如心血管系统先是血管收缩、血压升高和心率加快，当温度低于 28℃时可出现心室颤动、心跳停止。因此，若体温高于 32℃，首选通过包裹衣物、被子进行外界被动复温；若体温在 28～32℃，可选择外界主动复温。

9. 监测生命体征 密切观察病情变化，监测病人的尿量、颜色、性质，积极防治急性肾

功能不全等。

## 三、案例救护

### （一）案例分析与思考

1. 高危人群 “患儿，女，8 岁，在自家后院池塘玩水淹溺，随被邻居发现，立即从水中救起”；不会游泳且无人看管的儿童和青少年玩水是淹溺者的高危人群。

2. 症状与体征 体温 36.0℃，脉搏 130 次 / 分，呼吸 24 次 / 分，血压 70/50mmHg，呼吸表浅，剧烈咳嗽，咳粉红色泡沫样痰，烦躁不安，四肢厥冷，无头、颈及脊柱损伤。

3. 临床表现 对于淹溺者，需注意观察的临床表现有下面几点：

（1）一般表现：面部有无青紫肿胀，眼结膜有无充血，有无四肢厥冷、寒战。

（2）呼吸系统：有无呼吸浅快不规则，剧烈咳嗽、胸痛，咳粉红色泡沫样痰，双肺湿啰音，肺部叩诊浊音。

（3）循环系统：脉细数或不能触及，心律不齐，心音低钝或血压不稳定，心衰，室颤。

（4）神经系统：烦躁或昏迷。

（5）消化系统：腹饱胀胃扩张，海水淹溺者口渴明显。

（6）泌尿系统：尿液浑浊呈橘红色，可出现少尿或无尿，严重者肾功能不全。

（7）运动系统：少数淹溺者合并头部、颈椎、腰椎损伤或骨折。该淹溺者呼吸、循环、神经系统均有异常改变。

### （二）救护要点

1. 实施紧急救护措施 进行初级评估，畅通气道，实施 CPR。

2. 保暖 去除冷湿衣物，注意保暖，头偏向一侧，抬高上身。

3. 纠正缺氧 如有肺水肿时，氧流量控制在 5～6 升 / 分，湿化瓶内加入 20%～30% 乙醇，呼吸困难时可进行气管插管，机械通气。

4. 观察病情与监测生命体征 心电监护、监测血压（必要时应作无创性动态血压监测）、脉搏、呼吸、意识、尿量及心、肾功能变化，观察瞳孔大小及双侧是否对称，观察有无咳痰以及痰液的颜色，并做好记录。

5. 建立静脉通路 严格准确执行医嘱，正确控制输液滴数，对淡水淹溺者应从小剂量、低浓度开始，避免短时间内大量液体输入而加重血液稀释程度。应用利尿剂、脱水剂时，密切观察血压、脉搏、意识、呼吸、尿量等病情变化。对海水淹溺者出现血液浓缩症状，应及时保证 5% 葡萄糖及血浆输入，切忌输入生理盐水。

6. 转运与交接 实施现场救护后准备将淹溺者转运至院内，联系医院相应科室做好准备。途中持续监护与生命支持，注意观察有无并发症。到达医院与院内救护交接，保障后续治疗不会中断。

> **沟通提示：**注意引导自杀倾向淹溺者积极向上的人生观，尊重其隐私权，安排家人陪伴

### （三）注意事项

1. 现场救护十分重要 溺水救治成功的关键在于现场急救是否得当，只送不救往往贻误抢救时机。当淹溺者心跳停止，应立即给予心肺复苏。必要时可电除颤及气管插管。淹溺者神经系统恢复情况取决于复苏手法的及时性和有效性。

2. 及时通气和供氧 缺氧是淹溺后的最主要的病理生理改变，紧急治疗是尽快对淹溺者进行通气和供氧。

3. 根据淹溺类型进行救护　了解淹溺的性质十分重要，不同类型的淹溺有不同的特征，了解这些特征对淹溺者的救援及淹溺的预防都是至关重要的。补液时应严格按照医嘱，给予不同的溶液、溶剂进行补液，最好在中心静脉压监测下调整输液速度，防止肺水肿发生。

4. 注意评估可能的损伤　评估是否存在淹溺相关的损伤并给与相应的处理，尤其是头部、颈椎和脊柱的损伤应及时排除。

5. 其他　粪便和污水淹溺者，除有淹溺者的共同病理生理反应外，可附加有腐生物和化学物的刺激与中毒，应采取相应的救治措施。另外，迟发性肺水肿是医院救治中常见死亡原因，应积极进行救治。

## 四、淹溺救护流程（图5-10）

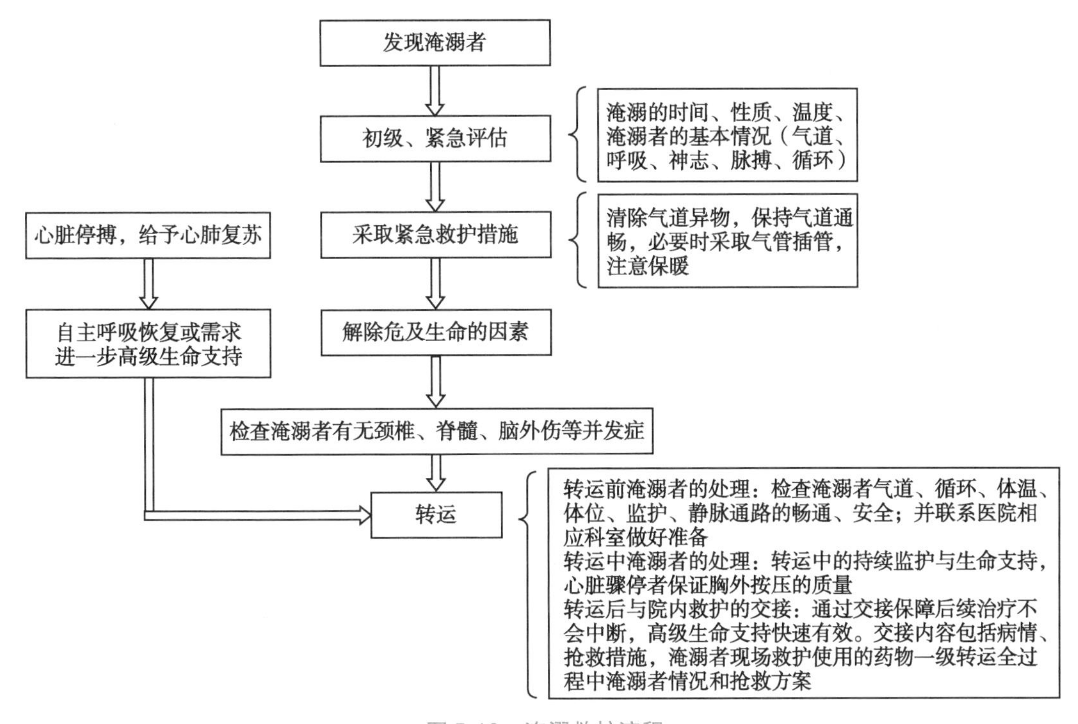


图5-10　淹溺救护流程

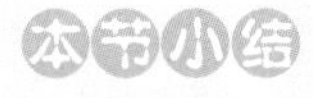
淹溺的抢救流程（扫一扫，会多一点）

（徐　雯）

**本节小结**

1. 日常生活中发生淹溺的情况比较多见，对淹溺的处理首先必须是预防，预防措施在于宣传和教育。

2. 一旦发生淹溺，救护中应首先注意的问题是畅通气道，立即清除淹溺者口、鼻中的杂草、淤泥，保持呼吸道通畅。如发生心跳骤停，应立即实施心肺复苏。

3. 淹溺者的初级评估应迅速而准确，考量的因素涉及淹溺发生的时间及淹溺持续时间、水的性质、水温等，这些因素决定淹溺救治的预后。

4. 在急诊室救护中应积极改善缺氧和气体交换，维持水和电解质平衡。

5. 淹溺多是突然发生，应查找脑、颈椎、脊椎有无损伤。积极处理并发症。

目标测试（扫一扫，测一测）

## 练习与思考

一、名词解释

淹溺　干性淹溺

二、简答题

1. 淹溺的预后受哪些因素影响？

2. 简述淹溺者的现场抢救措施。

3. 简述淹溺者初级评估流程。

三、案例救护

张女士，女，30 岁，30 分钟前被人从海水浴场救出，被救出后头痛、口渴、激烈咳嗽、胸痛、呼吸费力，查体：皮肤发绀，球结膜充血，口鼻充斥泡沫，烦躁不安，伴有寒战，呼吸急促，听诊可闻及肺部湿啰音。若你是急救人员，应做哪些急救处理，为什么？

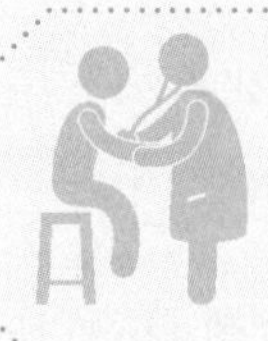

# 第六章　院内急危重症护理

医院急诊科是医院抢救伤病员的前哨，是衔接院前急救、重症监护救治、专科确定性救治的重要环节。院内急危重症护理的主要特点：①具备处置各种急危重症病人的条件。②急救器材和药品配备齐全。③急诊科医护人员配备较齐，技术力量强。④与各专科和医技科室建立了良好的合作关系。⑤有应对突发公共事件的预案和接收群体伤病员的措施和能力。院内急危重症救护的原则：遵循先“救命”后“治病”的原则。即救命第一，先稳定病情再查明病因，赶在“时间窗”内尽快实施目标治疗，注重器官功能，防治多器官功能障碍，通过全身综合分析给予支持治疗。

下面以呼吸心脏骤停、失血性休克、呼吸衰竭等案例学习院内急危重症护理的方法。

## 第一节　呼吸心脏骤停院内救护

**导入案例与思考**

李先生，51岁，因近一天自觉左侧胸痛，呈发作性，无明显诱因下突然晕厥一次，约2分钟后苏醒，苏醒后意识清晰，出冷汗，四肢乏力，自觉左侧肩背部疼痛并放射至手指。体格检查：BP 130/80mmHg，P 81次/分，R 18次/分，心律齐整，未闻及明显杂音，双肺呼吸音清，四肢肌力正常，未引出病理反射。ECG示窦性心律，V1-V6导联ST-T改变，其中V2-V5导联ST段向下压低比较明显，立即收入院治疗，给予吸氧，开放静脉通道，静脉点滴硝酸甘油，心电监护，7分钟后病人胸痛缓解，半小时后心电监护突然显示为室颤，病人表现为阿斯综合征，四肢抽搐，呼吸暂停。

**请思考**

1. 院内与院前基础生命支持的救护要点有什么不同？
2. 高级生命支持救护要点有哪些？
3. 心脏骤停复苏后的后续治疗救护要点有哪些？

呼吸心脏骤停院内救护是在原有基础生命支持的基础上应用特殊仪器及技术，建立有效的呼吸和循环，并快速进入高级生命支持，建立有效的静脉通路，心电监测、心电图识别及治疗心律失常，改善并保持心肺脑功能及治疗原发病。

呼吸心脏骤停院内救护（PPT）

## 一、概述

### （一）相关概念

1. 高级生命支持（advanced life support，ALS） 高级生命支持是指由专业人员应用器械和药物对呼吸心脏骤停病人进行抢救，包括建立静脉通道、呼吸机机械通气、纠正心律失常及药物治疗。

2. 脑死亡（brain death） 脑死亡是脑功能不可逆性丧失。脑死亡诊断标准：不可逆的深度昏迷；无自主呼吸；脑干反射消失；脑电波消失（平坦）。

3. 临床死亡期（clinical period of death ） 是指心跳和呼吸停止，一般在心跳停止5～8分钟内，称临床死亡期。从外表看，人体生命活动已经消失，但组织内微弱的代谢过程仍在进行；脑中枢功能活动不正常，但是尚未进入不可逆转的状态。处于临床死亡期的病员是可能复苏的。若心跳停止超过8分钟，一般情况下病人则进入生物学死亡期。

4. 生物学死亡期（stage of biological death） 是死亡过程的最后阶段。此期整个中枢神经系统和机体各器官的新陈代谢相继终止，出现不可逆变化。此期整个机体已不可能复活。而且随着此期的进展，会相继出现一些尸体现象，如尸冷、尸斑、尸僵、尸体腐烂等。

### （二）高级生命支持的基本环节包括

1. 气管插管、机械通气 对于不能通过简易呼吸器实施满意通气的昏迷病人和气道保护性反射消失的昏迷或心脏骤停病人，通常是行紧急气管插管及机械通气。

2. 心律失常的处理 包括开放静脉通道、心电监测、药物复苏及电复律。

### （三）心脏骤停复苏后的后续治疗

心脏骤停复苏后的后续治疗内容如下：①改善病人的心肺功能和重要脏器的组织灌注。②将院外心脏骤停复苏后的病人转运到具备冠脉介入治疗、神经系统监测治疗、重症监护和低温治疗条件的医院。③明确和治疗呼吸心脏骤停的病因，预防呼吸心脏骤停再次发生。④控制病人的体温，促进神经功能的恢复。⑤血流动力学目标要求，达到氧的供需平衡。⑥识别和治疗急性冠脉综合征。⑦完善机械通气策略，使肺损伤减小。⑧降低多器官损伤的风险，必要时提供气管功能支持。⑨评估病人预后，必要时对复苏成功者进行康复治疗。

### （四）呼吸心脏骤停院内救护工作流程

1. 就地抢救 当门诊、急诊或病房的病人突发呼吸心脏骤停时，就地抢救。

2. 安置病人并除颤 根据现场救治环境，安置病人在抢救床或硬板床上开始心肺复苏（有条件应用心肺复苏机），第一时间准备除颤，同时联系院内专业急救团队。

3. 进行高级生命支持 急救团队到位后进行气道管理，进入高级生命支持。

4. 监护与治疗 开放静脉，遵医嘱用药，持续动态监测心电等情况。

5. 复苏后处理 心脏骤停复苏后的处理，维持血压、低温治疗、血糖监测与处理、严密观察病情等。

6. 转运 病情稳定后院内转运至ICU或普通病房。

## 二、案例救护

### （一）案例分析与思考

1. 高危人群 病人有左侧胸痛，呈发作性，无明显诱因下突然晕厥史，出冷汗、四肢乏力，左侧肩背部疼痛并放射至手指，且有ST-T改变，可能为急性心肌梗死，为呼吸心脏骤停的高危人群。

2. 呼吸心脏骤停表现　心电监护突然显示为室颤，病人表现为阿斯综合征，四肢抽搐，呼吸暂停。

该病人在医院急诊科抢救室发生的呼吸心脏骤停，按院内呼吸心脏骤停抢救。

### （二）救护要点

1. 基础生命支持

（1）判断：病人送急诊抢救室时，心电监护突然显示为室颤，病人表现为四肢抽搐，呼吸暂停。大声呼叫病人，确认意识丧失，判断病人发生院内呼吸心脏骤停。

（2）安置病人与沟通：安置病人于抢救床上，去枕仰卧位，松开衣领及裤带，充分暴露胸部，同时告知家属。

（3）心肺复苏与除颤：立即实施胸外心脏按压，电击除颤，应用心肺复苏机建立有效呼吸、循环。

（4）评价复苏效果：评价复苏效果（详见第五章第一节），进入高级生命支持。

> 沟通提示：与病人家属作简短的说明，告知病人已呼吸心脏停止，将尽全力抢救，请门外等候，谢谢合作

> 考点提示：基础生命支持的救护要点

2. 进入高级生命支持

（1）气管插管

1）气管插管方法：插管前用简易呼吸器通气2～3分钟，100%纯氧，插管时由助手按压环状软骨有助暴露声带，又可防止胃内容物反流，宜在30秒内插入，如需要再次插管，应用简易呼吸器通气30秒，一般插入深度为自牙槽嵴计算起，女性导管插入长度为20～22cm；男性导管插入长度为22～24cm；如系经鼻腔插管，需分别增加2～3cm。

2）确定插管位置：判断插管位置的常用方法：①用简易呼吸器通气，在上腹部听诊及观察胸廓运动。如上腹部听到气过水声，无胸廓运动，此为插入食管；如上腹部无气过水声，吹气时胸廓抬举，听诊双侧胸前及腋中线有呼吸音，可确定插入气管内；如仍有疑问，可用喉镜证实。②二氧化碳波形图的检测，气管插管后，建议连续监测呼出气$CO_2$曲线，以监测和确定气管插管的位置。

（2）机械通气：连接呼吸机进行机械通气，通气开始可先用100%纯氧，潮气量6～7ml/kg，呼吸频率每6秒1次（10次/分钟），自主循环恢复后调整氧浓度至40%～60%，保证动脉血氧饱和度>90%。监测血氧饱和度或做血气检查。

（3）处理心律失常

1）开放静脉：首选外周静脉的肘前静脉或颈外静脉。

2）进行心电监测：根据监测心律，选用适当药物。最常见的心律失常包括室颤/室速、无脉搏电活动（无脉搏室速、电机械分离）和心室停搏。

3）药物选择：心肺复苏常用药物：①胺碘酮的使用，除颤（三次后）和血管加压治疗无反应的室颤/无脉搏室速（VF/pVT）可遵医嘱给予胺碘酮。②利多卡因的使用，若室颤/无脉性室性心动过速（VF/pVT）导致心脏骤停，在出现自主循环恢复后，可遵医嘱立即开始或继续使用利多卡因。③肾上腺素的使用，遵医嘱给予标准剂量1mg，将1mg肾上腺素稀释在生理盐水10ml静脉注射，再继续推注生理盐水20ml，然后抬高上肢30秒。每3～5分钟给1次1mg。若静脉通路不能立即建立，肾上腺素也可经气管给予，剂量2～2.5mg。④β受体阻滞剂的使用，若由室颤/无脉性室性心动过速导致心脏骤停而入院后，可遵医嘱尽早

开始或继续口服或静脉注射 β 受体阻滞剂。⑤碳酸氢钠的使用，对已经存在代谢性酸中毒、高钾血症、三环类抗抑郁药物过量可遵医嘱给予碳酸氢钠。⑥阿托品的使用，可用于窦性心动过缓和房室传导阻滞，但不能用于房室结下阻滞。⑦硫酸镁的使用，出现尖端扭转型室速可遵医嘱给予硫酸镁。

考点提示：高级生命支持的救护要点

3．心脏骤停复苏后的后续治疗　心脏骤停复苏后，该病人自主循环恢复，但不是高级生命支持的终止，需要后续多学科合作治疗。

（1）血压管理：通常有 2 种情况：①在心脏骤停后救治中，如收缩压低于 90mmHg，平均动脉压低于 65mmHg。在心跳恢复后，应及时给血管活性药物，首选去甲肾上腺素。②舒张压可允许高至 120mmHg。

（2）低温治疗：所有在心脏骤停后恢复自主循环的昏迷成年病人都应采用目标温度管理，目标温度选定在 32～36℃之间，并至少维持 24 小时。新的证据表明，目标温度管理结束后，可能会出现发热症状，预防发热是有益的。复温时升温速度为 0.3～0.5℃/ 小时。

降温毯使用方法（图 6-1）：携带用物至床边，将降温毯垫于背部大单下（有温度传感器面向上），上铺中单，戴冰帽，用棉垫包裹病人双耳；连接管口接主机，接通电源，根据医嘱设置预置温度，按工作键，致冷器开始工作；密切观察病人病情，每小时监测记录体温一次；每 2 小时一次检查接触部位皮肤情况。停止使用时，关闭电源，取下传感器。将链接管与主机分离，取下降温毯，安置病人，终末处处理，记录。

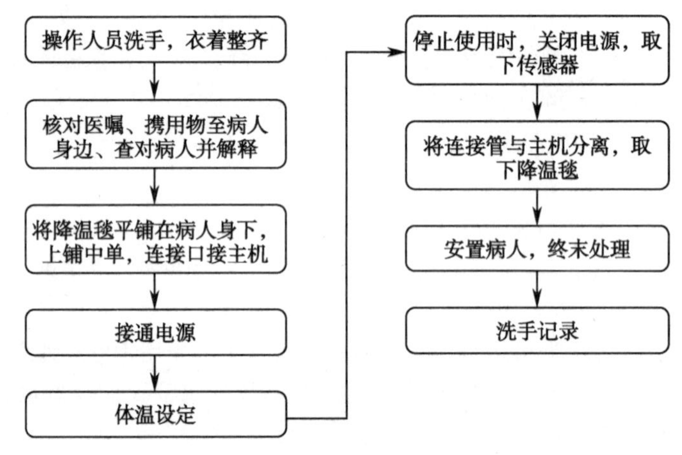


图 6-1　降温毯的使用操作流程

（3）脑缺血损伤后高血糖的处理：胰岛素本身具有神经生长因子样作用，其具有脑保护作用。因此，建议对脑缺血损伤后的高血糖给以胰岛素治疗。

降温毯使用（扫一扫，会多一点）

（4）全脑缺血后癫痫发作的处理：全脑缺血后的癫痫发作能加重脑损伤。癫痫发作可增加脑代谢 300%～400%，恶化心脏骤停后氧释放和需求之间的失衡，从而加重脑损伤。对于癫痫发作，应该给予快速有效治疗。由于意识障碍病人的脑对外界刺激的反应（如体格检查、气道抽吸）可以增加脑代谢。镇静麻醉药和肌松药可以预防氧供和氧需之间的失衡，因而可以改善脑功能。

4．院内转运　病人心跳恢复，血压基本稳定，转 ICU 进一步治疗，电话通知 ICU 准备接受病人。平车转送，途中继续监测血压、脉搏、呼吸，持续心电监测，气管插管连接简易呼吸器或便携式呼吸机，随行携带抢救物品、药品、除颤仪等，医护一起护送病人到病房。

5. 转运交接　与接收科室做好交接班。交接生命体征，各种管道，所用药物，皮肤情况等。接收科室无疑问双方签字后离开。

6. 终末处理　回科室后及时补充所用的药品及物品，保证数目相符，做好抢救室的清洁与整理工作。除颤仪、监护仪等仪器表面用 75% 酒精擦拭消毒，充电备用。地面湿式打扫，开窗通风 30 分钟后，房间紫外线空气消毒。

7. 登记与记录　完善抢救记录和相关登记本。

### （三）注意事项

1. 开放静脉通路的选择和应用　首选的是外周静脉的肘前静脉或颈外静脉，将药物迅速推入静脉，再用 20ml 液体冲击，并抬高肢体 10～20 秒。

2. 使用降温毯时应注意　传感器应与体表紧贴，传感器稳定需要较长时间（肛内 15 分钟左右，腋下需时间更长）；对皮肤有破损者，使用前应给予保护措施，防止加重损伤；长期使用可使局部皮温低，血液循差，易造成冻伤，应加强翻身及皮肤护理；对昏迷、不能自主活动者，肢体功能位；避免折叠、锐器刺扎降温毯，防止连接管扭曲；传感器用 75% 酒精消毒。

3. 其他　对于脑缺血复苏的病人，应该精确测量核心体温（通常是指直肠、膀胱或食管温度）。对于高温病人，可用退热药、循环空气或水冷却系统、降温毯来降低体温。

## 三、呼吸心脏骤停院内救护流程（图 6-2）

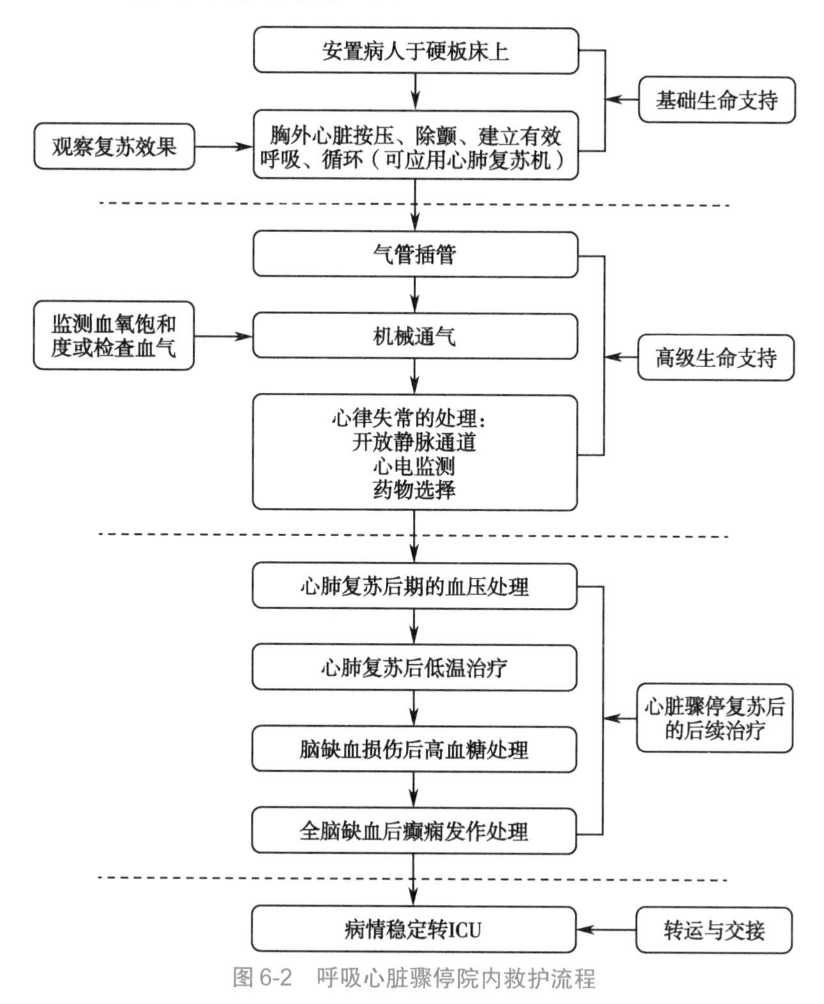


图 6-2　呼吸心脏骤停院内救护流程

**本节小结**

1. 院内基础生命支持与院前基础生命支持的不同点是增加仪器设备。其救护要点包括：快速心肺复苏除颤与沟通；应用仪器设备建立有效的呼吸、循环；严密观察复苏效果。用一系列替代方法和辅助手段，提高了复苏效果。

2. 高级生命支持是在基础生命支持的基础上应用辅助设备及特殊技术，建立更为有效的通气和血液循环，识别及治疗心律失常，建立静脉通路并应用必要的药物治疗，改善并维持心肺功能等一系列救治措施。救护要点包括：气管插管与机械通气；心律失常的处理（静脉通路的建立、心电监测、药物选择）。

3. 心脏骤停复苏后的后续治疗是复杂的，需要更多针对生存、神经保护和功能能力的处理，以提高短期和长期预后。救护要点包括：心肺复苏后期的血压处理；心肺复苏后低温治疗；脑缺血损伤后高血糖的处理；全脑缺血后癫痫发作的处理。

（王青丽）

目标测试（扫一扫，测一测）

## 练习与思考

### 一、名词解释

高级生命支持　脑死亡

### 二、简答题

1. 如何确定气管插管位置？

2. 试述心脏骤停后目标温度管理。

### 三、案例分析

张奶奶，61 岁，因“咳嗽、纳差 1 月余，加重 2 天，意识不清 6 小时”收入急诊 ICU。既往因外伤性颈椎（第 7 颈椎）受伤导致高位截瘫 10 余年，长期卧床中，近 1 个月来间断出现咳嗽、咳痰表现，伴纳差，痰不易咳出，自行口服抗生素治疗（具体不详）后症状无改善。2 天前，病人咳嗽、咳痰症状加重，咳嗽剧烈时有气促、胸闷，伴低热，仍自行处理，未重视；入院前 6 小时，病人被家属发现卧床呼之不应，故即刻入院就诊。来院时：BP 85/45mmHg，T 38.5℃，R 35 次 / 分钟，$SpO_2$78%。即刻予气管插管 + 呼吸机辅助通气，同时查血常规：白细胞 $14.7\times10^9$/L，中性粒细胞 0.929，C 反应蛋白（CRP）>180mg/L，降钙素原（PCT）53.72μg/L，胸片：两肺散在炎症。入院第 2 日病人护理翻身时突发心脏骤停。

请问：1. 该心脏骤停是由什么原因导致的？

2. 你是当班护士应如何进行急救？

## 第二节　失血性休克救护

**导入案例与思考**

王女士，49 岁，4 小时前无明显诱因解黑便一次，量约 600ml，成形，伴头晕、心悸。体格检查：T 36.2℃，P 88 次 / 分，R 18 次 / 分，BP 90/60mmHg，意识清楚，精神差，贫血貌、脾肋下 4cm，移动性浊音（-），肠鸣音正常。病人半年前胃镜示：食管胃底静脉曲张，胆汁淤积性肝硬化病史半年余，肝硬化失代偿期半年，曾有黑便病史。

**请思考**

1. 根据病人临床表现该病人的主要问题是什么？

2. 如果你是急诊护士，如何对病人进行相应的救护？

失血性休克是临床上各种疾病的一种严重的并发症，除了发生于车祸、生产意外及其他外伤，在临床上由于上消化道出血引起的失血性休克也很常见。而肝硬化合并上消化道大出血是最常见而又严重的一种并发症，其特点是起病急、来势凶险、变化快。若出血量过大、出血不止或治疗不及时，可在短时间内危及病人的生命。如能准确判断、及时抢救、严密观察、积极治疗、细心护理，可以提高救治成功率，降低死亡率。

失血性休克的救护（PPT）

### 一、概述

#### （一）相关概念

1. 休克（shock）　休克是指机体在各种致病因素侵袭下引起的以有效循环血量锐减、微循环灌注不足、细胞代谢紊乱及主要脏器损害所产生的一种危急综合征。

2. 失血性休克（hemorrhagic shock）　失血性休克是指大量失血引起的休克。常见于外伤引起的出血，如消化性溃疡出血、食管曲张静脉破裂、妇产科疾病所引起的出血等，失血后是否发生休克不仅取决于失血的量，还取决于失血的速度。休克往往是在快速、大量（超过总血量 30%～35%）失血而又得不到及时补充的情况下发生的。

3. 上消化道大出血（upper gastrointestinal hemorrhage）　上消化道出血包括食管、胃、十二指肠以及胰腺、胆道的出血，上消化道大出血一般是指一次（数小时内）的失血量超过 800ml 或循环血量 20% 的上消化道出血。其中，溃疡病约占半数，食管胃底静脉曲张占 25%。近年来急性出血性胃炎和糜烂性胃炎伴发出血的病例也有所增长，临床表现以呕血和黑便为主，常伴有血容量不足的临床表现，是常见的急症。

考点提示：上消化道大出血

#### （二）休克的病因

1. 血容量不足　由于大量出血（如大血管破裂或脏器破裂出血）、失水（如呕吐、腹泻）、失血浆（如烧伤、腹膜炎、各种损伤）等因素，导致有效循环血容量骤减所致。

2. 创伤　多因撕裂伤、挤压伤、爆炸伤等引起内脏、肌肉和中枢神经系统损伤，也可因骨折、挤压综合征及大手术导致创伤性休克，这种休克的发生与疼痛和失血有关。

3. 感染　由细菌、真菌、病毒、衣原体、原虫、立克次体等感染所造成，常激发于以释放内毒素为主的革兰阴性杆菌感染。由于细菌内毒素的作用致使机体产生生物活性物质引起小血管扩张，血管床容积扩大，血浆渗出，血容量相对不足，又称内毒性休克。

4. 过敏　由于接触某些药物或生物制品，如青霉素、油漆、花粉等引起过敏反应所致。因致敏源作用于机体后，使致敏细胞释放出组织胺、缓解肽等物质，引起周围血管扩张，血管床容积扩大，使有效循环血量相对不足。

5. 心源性因素　心源性因素主要由于心功能不全引起的心排血量急剧减少，常继发于急性心肌梗死、急性心肌炎、心肌病变和严重心律失常等。

6. 神经源性因素　由于剧痛、脑脊髓损伤、麻醉平面过高等刺激，这些因素均可合交感神经功能紊乱，引起反射性周围血管扩张，有效循环血容量相对减少所致。

### （三）休克的临床表现

根据休克的病理和临床特征以及病人出现的身体状况，临床上一般将休克分为三期，即休克早期、休克期、休克晚期。

1. 休克早期　失血量低于20%（<800ml）。由于机体的代偿作用，病人中枢神经系统兴奋性提高，病人表现为：①精神紧张，烦躁不安，面色苍白，四肢湿冷。②脉搏增快（<100次/分），呼吸增快，血压变化不大，但脉压缩小<30mmHg，尿量正常或减少（25～30ml/h）。若处理及时、得当，休克可很快得到纠正，否则病情继续发展，很快进入休克期。

2. 休克期　失血量达20%～40%（800～1600ml）。病人表现为：①表情淡漠、反应迟钝，皮肤黏膜发绀或花斑、四肢冰冷。②脉搏细速（>120次/分），呼吸浅促，血压进行性下降（收缩压90～70mmHg，脉压差<20mmHg）。③尿量减少，浅静脉萎陷、毛细血管充盈时间延长，病人出现代谢性酸中毒的症状。

3. 休克晚期　失血量超过40%（>1600ml）。病人表现为：①意识模糊或昏迷。②全身皮肤、黏膜明显发绀，甚至出现瘀点、瘀斑，四肢厥冷。③脉搏微弱，血压测不出，呼吸微弱或不规则、体温不升。④无尿。⑤并发DIC者，可出现鼻腔、牙龈、内脏出血等。若出现进行性呼吸困难、烦躁、发绀虽给予吸氧仍不能改善时，提示并发急性呼吸窘迫综合征（acute respiratory distress syndrome，ARDS），此期病人常继发多系统器官功能衰竭而死亡。

考点提示：休克的临床表现

### （四）失血性休克的判断要点

入院后及时采用“一看”（意识、面色、口唇和皮肤色泽、毛细血管充盈等）、“二摸”（脉搏、肢端温度）、“三测压”（血压、中心静脉压），“四尿量”（观察尿量）及必要的CT、X线、检验等辅助检查的方法进行判断。

休克对人体重要脏器的影响

1.“一看”

（1）看意识：休克早期，脑组织缺氧尚轻，伤员兴奋、烦躁、焦虑或激动。随病情发展，脑组织缺氧加重，伤员表情淡漠、意识模糊，至晚期则昏迷。

（2）看面颊、口唇和皮肤色泽：当周围小血管收缩、微血管血流量减少时，色泽苍白，后期因缺氧、淤血，色泽青紫。

（3）看毛细血管充盈时间：正常者可在1秒内迅速充盈，微循环灌注不足时，则充盈时间延长。

2.“二摸”

（1）摸脉搏：休克代偿期，周围血管收缩，心率增快。收缩压下降前可以摸脉搏增快，这是早期诊断的主要依据。

(2) 摸肢端温度：周围血管收缩，皮肤血流减少，肢端温度降低，四肢冰冷。

3."三测压"

(1) 血压：临床上常用脉率 / 收缩压(mmHg)计算休克指数，帮助判定休克的有无及轻重。休克指数为 0.5，多表示无休克；>1.0～1.5，有休克；>2.0，为严重休克。

(2) 中心静脉压(central venous pressure，CVP)：CVP 正常值为 0.49～0.98kPa(5～10cm$H_2O$)。当 CPV<0.49kPa 时，表示血容量不足；高于 1.47kPa(15cm$H_2O$)时，则表示心功能不全、静脉血管床过度收缩或肺循环阻力增高；若 CPV 超过 1.96kPa(20cm$H_2O$)时，则表示存在充血性心力衰竭。

4."四尿量"　正常人尿量约 50ml/h。休克时，肾脏血灌流不良，尿的过虑量下降，尿量减少，是观察休克的重要指标。

### (五) 救护原则

及时补充血容量、积极处理原发病和制止继续失血是治疗的关键。

1. 快速评估　估计受伤部位出血情况及休克程度，使各种抢救措施更有针对性。

2. 保持呼吸道通畅，充分吸氧　失血性休克病人常有不同程度的缺血、缺氧，应及时松开病人衣扣，清除口鼻分泌物，保持呼吸道通畅，给予高浓度的氧气吸入，提高血氧饱和度，改善缺氧状态，纠正缺氧对机体造成的损伤。

3. 迅速补充血容量，恢复有效循环　首先应快速滴注等渗盐水或平衡盐溶液，45 分钟内输入 1000～2000ml。若病人血压恢复正常，并能继续维持时，表明失血量较小，且已停止出血。如果病人的血细胞比容为 30% 以上，则可继续输上述溶液(补充量可达估计失血量的 3 倍)，不必进行输血。如果失血量大或继续有失血则应接着输注已配好的血液，但仍应补给一部分等渗盐水或复方氯化钠溶液，输血可采用新鲜的全血或浓缩红细胞。还可采用血浆代替部分血液，以维持胶体渗透压。

4. 及时止血、处理原发病　对于失血性休克而言，处理原发病的主要目的是止血，在补充血容量的同时应尽快止血。一般可先采用暂时止血的措施(如肢体开放性外伤，可用止血带暂时止血等)，待休克初步纠正后，再进行根本的止血。在难以用暂时止血的措施控制出血时(如肝、脾破裂等)，应与相关科室会诊，边抗休克边准备手术，做到及时手术、彻底止血、切除或修补破裂的脏器。个别危急出血多的病人可采用边抗休克输血边麻醉紧急手术的方案，在抗休克中应注意水、电解质及酸碱平衡。

> 考点提示：失血性休克的救护原则

## 二、案例救护

### (一) 案例分析与思考

1. 既往史　"王女士，49 岁，4 小时前无明显诱因解黑便一次，总量约 600ml"，病人半年前胃镜示：食管 - 胃底静脉曲张，胆汁淤积性肝硬化病史半年余，肝硬化失代偿期半年，曾有黑便病史。该病人可能发生了上消化道大出血，这是导致发生失血性休克的主要原因。

2. 症状与体征　"4 小时前无明显诱因解黑便一次，总量约 600ml，成形，伴头晕、心悸。体格检查：意识清楚，精神差，贫血貌，脾肋下 4cm，移动性浊音(-)，肠鸣音正常。"通过病人的临床表现，加之有肝硬化的病史，可考虑病人出现的症状是由上消化道出血引起的失血性休克，为休克的早期。

3. 循环衰竭表现　"T 36.2℃，P 88 次 / 分，R 18 次 / 分，BP 90/60mmHg"，测得病人血压

下降，且有贫血貌，提示病人出现了休克症状。

### （二）救护要点

1. 安置病人　大出血时应绝对卧床休息，取平卧位。若出现休克时，应取中凹卧位，可以增加回心血量，改善休克体征。呕吐时，头偏向一侧，以防窒息或误吸。

2. 初步评估　测量生命体征，评估病人呼吸、循环、意识、瞳孔等情况，了解既往病史，判断有无威胁病人生命的体征存在。

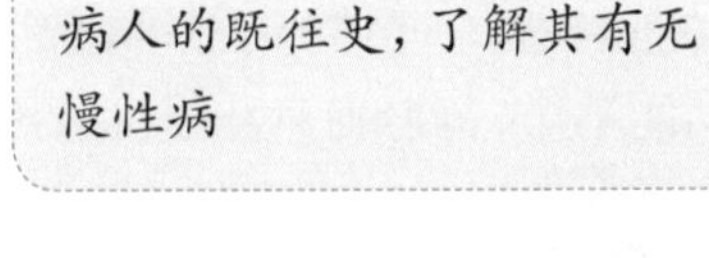


3. 吸氧　鼻导管给氧2～4L/min。失血性休克均有不同程度的缺氧，吸氧后可改善缺氧状态，纠正缺氧对肌体的危害。同时在吸氧过程中，注意清除口腔及咽喉部分泌物、呕吐物，以防吸入气管引起窒息。

静脉留置针输液技术

4. 建立静脉通道补充血容量　遵医嘱建立2条以上静脉通路（或静脉留置针）进行补液补充血容量。

5. 监测生命体征　持续心电监护，测体温、脉搏、呼吸、血压每15～30分钟一次并记录。观察外周循环及甲床的情况。

6. 配合医生完成中心静脉置管及进行CVP测量

（1）用物准备：心电监护仪、压力监测模块及导线、压力传感器、换能器、连续冲洗系统；治疗盘、三通管、10ml注射器、中心静脉导管及穿刺包、无菌手套、0.9%氯化钠注射液、肝素钠、棉签、碘伏、局麻药、皮肤贴膜等。

（2）操作过程

1）核对：核对医嘱，携用物至病房，核对病人身份，与病人及家属沟通其操作目的、风险，并让家属签署《知情同意书》。

2）摆体位：取平卧位。

沟通提示：核对并安慰病人，指导病人放松紧张状态

3）准备：消毒局部皮肤，协助医生抽吸局麻药，配置肝素盐水于换药碗内备用。

4）置管：配合医生置管，再次消毒穿刺点，待消毒液完全干燥贴透明贴膜。

5）连接监测：将中心静脉通过三通与换能器紧密连接，换能器正确与多功能监测仪上的CVP监测模块相连。

6）进行CVP测定（图6-3）：放平床头，依靠三通将换能器与大气相通，三通的气液平面与右心房即平卧位第4肋间腋中线相平，待监测仪提示“调零”后，调整三通使换能器与血管相通，监测仪器显示的就是CVP数值。

7）固定：妥善固定好中心静脉穿刺管。

8）安置病人，处理用物：撤去用物，协助病人取舒适卧位，整理床单位，清理用物，交待注意事项。

沟通提示：进行健康指导，避免管道弯曲、打折

9）洗手，取口罩。

10）记录：记录置管过程、部位、时间等。

（3）注意事项：①严格按无菌要求。②置管过程中严密监测呼吸及循环各参数，如呼吸频率增快、血氧饱和度过低，应及时检查给氧是否通畅，给予有效的处理，必要时暂停置管。③“零”点校正，又称为调零。若病人体位改变，“零”点也应作相应调整，与右心房中部在同一水平。④保持管道通畅，中心静脉测压管内最好使

用等渗液体。病情危重应使用双腔或多腔导管，避免使用血管活性药的通道监测中心静脉监测，以免因监测CVP导致药物中断，引起病情波动。⑤在使用双腔或多腔导管时，应选择顶端腔监测CVP，以免导管贴壁影响监测效果。⑥测压系统要密闭，随时注意导管连接是否牢固。⑦中心静脉置管必须位于上腔或下腔静脉内，常用颈内静脉或锁骨下静脉进入上腔静脉监测中心静脉压。导管位置需经胸部X线片证实。⑧病人剧烈咳嗽、呕吐、躁动会影响CVP测值，应该等病人安静后再测。⑨持续监测中心静脉压，观察其压力曲线的动态变化比某一次测得的绝对值更有意义。⑩做好导管的维护，避免导管发生感染、堵塞。

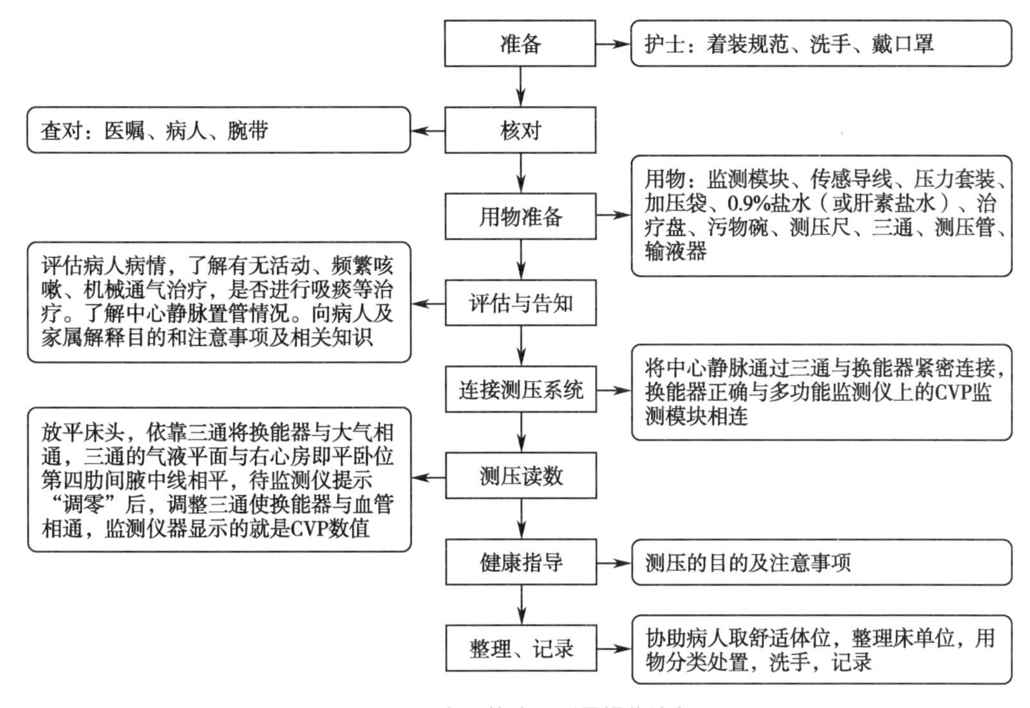


图6-3 中心静脉压测量操作流程

7. 导尿监测尿量　导尿，留置尿管，并记录每小时尿量及24小时液体出入量。

8. 止血　静脉曲张出血侧重于使用血管加压素、生长抑素，非静脉曲张侧重于使用抑酸治疗。

（1）止血药的应用

1）局部药物止血：去甲肾上腺素4～8mg，加入冷生理盐水150ml，分次口服。高血压、冠心病病人和孕妇忌用。

2）药物止血：垂体后叶素75U，加入5%葡萄糖液500ml，静脉滴注。

（2）内镜下直视止血：可行内镜下硬化治疗或内镜下静脉曲张结扎。

（3）置三腔二囊管压迫止血

1）用物：三腔二囊管，液体石蜡油，手套，听诊器，20或50ml注射器，棉签，胶布，止血钳，弯盘，温开水适量，开口器，压舌板，纱布，绷带，0.5kg沙袋，牵引架。

2）操作步骤（图6-4）：

3）注意事项：①操作最好在呕血的间歇进行，向清醒病人说明操作目的，取得病人配合。②操作时手法要温柔，避免咽腔及食管撕裂伤。③三腔二囊管下至咽腔时，要让病人做吞咽动作，以免误入气管造成窒息。④压迫 24 小时后宜放气减压，以防气囊压迫过久可能引起黏膜糜烂。⑤加强护理，防止窒息的发生，如充气后病人出现呼吸困难，必须及时放气。⑥注意检查气囊是否漏气，以免达不到压迫止血目的。⑦密切观察病人有无出现呼吸困难、面色发绀、呼吸骤停等窒息的表现。⑧防止鼻翼压迫性坏死，最好用牵引装置，鼻孔用棉花等柔软物品衬垫，以免压迫。⑨三腔二囊管的牵拉角度以管身不接触鼻翼或上唇为原则。

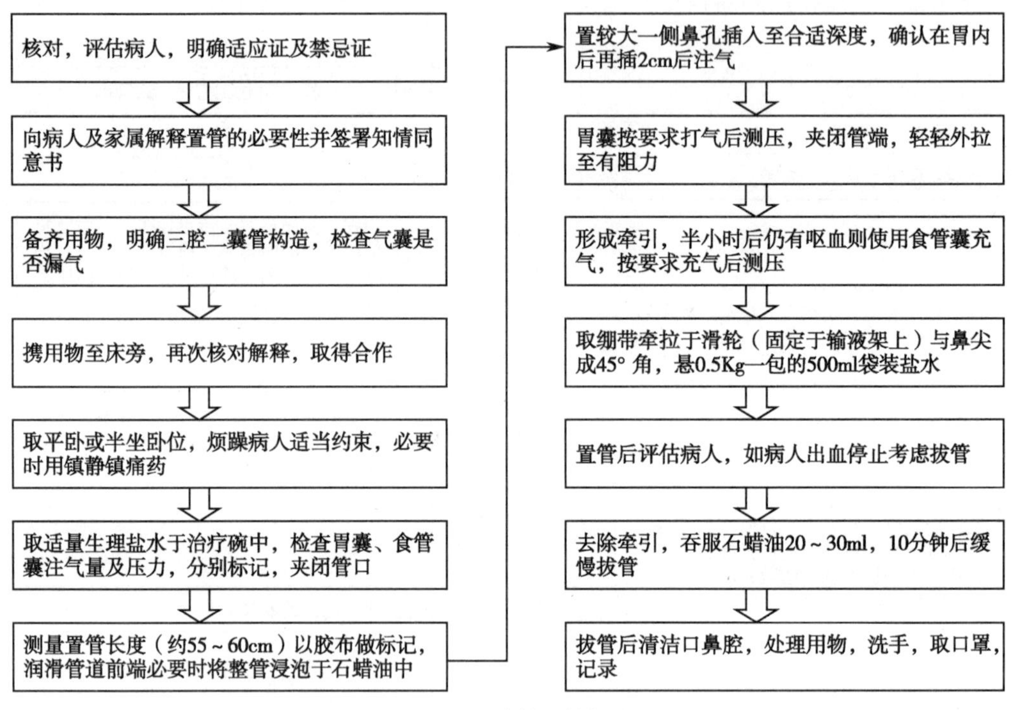


图 6-4　三腔二囊管置管操作流程

9. 备血　遵医嘱采血，做血交叉及相关检查，准备输血。

10. 需要手术者做好手术前准备　进行药物过敏试验，注射术前针及普鲁卡因皮试，备皮，嘱病人禁饮、禁食等。

11. 病人转出后，抢救室进行终末处理　补齐急救用物，急救器械归位，房间、物品清洁消毒。

### （三）注意事项

1. 防止窒息　病人在大呕血过程中应平卧位，头偏向一侧，防止血液误吸入气管而发生窒息。发现有呕血征兆时应备好吸引器。

2. 防止外伤　出血病人在出血前常有躁动不安症状，可发生坠床，床旁应加床挡。病人需卧床休息，身边应有人陪伴，以防出血病人昏倒而发生外伤。对出血病人的护理要耐心细心，随时安抚，定时查房。

3. 用药注意　均匀滴注血管活性药物，以维持血压稳定，禁忌滴速时快时慢，以致血压骤升骤降。扩血管药必须在血容量充足的前提下应用，以防血压骤降。若病人四肢厥冷、脉细弱和尿量少，不可再使用血管收缩剂来升压，以防引起急性肾功能衰竭。

4. 执行“三查七对”制度　使用血管活性药物应严格查对血管活性药物的名称、用法及用量，以保证用药的准确无误。

5. 注意观察是否再出血　下面一些情况出现表明再出血的可能。①反复呕血，甚至呕血的颜色由咖啡色转为鲜红色。②黑便次数增多性状变稀，颜色变鲜红或暗红色，肠鸣音亢进。③经快速补液、输血，周围循环衰竭仍未见明显改善或好转后又恶化。④红细胞计数、血红蛋白、红细胞压积测定继续下降，网织红细胞计数持续升高。⑤补液与尿量足够时，血尿素氮仍持续升高。

6. 救护过程中的职业防护　应严格执行标准预防和操作规程，重视屏障保护作用，在接触病人血液标本时佩戴手套、防水袖套、穿防水胶鞋，必要时穿隔离衣。救护完毕，物品地面、房间的消毒处理。

## 三、上消化道大出血救护流程（图 6-5）

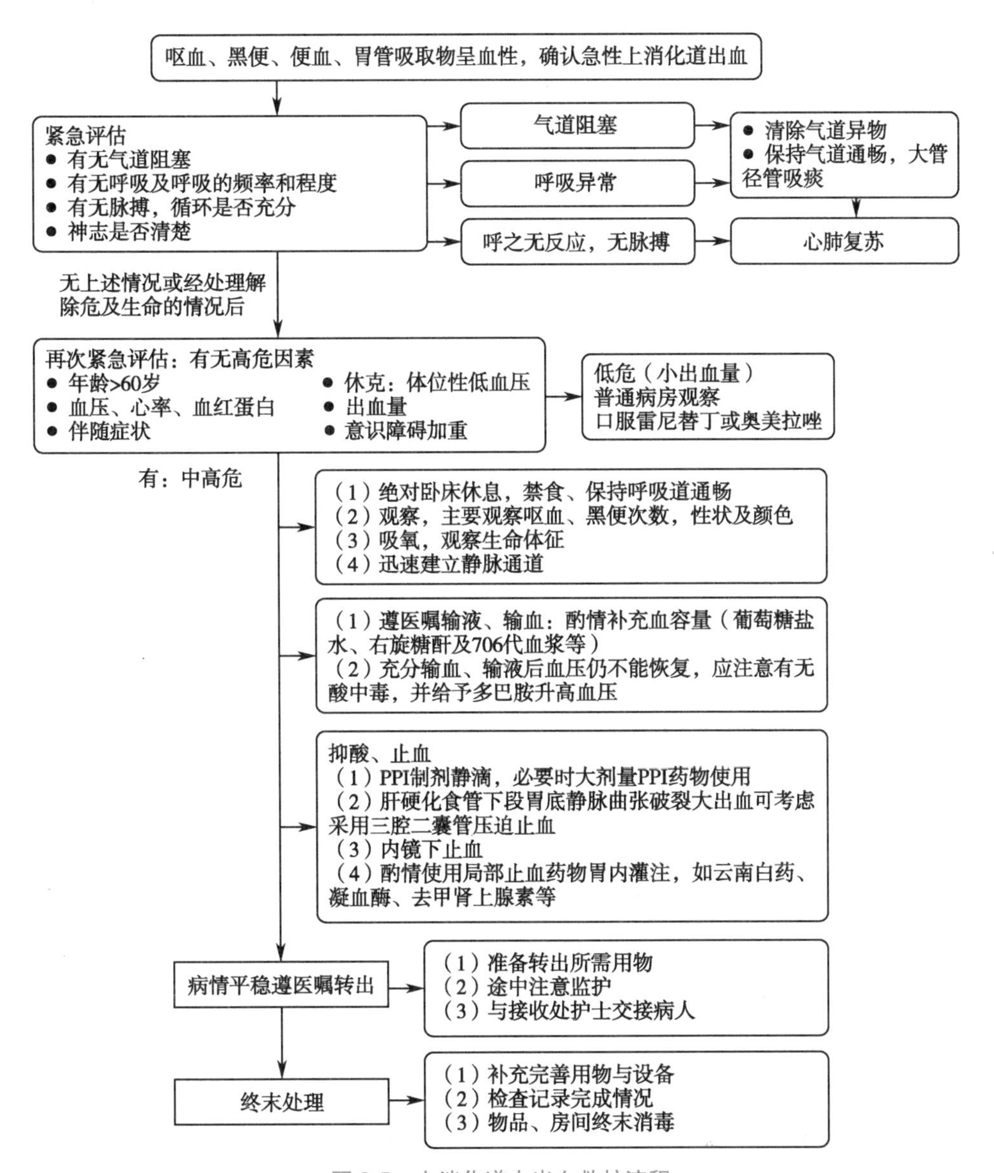


图 6-5　上消化道大出血救护流程

**本节小结**

1. 引起休克的病因有血容量不足、创伤、感染、过敏、心源性因素、神经源性因素。不同原因引起的休克救护方案不尽相同。

2. 失血性休克的判断要点是：入院后及时采用“一看”（意识、面色、口唇和皮肤色泽、毛细血管充盈等）、“二摸”（脉搏、肢端温度）、“三测压”（血压、中心静脉压），“四尿量”（观察尿量）及必要的CT、X线、检验等辅助检查的方法进行判断。

3. 失血性休克的救护原则为：快速评估、保持呼吸道通畅，充分吸氧、迅速补充血容量，恢复有效循环、及时止血、处理原发病。

4. 上消化道大出血的救护要点是：妥善安置病人、进行初步评估、建立静脉通道、遵医嘱应用血管活性药物、监测生命体征、配合医生置中心静脉测压管进行中心静脉压监测、导尿监测尿量、止血、备血、必要时做好术前准备。

（朱剑云 殷 翠）

目标测试（扫一扫，测一测）

## 练习与思考

一、名词解释

失血性休克 上消化道大量出血

二、简答题

1. 简述休克根据病因来分有哪几种类型？

2. 休克各期的临床表现是什么？

三、案例分析

病人，女性，68岁。主诉：20天内解出成形黑便20次，伴头晕乏力。现病史：于20天前无明显诱因下开始出现黑便，1次/天，成形黑便，量200g左右，伴头晕乏力，无呕血。外院胃镜检查示“胃窦溃疡”，为进一步治疗收治入院。入院后检查：Hb 57g/L，白蛋白33.9g/L，大便隐血实验+++。

请问：1. 病人现出现了何种情况？

2. 如果病人是休克，请问是何种类型，处于休克哪一期，你的依据是什么？

## 第三节 呼吸衰竭救护

**导入案例与思考**

王先生，男，65岁，有慢性支气管炎、肺心病病史10年，近两周来出现咳嗽、咳痰、呼吸困难，半小时前下床活动后呼吸困难加重、烦躁不安、意识恍惚、面色发绀，被家属送入抢救室。入室时病人意识恍惚，口唇发绀，呼吸达38次/分。

**请思考**

1. 你判断病人出现了什么情况？
2. 根据病人的病情，临床的观察重点是什么？
3. 你认为该病人应该采取哪些措施？

呼吸衰竭是呼吸系统或多种其他疾患均易引发的严重器官功能衰竭之一，因发展迅速、病情严重，容易迅速导致低氧血症及呼吸骤停而危及病人生命。因此，应力争尽早、正确的对病人实施救治，达到降低呼吸衰竭死亡率的目的。

呼吸衰竭救护（PPT）

## 一、概述

### （一）相关概念

1. 呼吸衰竭（respiratory failure） 是指各种原因引起的肺通气和（或）换气功能严重障碍，使静息状态下亦不能维持足够的气体交换，导致低氧血症伴（或不伴）高碳酸血症，进而引起一系列病理生理改变和相应临床表现的综合征。其临床表现缺乏特异性，明确诊断有赖于动脉血气分析：在海平面、静息状态、呼吸空气条件下，动脉血氧分压（$PaO_2$）<60mmHg，伴或不伴二氧化碳分压（$PaC0_2$）>50mmHg，可诊断为呼吸衰竭。

2. Ⅰ型呼吸衰竭（type Ⅰ respiratory failure） 是指缺氧而无$CO_2$潴留（$PaO_2$<60mmHg，$PaC0_2$正常或降低）。见于换气功能障碍（通气/血流比例失调、弥漫功能损害和肺动静脉分流）的病例，如急性呼吸窘迫综合征（acute respiratory distress syndrome，ARDS）。

3. Ⅱ型呼吸衰竭（Type Ⅱ respiratory failure） 是指缺氧伴$CO_2$潴留（$PaO_2$<60mmHg，$PaC0_2$>50mmHg）是肺泡通气不足所致。单纯通气不足，缺$O_2$和$CO_2$潴留的程度是平行的，若伴换气功能障碍，则缺$O_2$更为严重。如慢性阻塞性肺疾病。

4. 肺性脑病（pulmonary encephalopathy） 肺性脑病又称肺心脑综合征，是慢性支气管炎并发肺气肿、肺源性心脏病及肺功能衰竭引起的脑组织损害及脑循环障碍。

5. 慢性阻塞性肺病（chronic obstructive pulmonary disease，COPD） 慢性阻塞性肺疾病是一种具有气流阻塞特征的慢性支气管炎和（或）肺气肿，可进一步发展为肺心病和呼吸衰竭的常见慢性疾病。与有害气体及有害颗粒的异常炎症反应有关，致残率和病死率很高，全球40岁以上发病率已高达9%～10%。

### （二）病因

完整的呼吸过程由相互衔接且同时进行的外呼吸、气体运输和内呼吸三个环节组成。参与外呼吸（即肺通气和肺换气）任何一个环节的严重病变都可导致呼吸衰竭的发生。

1. 气道病变 气道阻塞性病变，气管-支气管的炎症、痉挛、肿瘤、异物、纤维化瘢痕等均可引起气道阻塞。如慢性阻塞性肺疾病、哮喘急性加重时可引起气道痉挛、炎性水肿、分泌物阻塞气道等，导致肺通气不足或通气/血流比例失调，发生缺氧和（或）$CO_2$潴留，甚至呼吸衰竭。

2. 肺实质病变 各种累及肺泡和（或）肺间质的病变，如肺炎、肺气肿、严重肺结核、弥漫性肺纤维化等。

3. 肺血管病变 肺血管疾病肺血管炎和复发性血栓栓塞，晚期可引起呼吸衰竭，栓塞往往使原有呼吸衰竭恶化。

4. 心脏疾病 各种缺血性心脏疾病、严重心瓣膜疾病、心肌病、心包疾病、严重心律失常等均可导致通气和换气功能障碍，从而导致缺氧和（或）$CO_2$潴留。

5. 胸廓病变 脊柱疾病、胸腔积液、胸膜肥厚等均可引起呼吸衰竭，外伤、骨折、气胸等常导致急性呼吸衰竭。

6. 神经肌肉病变 此类疾病病人肺本身并无明显病变，而是由于呼吸中枢调控受损或呼吸肌功能减退造成肺泡通气不足，也可发生呼吸衰竭。如安眠药物或一氧化碳中毒致呼吸中枢受抑制，或颅脑损伤、脑炎、脑肿瘤、脊髓外伤使呼吸肌麻痹等。

考点提示：呼吸衰竭发生的病因

### （三）呼吸衰竭的分类

1. 按发病急缓分类 可分为急性呼吸衰竭和慢性呼吸衰竭。

2. 按发病机制分类 可分为换气型（也称肺泡型）和通气型。

3. 按原发病部位分类 可分为中枢型和周围型。

4. 按血气特点分类 由于以动脉血气分析改变分类对临床诊断与治疗更实际更快捷，故多被采用，可分为低氧血症型（Ⅰ型）和低氧血症伴高碳酸血症型（Ⅱ型）。① $PaO_2$<60mmHg而无$PaCO_2$增高者为Ⅰ型呼衰，多为急性呼衰，表现为换气功能障碍为主。② $PaO_2$<60mmHg同时伴有$PaCO_2$>50mmHg者为Ⅱ型呼衰，多为慢性呼衰，表现为通气功能障碍为主。

考点提示：呼吸衰竭的分类

### （四）呼吸衰竭的临床表现及判断

1. 临床表现

（1）呼吸系统：多表现为呼吸困难、呼吸频率增加，但其程度不一定与血气分析结果相一致。如果累及到呼吸中枢可表现为呼吸节律的异常，如潮式呼吸、间断式呼吸、叹气呼吸和双吸气等。

（2）神经系统：主要表现为头痛、失眠、眩晕、抽搐、精神恍惚、嗜睡、谵妄，甚至昏迷。如出现缺氧伴二氧化碳潴留而导致的神经精神症状时，为发生了肺性脑病。其早期症状可有多汗、球结膜水肿、瞳孔缩小、血压轻度上升，病情进一步加重可表现出中枢抑制及昏迷。

（3）循环系统：表现为心悸、心动过速、心律紊乱、血压升高。极严重时可导致心率缓慢、血压下降。

（4）发绀：当血中还原血红蛋白>50g/L（5g/dl）时，在皮肤黏膜、口唇及四肢末端可出现发绀，发绀的出现并不一定与缺氧程度成正相关。观察时要注意光线和病人皮肤色素等因素的影响。

（5）其他：严重呼吸衰竭时可出现消化道溃疡和出血、黄疸、蛋白尿、氮质血症等肝肾功能损害症状，少数病人可出现休克及DIC。

考点提示：呼吸衰竭的临床表现

2. 呼吸衰竭的判断指标

（1）病因和诱因：有导致呼吸衰竭的病因和诱因，如呼吸道异物、喉头水肿、急性肺梗死等。

（2）临床表现：有低氧血症或伴高碳酸血症的临床表现，如有明显的呼吸困难及发绀。

（3）动脉血气：静息状态呼吸时，动脉氧分压（$PaO_2$）<60mmHg伴或不伴二氧化碳分压

（$PaCO_2$）>50mmHg。

3. 呼吸衰竭严重程度的评估（表 6-1）

表 6-1 呼吸衰竭分度

| 评估指标 | 轻度 | 中度 | 重度 |
|---|---|---|---|
| $SaO_2$ | >80% | 60～80% | <60% |
| $PaO_2$ | 55～60mmHg | 40～55mmHg | <40mmHg |
| $PaCO_2$ | >50mmHg | >70mmHg | >90mmHg |
| 发绀 | 无 | 轻或明显 | 明显或严重 |
| 意识 | 清醒 | 嗜睡或烦躁、谵妄 | 昏迷 |

### （五）救护原则

1. 保持呼吸道通畅　保持呼吸道通畅是进行各种呼吸支持治疗的必要条件，是急性呼吸衰竭处理的第一步。对于重症呼吸衰竭尤其是意识不清的病人，显得尤为重要。

2. 实施氧疗　任何类型的呼吸衰竭都存在低氧血症，故积极纠正缺氧是治疗急性呼吸衰竭的重要措施，但不同类型的呼吸衰竭其氧疗的指征和给氧的方法不同。Ⅰ型呼吸衰竭应给予较高浓度（>35%）吸氧；Ⅱ型呼吸衰竭则应给予低浓度（<35%）持续吸氧。

无创呼吸机的使用（扫一扫，会操作）

3. 增加通气量，减少二氧化碳潴留　给予呼吸兴奋剂、机械通气改善缺氧和二氧化碳潴留问题。

4. 控制感染　控制感染是呼吸衰竭治疗的一个重要方面。

5. 纠正酸碱平衡失调　呼吸衰竭病人常容易合并代谢性酸中毒，且多为乳酸性酸中毒，缺氧纠正后即可恢复。

6. 积极处理原发病或消除诱因　引起呼吸衰竭的原发疾病较多，在解决呼吸衰竭本身造成危害的前提下，针对不同病因采取适当的治疗措施十分必要，也是治疗呼吸衰竭的根本所在。

7. 预防和治疗并发症　在治疗原发病的基础上行病因治疗，并注意预防并发症，如病人心力衰竭，行强心利尿、扩血管治疗，相应使用小剂量地高辛、利尿剂呋塞米等。应用保护消化道黏膜药，预防上消化道出血。应用抗出血和凝血药，预防 DIC 发生。

## 二、案例救护

### （一）案例分析与思考

1. 高危人群既往史　“男，65 岁，有慢性支气管炎、肺心病病史 10 年”，病人是呼吸衰竭的高发人群。

2. 感染因素　急性发作，近两周来出现咳嗽、咳痰、呼吸困难，半小时前下床活动后呼吸困难加重、烦躁不安、意识恍惚、面色发绀，被家属送入抢救室。

3. 症状与体征　“入院查体：意识恍惚，口唇发绀，呼吸达 38 次 / 分”，呼吸频率过高、意识恍惚、发绀，均是呼吸衰竭的表现。

### （二）救护要点

1. 初步评估　根据病人临床表现判断为 COPD 的急性发作，伴意识恍惚、发绀等情况，已达呼吸衰竭的判断标准。

2. 安置病人至抢救室 在抢救室或ICU(重症监护室)内进行严密监测,环境安静。病人意识恍惚,呼吸困难不能平卧,应取半卧位,床边加护栏。

沟通提示:向病人家属说明呼吸衰竭的严重性,并告知其医护人员正在全力救护,请家属在急诊室外等候,配合抢救

3. 吸氧 持续吸氧,氧流量1～2L/min,遵照医嘱行带氧雾化,并观察氧疗效果。

4. 进行生命体征监测及病情观察

(1) 观察生命体征的变化:测血压、脉搏、心率、心律,并注意变化情况。

考点提示:呼吸衰竭的救护要点

(2) 观察原发病的临床表现:如观察病人心率、心律、面色、意识状态等,观察有无发绀、缺氧症状是否改善等。

(3) 观察呼吸频率与节律:呼吸困难可表现为鼻翼煽动、点头提肩呼吸、三凹症、胸腹矛盾运动。

(4) 并发症的观察:观察有无消化道出血情况、休克、心力衰竭等。发展至肺性脑病时,呼吸困难表现不明显,突出表现为呼吸频率和节律的改变,须密切观察有无神经系统症状。

沟通提示:告知病人请不要担心、配合医务人员,我们会全力抢救的

5. 遵医嘱给予相应药物治疗并观察

(1) 使用血管活性药物:如去甲肾上腺素,增强心肌收缩力,使心率增快。高血压、动脉硬化、无尿者忌用。注意用药过程中观察血压变化。使用时应选择通畅、安全的静脉通道,由输液泵输注以确保剂量准确。

(2) 使用茶碱类药物:如多索茶碱,茶碱通过松弛支气管平滑肌和抑制肥大细胞释放过敏性介质,在解痉的同时还可减轻支气管的充血和水肿,解除多种原因引起的支气管痉挛;并有舒张冠状动脉、外周血管和胆管平滑肌作用;增加心肌收缩力和轻微的利尿作用。

(3) 使用呼吸兴奋剂:如尼可刹米,通过刺激颈动脉和主动脉体的化学感受器兴奋呼吸中枢,增加通气量。静脉输液时速度不可过快,注意观察用药反应,若出现恶心、呕吐、烦躁、面色潮红及皮肤瘙痒时,常提示呼吸兴奋剂过量,应立即通知医生。发生肌肉抽搐时立即停药。

(4) 氯化钾的使用:治疗各种原因引起的低钾血症,高钾、肾功能不全者禁用。用药时注意补钾浓度、剂量、速度及"见尿补钾"原则,注意及时复查血钾情况和心电图情况。

6. 采集动脉血标本监测动脉血气变化 动脉血标本采集方法如下:

(1) 准备用物:一次性治疗盘、碘伏、棉签、弯盘、动脉采血器(若无一次性动脉采血器时,用物准备可用2ml无菌注射器抽取少量1250U/ml肝素溶液湿润注射器后排尽,另加橡胶塞一个代替隔阻空气)。

沟通提示:告知病人"穿刺时会有些疼痛,请配合我,我会尽量动作轻柔,减轻您的痛苦。"

(2) 操作流程

1) 评估病人:根据病人穿刺部位皮肤及动脉搏动情况选取合适的动脉,常用穿刺部位为桡动脉、肱动脉、股动脉、足背动脉等。

2) 消毒皮肤:用碘伏棉签消毒穿刺部位(以动脉搏动最强点为圆心,直径大于5cm),消毒术者左手食指和中指。

3）穿刺采血：触摸动脉搏动最明显处，用左手食指和中指固定动脉，右手持注射器与皮肤呈合适角度穿刺，若股动脉穿刺采血则垂直进针，穿刺成功则血自动流入针管内，色鲜红，采血量1～2ml。

4）拔针：用无菌干棉签按压穿刺点迅速拔针，立即将针头斜面刺入橡皮塞内，以免空气进入影响结果。

5）送检：将注射器轻轻转动，可用手搓动1分钟，使血液肝素充分混合，防止凝血，及时送检。

（3）操作注意事项：动脉血气分析对判断呼吸衰竭的严重程度和指导治疗具有重要意义，所以进行动脉血标本采集应注意：①取动脉血液必须防止空气混入，以免影响检查结果。②病人吸氧时应尽量避免采用末梢血，因吸氧时 $PaO_2$ 大于空气的氧分压，而采取末梢血标本过程中一旦接触空气，血中氧可迅速向空气中弥散，因而使测得的 $PaO_2$ 降低。③标本采集好后应立即送检。④取末梢动脉血时，不宜用力挤压穿刺部位，以防淋巴液渗入影响结果。⑤采血后应持续按压穿刺点10～15分钟，对有凝血机制障碍或服用抗凝剂，溶栓治疗的病人应延长压迫时间。⑥填写血气分析申请单时，要注明采血时间、体温、病人吸氧方法、氧浓度、氧流量、机械呼吸的各种参数等。⑦严格无菌操作，避免医源性感染，注意自身防护。

沟通提示：告知病人在雾化出雾时，配合张口深吸气

7. 湿化气道，维持气道通畅　维持气道通畅可使呼吸衰竭病人气道无痰堵、无塌陷，尽可能使更多氧气进入，可采取：①稀释痰液，使用药物超声雾化吸入，如复方异丙托溴铵溶液。②刺激咳嗽，辅助排痰，翻身扣背，协助病人有效咳嗽和呼吸。③痰液黏稠，无力咳嗽时给予吸痰。必要时气管插管或气管切开。

沟通提示：告知病人在帮其扣背时，请配合深呼吸，轻轻将痰液咳出

8. 机械通气　根据病情选择无创呼吸机或有创呼吸机行机械通气（图6-6）。

### （三）注意事项

1. 积极改善通气　选用有效抗生素控制感染，定时翻身拍背促进痰液排出，补充足够的水分。运用祛痰药物、支气管扩张剂解除气道痉挛改善通气。

2. 药物治疗护理注意：支气管扩张剂的使用应注意输入速度，不宜过快，浓度不宜过高，否则可出现恶心、呕吐、心律失常甚至心室纤颤，输入速度保持在2～3ml/min。另外，药物应稀释后缓慢注射，不可露置在空气中，以免变黄失效。此类药物具有较强碱性，局部刺激作用强；与克林霉素、大环内酯类、喹诺酮类抗菌药合用，可使茶碱血药浓度升高，病人出现茶碱中毒反应，注意剂量调整。

3. 预防误吸　呼吸衰竭者多伴有肺部感染，对吞咽功能不全或昏迷病人，常因误吸而产生吸入性肺炎，应加强预防。

4. 合理使用氧疗　慢性呼吸衰竭病人的呼吸中枢对于二氧化碳的刺激已不敏感，其兴奋性主要靠低氧刺激来维持。如果单纯给氧尤其是高浓度吸氧，缺氧问题虽然暂时缓解，但由于缺氧缓解导致呼吸中枢的兴奋性降低，二氧化碳潴留将更严重，故以低流量吸氧为主。

5. 注意并发症的观察与预防　积极预防并严密观察呼吸衰竭引起的各种并发症，如酸碱失衡、水电解质紊乱、心理衰竭、休克、心律失常、消化道出血、肝肾功能衰竭等。

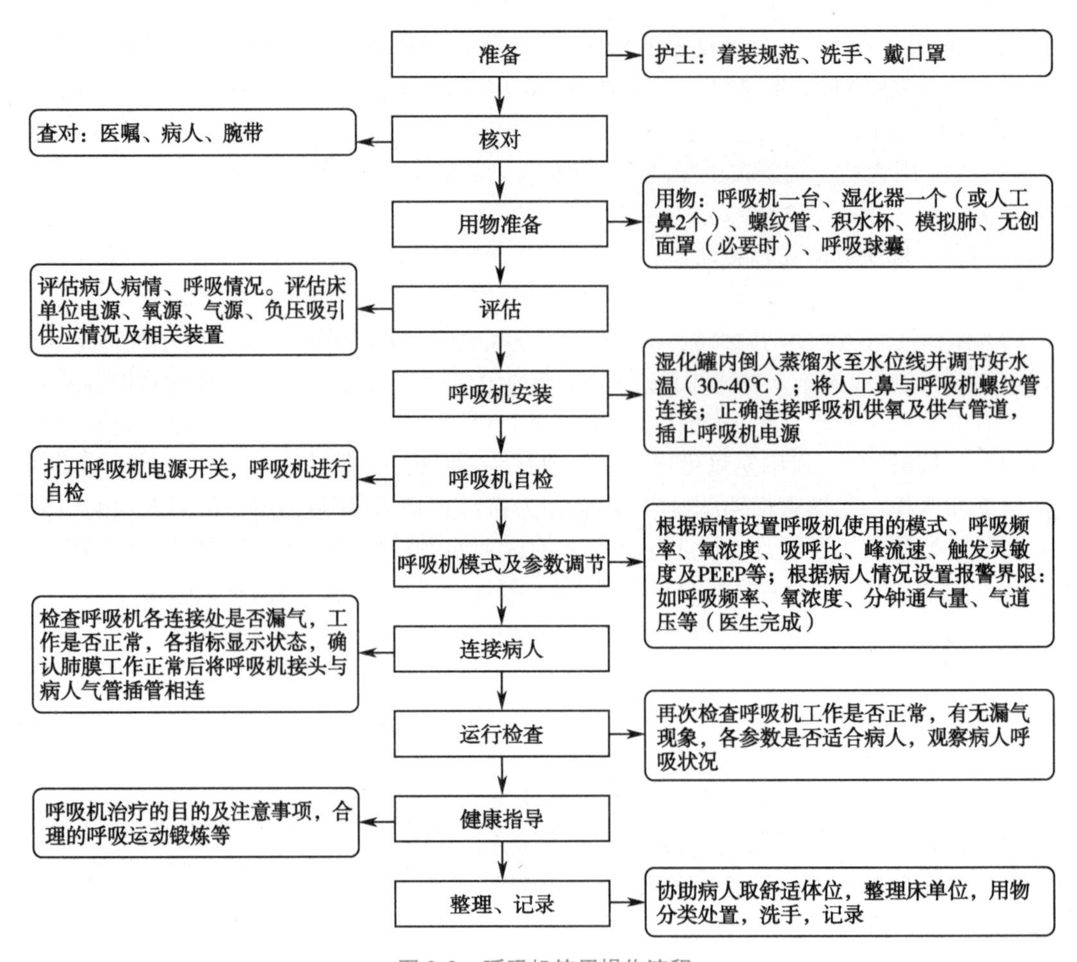


图 6-6 呼吸机使用操作流程

呼吸衰竭病人健康指导

有效呼吸技巧（扫一扫，会操作）

## 三、呼吸衰竭救护流程（图 6-7）

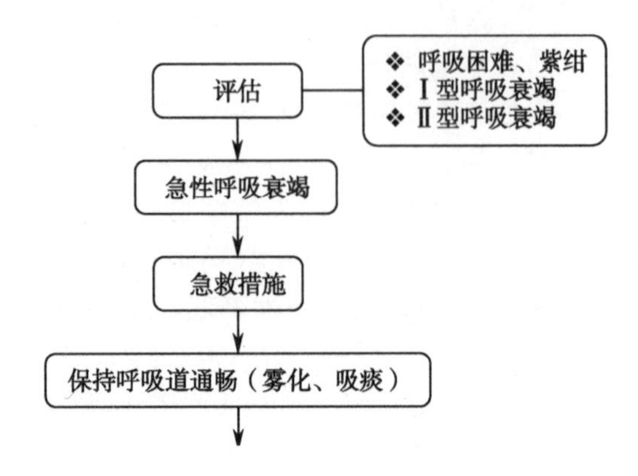

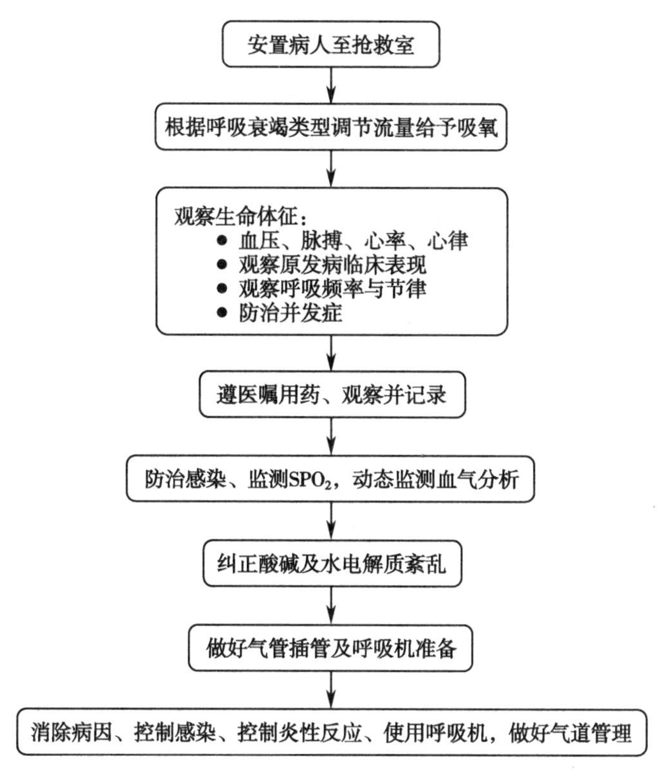


图 6-7　呼吸衰竭救护流程

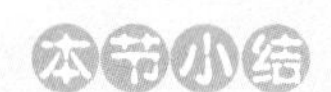


1. 呼吸衰竭是指各种原因引起的肺通气和（或）换气功能严重障碍，使静息状态下亦不能维持足够的气体交换，导致低氧血症伴（或不伴）高碳酸血症，进而引起一系列病理生理改变和相应临床表现的综合征。按血气特点分类：可分为低氧血症型（Ⅰ型）和低氧血症伴高碳酸血症型（Ⅱ型）。

2. $PaO_2$<60mmHg 而无 $PaCO_2$ 增高者称Ⅰ型呼衰，多为急性呼衰，表现为换气功能障碍为主。$PaCO_2$ 降低同时伴有 $PaCO_2$>50mmHg 者为Ⅱ型呼衰，多为慢性呼衰，表现为通气功能障碍为主。

3. 呼吸衰竭的救护原则，保持呼吸道通畅、实施氧疗、增加通气量，减少二氧化碳潴留、控制感染、纠正酸碱平衡失调、积极处理原发病或消除诱因、预防和治疗并发症。

4. 呼吸衰竭病人的救护要点：初步评估，安置病人至抢救室，吸氧，进行生命体征监测及病情观察，遵医嘱给予相应药物治疗并观察，采集动脉血标本监测动脉血气变化，湿化气道，维持气道通畅，根据病情选择无创呼吸机或有创呼吸机行机械通气。

（王　星　李　琼）

目标测试(扫一扫,测一测)

## 练习与思考

一、名词解释

呼吸衰竭　Ⅰ型呼吸衰竭　Ⅱ型呼吸衰竭

二、简答题

1. 呼吸衰竭的发病原因有哪些?
2. 呼吸衰竭的临床表现有哪些?
3. 简述呼吸衰竭的救治原则。

三、案例分析

病人,男性,64 岁,反复咳嗽咳痰近 29 年,近 1 天出现嗜睡、呼吸困难。入院后检查:T 37.5℃,P 102 次 / 分,R 28 次 / 分,BP 136/82mmHg,意识不清,口唇发绀,桶状胸,双肺叩诊过清音,听诊双肺呼吸音微弱,大便呈黑色。血常规:WBC $15\times10^9$/L。血气分析:$PaO_2$ 52mmHg,$PaCO_2$ 64mmHg。

请问:1. 病人的主要护理问题是什么?

2. 作为急诊护士,应该怎么处理?

## 第四节　高血压危象救护

### 导入案例与思考

戚奶奶,68 岁,既往有高血压病史 10 年,下午与邻居争吵后出现剧烈头痛,恶心,感觉视物不清,家人急送急诊科。入院检查:T 36.8℃,P 118 次 / 分,R 24 次 / 分,BP 250/120mmHg。病人昏迷,呼吸急促,颜面潮红,呼之不能应,不能正确回答问题,眼底检查可见双侧视网膜絮状渗出。

**请思考**

1. 如果遇到此病人首先要做的是什么?
2. 如何配合医生实施救护?
3. 在救护过程中如何正确使用输液泵或微量注射泵?

随着人类社会的发展及人们生活方式的变化,高血压发病率有增高的趋势。高血压危象是在高血压基础上发生的,是高度危险性的心血管急危重症,起病突然,病情凶险,死亡率较高。因此,及时准确的病情评估和有效的急救护理措施对于减少高血压危象的致残率和死亡率有极其重要的意义。

高血压危象救护(PPT)

## 一、概述

### （一）相关概念

1．高血压（hypertension） 高血压是指未使用降压药的情况下收缩压≥140mmHg和（或）舒张压≥90mmHg，即定义为高血压。

2．高血压危象（hypertensive crisis） 高血压危象是指在高血压的基础上，因某些诱因使周围细小动脉发生暂时性强烈痉挛，引起血压进一步急聚升高而出现的一系列血管加压危象的表现。血压>180/120mmHg，并在短时间内发生不可逆的重要器官损害，如不立即进行降压治疗，将会产生严重并发症或危及病人生命。

3．高血压脑病（hypertensive encephalopathy） 高血压脑病是由于持续的血压过高突破了脑血管的自动调节范围，引起脑血液灌注过多而导致脑水肿，主要表现为头痛、呕吐、视盘水肿等颅内高压的征象，也可伴有其他脏器的损害。

考点提示：高血压脑病的概念

### （二）病因

1．原发性高血压 由于原发性高血压占高血压90%以上，故高血压危象也以原发性高血压为多。

2．继发性高血压 是继发于其他疾病或原因的高血压，血压升高仅是这些疾病的一个临床表现，其临床表现、并发症和后果与原发性高血压相似。其原因如下。

（1）肾脏病变：如急慢性肾小球肾炎、肾盂肾炎、肾动脉狭窄等。

（2）大血管病变：如大血管畸形（先天性主动脉缩窄）、多发性大动脉炎等。

（3）妊娠高血压综合征：多发生于妊娠晚期，严重时要终止妊娠。

（4）内分泌性病变：如嗜铬细胞瘤、原发性醛固酮增多症等。

（5）脑部疾患：如脑瘤、脑部创伤等。

（6）药源性因素：如长期口服避孕药、器官移植长期应用激素等。

### （三）诱因

在上述高血压疾病基础上，如有下列因素存在的高血压病人，易发生高血压危象：①寒冷刺激、精神创伤、外界不良刺激、情绪波动和过度疲劳等。②应用单胺氧化酶抑制剂治疗高血压，并同时食用干酪、扁豆、腌鱼、啤酒和红葡萄酒等一些富含酪胺酸的食物。③应用拟交感神经药物后发生节后交感神经末梢的儿茶酚胺释放。④高血压病人突然停用可乐定等降压药物。⑤经期和绝经期的内分泌功能紊乱。

### （四）高血压危象的分类

1．高血压急症（hypertensive emergencies，HE） 除血压严重升高（BP>180/120mmHg），还伴有进行性靶器官功能不全的表现，包括高血压脑病、颅内出血（脑出血和蛛网膜下腔出血）、脑梗死、急性左心衰、急性肾衰、急性冠脉综合征（不稳定型心绞痛、急性非ST段抬高和ST段抬高性心肌梗死）、主动脉夹层、急进型/恶性高血压伴有心、脑、肾及眼底损伤、嗜络细胞瘤、子痫等。

考点提示：什么是高血压急症？

2．高血压亚急症（hypertensive urgencies，HU） 是指血压显著升高但不伴有靶器官损害。有高血压合并冠心病、严重的围手术期高血压、妊娠高血压、鼻出血等。病人可以有血压明显升高造成的症状，如头痛、胸闷、鼻出血和烦躁不安等。区分高血压急症和高血压亚急症不是用高血压升高的程度作为标准，而是以有无新近发生的急性进行性严重靶器官损害作为唯一的标准。

### （五）临床表现

考点提示：什么是高血压亚急症？

1. 血压急剧升高　病人血压在数小时至数天内急剧升高，收缩压升高程度比舒张压显著，可达 200mmHg 以上，心率明显增快>110 次 / 分。或出现剧烈头痛、头晕，还可有恶心、呕吐、胸闷、气急、视物模糊、腹痛等。

2. 自主神经功能失调的征象　烦躁不安、口干、多汗、心悸、手足震颤、尿频及面色苍白等。

3. 靶器官急性损害的表现

（1）冠状动脉痉挛：可出现心绞痛、心律失常或心力衰竭。

（2）脑部小动脉痉挛：出现短暂性脑局部缺血征象，表现为一过性感觉障碍，如感觉过敏、半身发麻、瘫痪失语，严重时可出现短暂的精神障碍，但一般无明显的意识障碍。

（3）肾小动脉强烈痉挛：可出现急性肾功能不全。

（4）其他：当供应前庭和耳蜗内小动脉痉挛时，可产生类似内耳眩晕的症状；视网膜小动脉痉挛时，可出现视力障碍；肠系膜动脉痉挛时，可出现阵发性腹部绞痛。

考点提示：高血压危象的临床表现

### （六）救护原则

1. 监测生命体征　注意监测病人生命体征的变化，尤其注意监测血压的变化以及心、脑、肾的灌注情况。

2. 迅速降低血压　应迅速降低血压以尽快改善症状，降压应达到迅速、安全、有效，防止血压骤降。及早鉴别诊断，找出病因，行个体化治疗。

3. 防治并发症，改善脏器功能障碍　如应用脱水剂防治脑水肿，合并急性左心衰竭时予强心、利尿及扩血管治疗等。

考点提示：高血压危象的救护原则

## 二、案例救护

### （一）案例分析与思考

1. 高危人群、既往史　“女性，68 岁，既往有高血压病史 10 年”，病人是高血压危象的高发人群。

2. 诱因为情绪波动　“与邻居剧烈争吵后出现剧烈头痛，伴视物不清和恶心 2 小时”，情绪激动时，全身小动脉收缩，血压可急剧升高。

3. 症状与体征　“入院查体：T 36.8℃，P 118 次 / 分，R 24 次 / 分，BP 250/120mmHg”，测得血压过高，呼吸、脉搏增快，均是高血压危象的表现。

4. 靶器官受损表现　“病人昏迷，呼吸急促，颜面潮红，呼之能应，不能正确回答问题，眼底检查可见双侧视网膜絮状渗出”，均是高血压危象导致的循环、神经和视觉系统靶器官受损的改变。

### （二）救护要点

1. 初步评估　测得病人血压 250/120mmHg，已达到高血压危象的评价标准。

2. 安置病人　在抢救室或冠心病监护病房（coronary heart disease Care Unit，CCU）内进行严密监测，保持病室环境绝对安静，稳定病人紧张情绪。

沟通提示：安慰病人与家属，减轻心理紧张度

3. 摆体位　高血压危象病人需绝对卧床，将床头抬

高 30°，可以起到体位性降压作用。必要时加床挡，防止坠床。

4. 吸氧　可选中、低流量氧气吸入，如有肺水肿时，氧流量控制在 5～6L/min，湿化瓶内加入 20%～30% 乙醇，待胸闷、呼吸困难减轻时，逐渐减量到 2～3L/min，应持续给氧，注意保持呼吸道畅通，以改善心、脑、肾等重要脏器的缺氧状态。

沟通提示：说明酒精湿化吸氧的作用，指导病人配合

5. 病情观察与监测　心电监护、监测血压（必要时应作无创性动态血压监测）、脉搏、呼吸、意识、尿量及心、肾功能变化，观察瞳孔大小及双侧是否对称并做好记录。

6. 静脉通路管理　根据血压情况及时准确调节药物滴速；在应用降压药时注意药物不良反应，防止低血钾和体位性低血压；使用硝普钠应现配现用，24 小时以内更换一次并注意避光及控制滴速，每 10～15 分钟测量一次血压；使用脱水剂宜快速滴注。

7. 药物降压　首先用地西泮稳定病人情绪，并用硝苯地平 10～20mg 或维拉帕米 40～80mg 咬碎后舌下含服，也可用卡托普利 25～50mg 咬碎后舌下含服。然后，将硝普钠 25～50mg 溶于 250～500ml 葡萄糖溶液中（100μg/L），剂量范围 0.25～10μg/（kg•min），持续静脉滴注，用量由小到大，逐渐增加剂量，直至血压满意控制。硝普钠滴注后会立即发挥作用，应仔细调节滴注速率，常用输液泵或微量注射泵控制输液。另外，硝普钠溶液对光敏感，应新鲜配制，配制后 4 小时将失效，滴注瓶必须用铝箔或黑布包裹。输液泵使用方法如下：

沟通提示：解释降压药的作用，说明避光输液的意义

（1）用物：输液泵（图 6-8）或微量注射泵（图 6-9），基础护理盘内置液体、（避光）输液器、套管针、透明贴膜、止血带，一次性治疗巾、消毒剂、棉签、弯盘、输液卡、笔、表，瓶装液体另备网套和启瓶器。

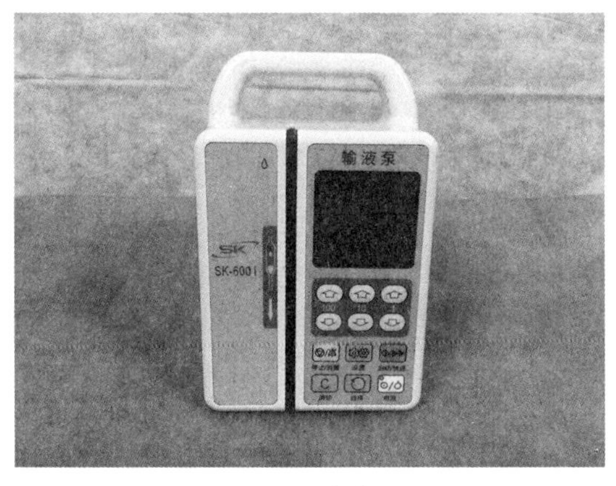

图 6-8　输液泵

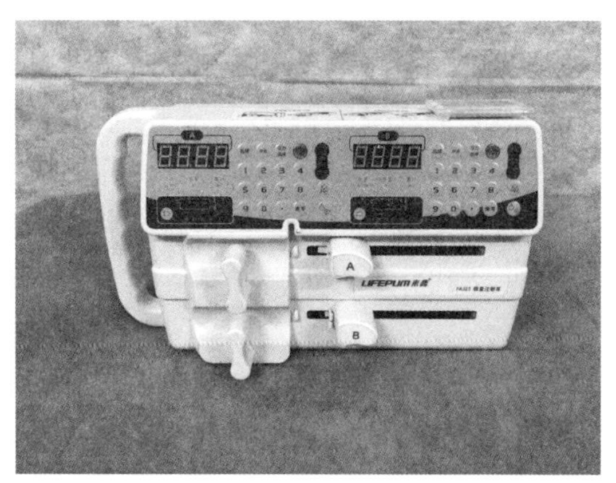

图 6-9　微量注射泵

输液泵使用（扫一扫 会操作）

微量泵操作技术（扫一扫 会操作）

高血压急症常用的静脉注射用降压药（扫一扫，会多一点）

（2）操作流程（图 6-10）

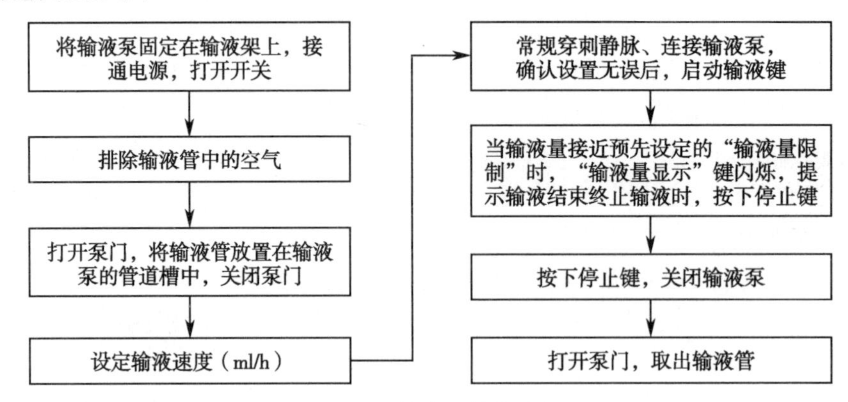


图 6-10 输液泵操作流程

### （三）注意事项

1. 注意降压速度　对高血压急症要求在数分钟到 1 小时内在严密的血压监测下，将血压降至安全水平（一般为 160/100mmHg 左右，平均动脉压的降压幅度不超过治疗前水平的 25%）。应注意，起始的降压目标不是使血压正常，而是逐渐将血压调控至不太高的安全水平，过快、过度的降压容易导致组织灌注压降低，诱发缺血事件。在之后 24～48 小时逐步降低血压达到正常水平。但对不同类型的病人应采取个体化治疗方案，如对脑出血、脑梗死的急性期病人不宜降得太快，降压要谨慎；而对主动脉夹层的病人，在可以耐受的情况下，降压的目标应低至收缩压 100～110mmHg。对亚急症病人，可在 24～48 小时将血压缓慢降至 160/100mmHg，此后慢慢控制至最终的靶目标血压。注意避免对某些无并发症但血压较高的病人进行过度治疗，而产生不良反应或低血压，并可造成靶器官的缺血损害。

2. 警惕老年病人低灌注现象发生　老年病人常合并冠心病，血压自动调节能力较差，因而血压下降过低容易引起低灌注。

3. 注意药物的不良反应及毒性作用　可乐定、甲基多巴和利血平具有中枢抑制作用，使用时应检测神经系统症状。硝普钠持续静滴一般不宜超过 24 小时，避免发生硫氰酸盐中毒，同时还应注意观察其他不良反应，如恶心、呕吐、出汗、肌肉抽搐等。

4. 注意持续血压监测　救治成功血压降到安全水平后，仍需严密监测。

## 三、高血压危象救护流程（图 6-11）

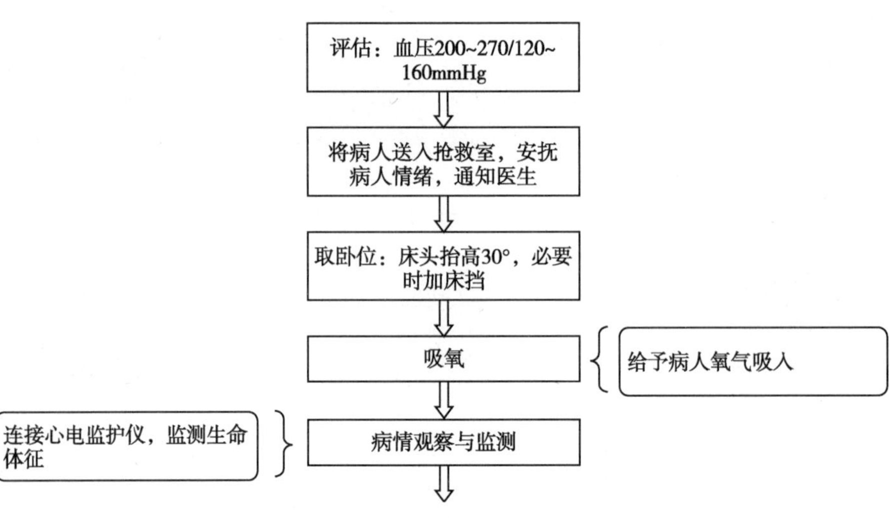

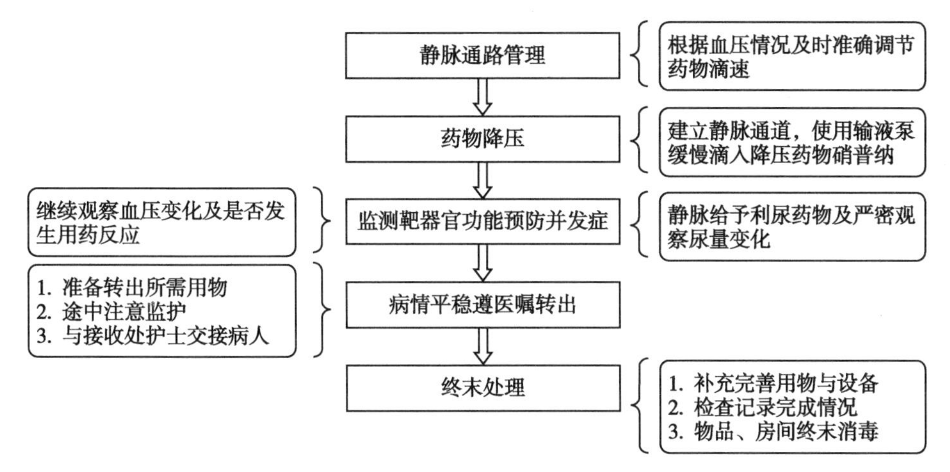


图 6-11 高血压危象救护流程

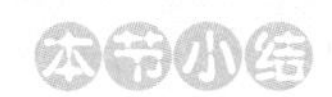

1. 高血压危象是在高血压的基础上，因某些诱因使周围细小动脉发生暂时性强烈痉挛，引起血压进一步急聚升高而出现的一系列血管加压危象的表现，可在短时间内发生不可逆的重要器官损害，如不立即进行降压治疗，将会产生严重并发症或危及病人生命。

2. 高血压危象的临床表现为：血压急剧升高或出现剧烈头痛、头晕，还可有恶心、呕吐、胸闷、气急、视物模糊、腹痛等。有自主神经功能失调的征象以及靶器官急性损害的表现，如冠状动脉痉挛、脑部小动脉痉挛、肾小动脉强烈痉挛等，还可出现其他症状，产生类似内耳眩晕的症状；视力障碍；以及出现阵发性腹部绞痛等。

3. 高血压危象的救护原则：监测生命体征；迅速降低血压；及早鉴别诊断，找出病因，行个体化治疗；防治并发症，改善脏器功能障碍。

（殷 翠）

目标测试(扫一扫，测一测)

## 练习与思考

### 一、名词解释

高血压急症　高血压亚急症

### 二、简答题

1. 简述高血压危象的临床表现。
2. 高血压危象的救护原则是什么？

### 三、案例分析

吴先生，51 岁，建筑设计师。1 年前在体检中发现血压偏高，150/95mmHg，病人仅偶尔头痛、乏力，故未坚持服用降压药。2 天前下午当吴先生得知他所设计的方案在招标中未通过，他所在的公司因此蒙受经济损失的时候，突然感觉视物模糊，并心慌、头痛、恶心。同事发现吴先生满面潮红，行走不稳，便立即将他送往医院。体格检查：BP 250/150mmHg，R 24 次 / 分，HR 112 次 / 分，心律整齐，神经系统检查未发现异常。请分析吴先生存在的问题，并拟定救护方案。

## 第五节　急性中毒救护

**导入案例与思考**

刘女士，35 岁，1 小时前因与家人发生口角后口服药物（药名不详），出现呼之不应，口吐白沫，于上午 10 时急送医院急诊科。来院时病人呈昏迷状，呼吸急促，双侧瞳孔缩小如针尖大小。

**请思考**

1. 病人可能出现了什么情况？
2. 作为急诊护士，如何对病人进行相应的救护？

急性中毒是大量毒物在短时间内进入人体引起的疾病，可能威胁生命，急性中毒的早发现、早诊断、早处理对预后至关重要。根据急性中毒病史迅速进行重点体检，判断中毒的类别，及时清除毒物，及早使用特殊解毒药，可有效的挽救病人的生命。

急性中毒的救护（PPT）

### 一、概述

#### （一）相关概念

1. 中毒（poisoning）　某种物质进入人体，在效应部位积累到一定量而产生损害的全身疾病称中毒。

2. 急性中毒（acute poisoning）　是指有毒物质短时间内大量进入人体而造成组织、器官器质性或功能性损害。其发病急骤、症状凶险、变化迅速，若不及时救治，常危及生命。

考点提示：急性中毒的概念

3. 血液灌流（blood perfusion ）　血液流过装有活性炭或树脂的灌流柱，毒物被吸附后，血液再输回病人体内的方法。

#### （二）毒物的吸收、代谢和排出

1. 毒物的吸收

（1）呼吸道：毒物主要以烟、粉尘、雾、蒸气、气体的形态由呼吸道吸入。一般认为，毒物由于呼吸道吸收的速度比胃肠道吸收的速度快 20 倍左右，仅次于静脉注射的吸收速度。

（2）消化道：主要是在生活中的毒物吸收，吸收部位在胃与肠道，以小肠为主。胃内 pH、胃肠蠕动及胃肠道内容物对吸收均有影响。

(3) 皮肤黏膜：主要指脂溶性毒物，如苯胺、四乙铅、有机磷农药等可通过完整皮肤、黏膜侵入，脂溶性越大越易穿透皮肤。

2. 毒物的代谢　毒物经各种途径被吸收后，主要在肝脏通过氧化、还原、水解、结合等作用进行代谢。经人体代谢后，多数毒物的毒性降低，少数毒物的毒性反而增强，如对硫磷(1605)氧化为对氧磷后，毒性较原来增加约300倍。

3. 毒物的排出　体内毒物代谢后主要经肾脏排出，很多重金属如铅、汞、锰以及生物碱由消化道排出。气体和易挥发毒物吸收后，部分以原形经呼吸道排出。少数毒物可经皮肤排出，有时可引起皮炎。此外，有些毒物可随唾液、乳汁排出。有些毒物排出缓慢，蓄积在体内某些组织或器官内可产生慢性中毒。

### (三) 中毒机制

1. 局部刺激、腐蚀作用　强酸、强碱可吸收组织中的水分，并与蛋白质或脂肪结合，使细胞变性、坏死。

2. 缺氧　刺激性气体可引起喉头水肿、喉痉挛、支气管炎、肺炎或肺水肿，妨碍氧气吸入或影响肺泡的气体交换而引起缺氧。窒息性气体如一氧化碳、硫化氢、氰化物等可阻碍氧的吸收、转运或利用。

3. 麻醉作用　有机溶剂、吸入性麻醉剂等有较强的亲脂性，脑组织和脑细胞膜内脂质含量高，这类亲脂性毒物可通过血脑屏障，进入脑内抑制脑功能。

4. 抑制酶的活力　部分毒物或其代谢产物可通过抑制酶的活力而产生毒性作用，如有机磷杀虫药可以抑制胆碱酯酶活力。

5. 干扰细胞膜或细胞器的生理功能　四氯化碳在体内经代谢产生的三氯甲烷自由基可作用于肝细胞膜中的不饱和脂肪酸，使脂质过氧化，导致线粒体和内质网变性，肝细胞死亡。

6. 竞争受体　阿托品通过竞争性阻断毒蕈碱受体而产生毒性作用。

考点提示：有机磷杀虫药的中毒机制

### (四) 临床表现

各种中毒症状和体征取决于各种毒物的毒理作用和机体的反应性，接触毒物种类不同，中毒后出现的临床表现也不一样，中毒的临床表现情况如下。

1. 皮肤黏膜

(1) 皮肤及口腔黏膜的灼伤：见于强酸、强碱、甲醛、苯酚、百草枯等腐蚀性毒物灼伤。硫酸灼伤后呈黑色，盐酸灼伤后呈棕色，硝酸灼伤后呈黄色，过氧乙酸灼伤后呈无色。

(2) 发绀：见于亚硝酸盐、硝基苯、氰化物、麻醉药、有机溶剂、刺激性气体、苯胺等。

(3) 黄疸：见于四氯化碳、毒蕈、鱼胆、百草枯等中毒。

(4) 樱桃红色：一氧化碳、氰化物中毒。

(5) 面色潮红：阿托品、颠茄、乙醇、硝酸甘油、一氧化碳中毒等。

(6) 皮肤湿润：有机磷杀虫药、酒精、水杨酸、拟胆碱药、吗啡类等中毒。

2. 眼的表现

(1) 瞳孔扩大：见于阿托品、颠茄、乙醇、麻黄碱、氰氧化物等中毒。

(2) 瞳孔缩小：见于有机磷农药、镇静催眠药、氨基甲酸酯杀虫药、吗啡等中毒。

(3) 视神经炎：见于甲醇、一氧化碳中毒等。

3. 神经系统

(1) 昏迷：见于麻醉药、镇静催眠药、窒息性气体、农药等中毒。

（2）惊厥：见于窒息性气体、毒鼠强、有机氯杀虫药、异烟肼等中毒。

（3）肌肉纤维颤动：见于有机磷杀虫药、有机汞、乙醇、氨基甲酸酯杀虫药中毒。

（4）谵妄：见于阿托品、乙醇、抗组织胺药中毒。

（5）瘫痪：见于可溶性钡盐、三氧化二砷、正己烷、蛇毒、河豚等中毒。

（6）精神失常：见于四乙铅、一氧化碳、有机溶剂、阿托品、抗组织胺药物、酒精等中毒。

4. 呼吸系统

（1）呼吸气味异常：酒味（酒精中毒）、苦杏仁味（氰化物中毒）、大蒜味（有机磷农药、黄磷、铊中毒）、苯酚味（苯酚、来苏儿中毒）。

（2）呼吸加快：引起酸中毒的毒物如水杨酸类、甲醇等可兴奋呼吸中枢，使呼吸加快。刺激性气体引起脑水肿时呼吸加快。

（3）呼吸减慢：见于催眠药、海洛因、吗啡中毒，也见于中毒性脑病。

（4）肺水肿：刺激性气体、磷化锌、有机磷杀虫药、百草枯等中毒可引起肺水肿。

5. 循环系统

（1）心律失常：见于阿托品、拟肾上腺素类、洋地黄、夹竹桃、蟾酥等中毒。

（2）休克：引起休克的原因包括：①剧烈的吐、泻导致血容量减少。②严重的化学灼伤致血浆渗出而血容量减少。③毒物抑制血管舒缩中枢，引起周围血管扩张，有效血容量减少。④心肌损害。

（3）心搏停止：引起心搏停止的原因包括：①毒物直接作用于心肌，见于洋地黄、奎尼丁、锑剂、吐根碱、河豚鱼等中毒。②缺氧，见于窒息性毒物中毒。③低钾血症，见于可溶性钡盐、棉酚等中毒。

6. 消化系统

（1）胃肠症状：磷化锌、有机磷杀虫剂、强酸、强碱等中毒。

（2）肝损害：磷、硝基苯、毒蕈、氰化物、蛇毒等。

7. 血液系统

（1）溶血性贫血：见于砷化氢、苯胺、硝基苯等中毒。

（2）出血：见于血小板量和质的异常，可由阿司匹林、氯霉素、氢氯噻嗪、抗癌药物等引起。血液凝固障碍，由肝素、双香豆素、水杨酸类、蛇毒等引起。

（3）白细胞减少及再生障碍性贫血：见于氯霉素、抗癌药、苯等中毒及放射病等。

8. 泌尿系统

（1）肾小管坏死：见于氯化汞、四氯化碳、氨基糖苷类抗生素、毒蕈等中毒。

（2）肾缺血：产生休克的毒物可致肾缺血。

（3）肾小管堵塞：砷化氢中毒可引起血管内溶血，游离血红蛋白由尿排出时可堵塞肾小管；磺胺结晶也可堵塞肾小管。

9. 发热　见于阿托品、棉酚、二硝基酚等中毒。

### （五）救护原则

在初步判断病人为急性中毒后，应立即终止接触毒物，在毒物性质未查明之前，不要等待明确诊断，应立即给予及时处理。

1. 立即终止接触毒物，迅速脱离有毒环境

（1）食入性中毒：采取催吐、洗胃、导泻、灌肠等措施。

（2）吸入性中毒：立即脱离现场，给予吸氧或呼吸新鲜空气，解开衣服，平卧，保暖，清除呼吸道分泌物和异物，保持呼吸道通畅。

（3）接触性中毒：立即脱去衣物，用大量清水（忌热水和酒精）反复冲洗体表，特别注意毛发、指甲缝及皮肤皱褶处的清洗，冲洗时间不得少于30分钟。对于腐蚀性毒物要选择相应的中和剂或解毒剂冲洗。

2. 清除尚未吸收的毒物

常用延缓毒物在胃肠吸收的药物（扫一扫，会多一点）

（1）催吐：意识清楚且能合作的病人可饮温水300～500ml，然后用手指或压舌板刺激咽后壁或舌根诱发呕吐，反复进行，直至胃内容物完全呕出为止。也可使用药物吐根糖浆、阿朴吗啡等催吐。昏迷、惊厥、吞服腐蚀性毒物者不应催吐。

（2）洗胃：一般在服毒后6小时内洗胃有效，服入强腐蚀剂者一般不宜洗胃。此外，惊厥、昏迷病人洗胃应慎重。可根据毒物的种类不同选择不同的洗胃液（表6-2）。

表6-2 常用的洗胃液

| 中毒药物 | 灌洗溶液 | 禁忌药物 |
|---|---|---|
| 酸性药 | 镁乳、蛋清水、牛奶 | 强碱药物 |
| 碱性药 | 5%醋酸、白醋、蛋清水、牛奶 | 强酸药物 |
| 氰化物 | 饮3%过氧化氢溶液后催吐，1∶150 000～1∶20 000高锰酸钾洗胃 | |
| 敌敌畏 | 2%～4%碳酸氢钠、1%盐水、1∶150 000～1∶20 000高锰酸钾 | |
| 对硫磷（1605）<br>内吸磷（1059）<br>马拉硫磷（4049）<br>乐果 | 2%～4%碳酸氢钠 | 高锰酸钾 |
| 美曲膦酯（敌百虫） | 1%盐水、清水、1∶150 000～1∶20 000高锰酸钾 | 碱性药物 |
| 三氯氰戊菊酯（灭害灵） | 温开水、0.9%氯化钠，50%硫酸镁导泻 | 油性药物 |
| 巴比妥类（安眠药） | 1∶150 000～1∶20 000高锰酸钾、硫酸钠导泻 | 硫酸镁导泻 |
| 百草枯（对草快、克无踪） | 白陶土水、1%肥皂水洗胃<br>活性炭悬液+硫酸镁导泻 | |

特殊情况下使用的解毒剂洗胃液（扫一扫，会多一点）

（3）导泻：洗胃后口服或胃管内注入泻药，清除肠道内毒物，一般不用油类泻药，常用盐类泻药，如硫酸镁15g溶于水内，口服或注入胃管，肾功能不全或昏迷病人不宜使用。

3. 促进已吸收毒物的排出

（1）利尿：许多毒物可由肾脏排泄，加速利尿可促进毒物排出，改变尿pH也可促使毒物由尿排出，如有急性肾脏能功能衰竭不宜采用利尿法。

（2）吸氧：一氧化碳中毒时，吸氧可使碳氧血红蛋白解离，加速一氧化碳排出。高压氧促使一氧化碳排出效果更好。

（3）透析：包括腹膜透析、血液透析、血液灌流等方法，对镇静催眠药、抗生素、生物碱等中毒有效，特别对肾功能减退、血压低、呼吸抑制的病人更具有抢救指征，一般在中毒后12小时内进行效果好。

考点提示：常见中毒药物的洗胃液和禁忌药物

（4）血液或血浆置换：适用于血液透析或血液灌流无效或小儿病人无法施行上述方法者。

（5）血液灌流（图6-12）：血液流过装有活性炭或树脂的灌流柱，毒物被吸附后，血液再输回病人体内，适用于中毒严重、有合并症、血液中毒物浓度高者。在血液灌流中，血液的正常成分如血小板、葡萄糖、二价阳离子也可被吸附排出，因而要检测和补充。

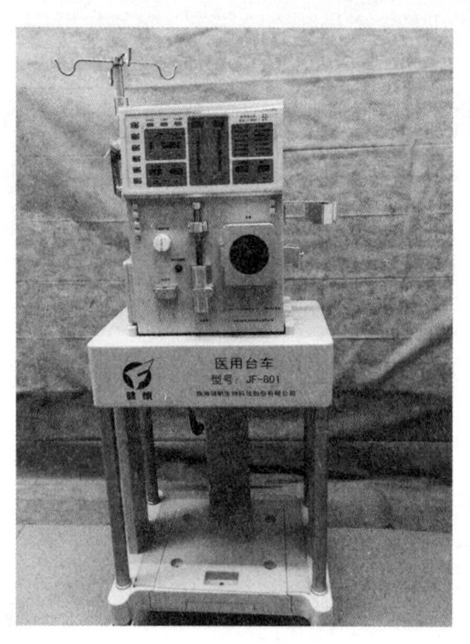


图6-12 血液灌流器

4. 应用特效解毒剂 大多数毒物无特效解毒剂，仅少数毒物能利用相应药物达到解毒作用。常用的特异性解毒剂见表6-3。

表6-3 常用特异性解毒剂

| 中毒类型 | 特效解毒剂 |
|---|---|
| 阿片类、镇痛剂、乙醇中毒 | 纳洛酮 |
| 有机磷化合物中毒 | 氯解磷定、碘解磷定、阿托品 |
| 亚硝酸钠、苯胺中毒 | 亚甲蓝（美蓝） |
| 苯二氮䓬类药物中毒 | 氟马西尼 |
| 氰化物中毒 | 亚硝酸钠、亚硝酸异戊酯、硫代硫酸钠 |
| 甲醇中毒 | 乙醇 |
| 一氧化碳中毒 | 氧、高压氧 |
| 肉毒、蛇毒、蜘蛛毒等中毒 | 各种抗毒血清 |
| 地高辛药物中毒 | 特异性地高辛抗体片段 |
| 有机氟杀虫药中毒 | 乙酰胺（解氟灵） |

5. 对症支持治疗 很多急性中毒无特效解毒疗法，对症治疗在于保护重要器官，使其恢复功能，可帮助危重病人渡过危险期。

考点提示：中毒类型及常用特异性解毒剂

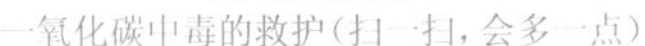
一氧化碳中毒的救护(扫一扫，会多一点)

高压氧舱的应用(扫一扫，会多一点)

## 二、案例救护

### (一) 案例分析与思考

1. 现病史　病人“口服药物(药名不详)，出现呼之不应，口吐白沫”，可能是出现了药物中毒。

2. 症状与体征“病人呈昏迷状，呼吸急促，双侧瞳孔缩小如针尖大小”，针尖样瞳孔提示可能是有机磷杀虫药中毒，病人昏迷，病情严重，需要立即抢救。

### (二) 救护要点

1. 初步评估　病人口服药物，昏迷状，需要立即抢救，迅速测量生命体征，评估病人呼吸、循环、意识、瞳孔等情况，了解既往病史。

2. 报告医生，并立即建立静脉通路　在建立静脉通道时，建议采用留置针进行大血管穿刺，一方面能维持静脉通路，确保抢救用药；另一方面也能避免抢救和搬动病人过程中的漏针风险。

> **沟通提示：** 由于此类病人大多属于自杀行为，因此在护理工作中还要加强与病人及家属的沟通，防止自杀行为再次发生

3. 保持呼吸道通畅　持续吸氧，维持呼吸功能，必要时气管插管，若呼吸心脏骤停应立即进行心肺复苏等。

4. 监测生命体征　可在床边行多功能心电监护，生命体征稳定时应迅速清除毒物。

5. 留置胃管，洗胃　留置胃管，采集胃内容物送检，在中毒物不明时应用清水洗胃。

洗胃机的使用(扫一扫，会操作)

6. 再次评估　通过详细采集病史、特征性表现、胃内容物的成分、血液检测、家属提供残余的口服液及器皿等确定该病人是何种有机磷杀虫药中毒。

7. 特定洗胃液洗胃　根据胃内容物或残留药液检验结果决定使用何种洗胃液。

8. 使用特殊解毒剂　急性有机磷杀虫药中毒常用的解毒剂有胆碱酯酶复能剂和抗胆碱药两种。

(1) 胆碱酯酶复能剂：胆碱酯酶复能剂对解除烟碱样毒性作用较为明显，如(复方)解磷定注射液和氯磷定，但对各种有机磷杀虫药的疗效并非一致。

(2) 抗胆碱药：如阿托品，可采用持续静脉泵入，使用过程中在达到阿托品化的同时还要密切观察和警惕阿托品过量中毒。阿托品化和阿托品中毒的指征如下。①阿托品化：病人瞳孔较前扩大、颜面潮红、口干、皮肤干燥、心率达 90～100 次 / 分、肺部啰音减少或消失。②阿托品中毒：病人瞳孔极度放大、全身皮肤绯红、干燥，甚至出现狂躁不安、幻觉、抽搐、高热、心动过速和尿潴留，严重者出现昏迷。

9. 促进已吸收毒物的排出　方法有利尿、血液净化治疗和给氧，可遵医嘱给予利尿剂及氧疗，送病人至血透室行血液净化治疗或换血治疗。

10. 对症支持治疗

(1) 维持呼吸循环功能，防治脑水肿。

(2) 纠正酸中毒及电解质紊乱。

(3) 选用广谱抗生素，防治感染。

(4) 加强口腔、呼吸道、压疮及安全护理。

(5) 重症病人可输新鲜血或行换血治疗。

11. 观察病情

(1) 严密观察生命体征、意识、瞳孔和尿量的变化。特别是病人的意识状态、呼吸频率等，警惕肺水肿、脑水肿和呼吸衰竭三大并发症的发生。

(2) 病人呕吐时应将头偏向一侧，注意保持呼吸道通畅，及时清除呼吸道分泌物及呕吐物。

> 沟通提示：病人出现躁动不安时要做好安全防护工作，必要时需要使用约束带，应向病人家属说明，约束病人是为了确保病人的安全

(3) 在应用各种解毒剂，如阿托品、氯磷定及升压药后，应该注意观察病人的意识是否开始清醒，生命体征是否趋于稳定，针尖样瞳孔是否开始扩大。

### (三) 注意事项

1. 胆碱酶活性越低，病情越严重　急性有机磷杀虫药中毒的主要表现有毒蕈碱样表现、烟碱样表现、中枢神经系统表现；中毒程度与临床表现和胆碱酯酶活力有关，临床表现越严重，胆碱酶活性越低，病情越严重。

2. 洗胃最佳时机　洗胃最佳时机，越早越好，4～6 小时内洗胃效果最好。

3. 尽早会用特殊解毒剂　当中毒的毒物明确，应及早应用特殊解毒药物，其原则是早期、足量、联合和维持有效时间的应用。

4. 执行操作规程，预防并发症的发生　洗胃时要严格按照操作要求进行，预防并发症的发生。

5. 严格遵守口头医嘱执行流程　抢救病人时可执行口头医嘱，执行口头医嘱应严格遵守口头医嘱执行流程，避免差错发生，医嘱及抢救记录应在抢救结束后 6 小时内据实补记。

## 三、急性中毒救护流程(图 6-13)

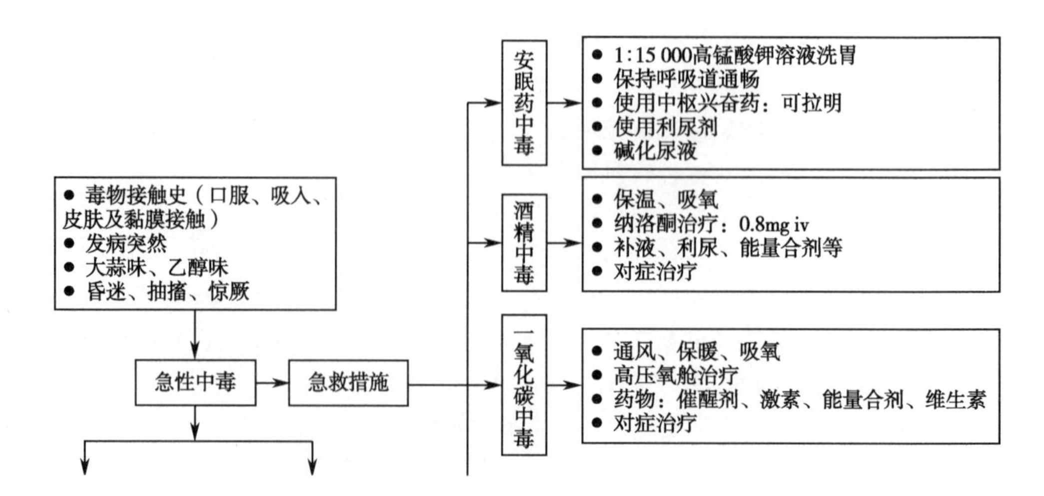

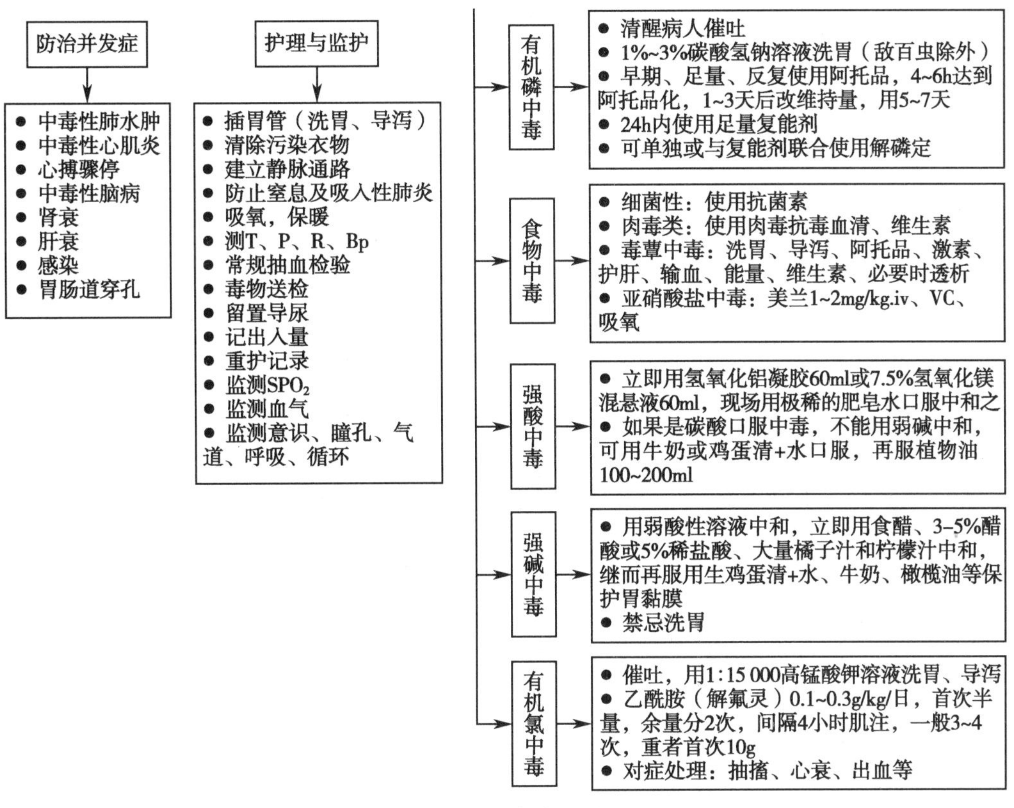


图 6-13 急性中毒救护流程

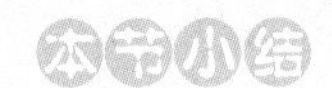


1. 临床上急性中毒种类较多，较常见的有有机磷杀虫药中毒、一氧化碳中毒、乙醇中毒、镇静催眠药中毒等，应按照救护原则，根据中毒的类型给予相应的处理措施。案例中的病人出现口吐白沫、针尖样瞳孔，是典型的有机磷杀虫药中毒症状。

2. 急性中毒的救护原则包括立即终止接触毒物，迅速脱离有毒环境；清除尚未吸收的毒物；促进已吸收毒物的排出；应用特效解毒剂；对症支持治疗。

3. 消化道中毒的救护要点：评估病情、通知医生、保持呼吸道通畅、监测生命体征、留置胃管特定洗胃液洗胃，使用特殊解毒剂、促进已吸收的毒物排出、严密观察病情。

（汤 漫 殷 翠）

目标测试（扫一扫，测一测）

## 练习与思考

一、名词解释

急性中毒　血液灌流

二、简答题

1. 急性中毒的救护原则有哪些？

2. 中毒机制有哪些？

三、案例分析

刘女士，35 岁，长期失眠，晨 7 时家人发现意识模糊送医院急诊科，入科时病人浅昏迷状，强刺激可唤醒，不能对答，很快又进入浅昏迷状。体格检查：T 36.1℃，P 62 次 / 分，R 16 次 / 分，BP 90/60mmHg，意识不清，呼吸浅慢，腱反射消失，角膜反射存在。

请问：1. 病人可能出现了什么情况？

2. 如果你是急诊护士，如何对病人进行相应的救护？

3. 是否还需要给病人洗胃？

# 第六节　中暑救护

**导入案例与思考**

李先生，34 岁，建筑工人，烈日下在工地连续工作 4 小时后出现头晕、胸闷、乏力、恶心、大汗。经休息后症状无缓解，被工友急送入院。体格检查：T 38.7℃，P 108 次 / 分，R 30 次 / 分，BP 86/60mmHg，意识清楚，面色苍白，皮肤湿冷。

**请思考**

1. 病人出现了什么情况？

2. 如果你是急诊护士，如何对病人进行相应的救护？

正常人体在下丘脑体温调节中枢的控制下，体内产热和散热处于动态平衡，使体温维持正常体温。当外界环境温度超过 35℃，蒸发散热成为机体最主要的散热方式，如果此时空气对流差，机体散热受阻或产热持续大于散热，体内热蓄积，就容易出现中暑。

中暑救护（PPT）

## 一、概述

### （一）概念

中暑（heatstroke）是指在高温和热辐射的长时间作用下，机体体温调节障碍，水、电解质代谢紊乱及神经系统功能损害症状的总称。

### （二）病因

1. 机体产热增加　在高温或热辐射下进行强体力劳动或运动，使机体产热大幅度增加，发生热蓄积，如果没有有效的降温措施，就容易发生中暑。此外，孕妇和肥胖者体内产热也会增加。

2. 机体散热减少　在高温、高湿环境下通风不良，或衣物透气性不良，使机体散热减少，也易发生中暑。

3. 机体热适应能力下降　正常情况下，热负荷增加时机体会产生应激反应，通过体温调节中枢进行调节以适应外界环境的变化。但是当机体调节能力下降时，对热的适应能力随之降低，导致机体出现代谢紊乱而发生中暑。

考点提示：中暑发生的病因

### （三）分类与临床表现

根据临床表现的轻重，中暑可分为先兆中暑、轻症中暑和重症中暑，它们之间是递进的关系，其中重症中暑可随时危及病人的生命。

1. 先兆中暑　在高温环境下劳动或运动一段时间以后，出现头晕、头痛、眼花、耳鸣、胸闷、心悸、口渴、大汗、恶心、呕吐、四肢无力、注意力不集中、体温正常或略升高，若将病人及时转移至阴凉通风处休息，补充水、钠，短时间内可恢复。

2. 轻度中暑　除具有先兆中暑的症状外，还有以下情况之一：①体温在38℃以上。②面色潮红、皮肤灼热。③面色苍白、大量出汗、皮肤、四肢湿冷、脉搏细速、血压下降等早期周围循环衰竭表现。若经过及时有效处理，3～4小时可恢复正常。

3. 重度中暑　除具有轻症中暑症状外，还伴有高热、痉挛、晕厥和昏迷。包括热痉挛、热衰竭和热射病三种类型。

（1）热痉挛：此型多见于健康青壮年。高温环境下进行高强度劳动、剧烈运动和大量出汗后，在咀嚼肌、四肢肌肉、腹直肌和腓肠肌发生对称性、阵发性、痉挛性疼痛，尤其以腓肠肌最为多见；也可因腹直肌、胃肠道平滑肌痉挛引起急性腹痛，休息后可缓解；体温无明显升高。

（2）热衰竭：此型最常见，多见于老人、儿童和体弱多病病人。在体内水、钠丢失过多且补充不足时，可出现头晕、头痛、恶心、呕吐、乏力、多汗等周围循环衰竭征；脱水严重可出现呼吸、心跳加快，血压降低或晕厥；伴体温升高，无中枢神经系统损害表现，若不及时治疗可发展为热射病。

（3）热射病：是最严重的中暑类型，以高热、无汗、意识障碍“三联症”为典型表现的致命性急症。早期受影响的器官依次为脑、肝、肾和心脏，病人可出现行为异常、高热（直肠温度≥41℃）、意识障碍、昏迷及多器官功能障碍等。临床上根据发热时病人所处的状态和发病机制分为劳力型和非劳力型两种：①劳力型热射病，多发生在高温、高湿、不通风环境下长期进行体力劳动或剧烈体育运动的年轻人，严重者可出现抽搐、昏迷、多汗或无汗，心率可达160～180次/分，其死亡率与体温上升程度有关。②非劳力型热射病，多见于体质衰弱的老年人和慢性病病人。起病时病人出现谵妄、各种行为异常，继而高热、昏迷，皮肤干热、发红，80%以上病人无汗，可诱发癫痫发作。严重者可出现休克、心力衰竭、脑水肿、急性肝衰竭、肾衰竭、多脏器衰竭，甚至死亡。

考点提示：中暑的分类

### （四）救护原则

1. 降温　降温是治疗中暑的根本，迅速脱离高温环境，安置在阴凉通风处或空调房内休息。同时根据病人的具体情况选择降温的方式和速度，并及时补充水分。

2. 监测生命体征　注意监测病人生命体征的变化，尤其注意监测体温和血压的变化，防止出现循环衰竭的情况。

3. 对症支持治疗　如病人发生惊厥、脑水肿、休克、肾衰竭、感染或诱发心律失常等情况，则按相应护理常规处理。

## 二、案例救护

### （一）案例分析与思考

1. 既往史 "34岁，建筑工人，烈日下在工地连续工作4小时"，病人持续在户外高温环境下工作，这是导致中暑发生的常见原因。

2. 症状与体征 "出现头晕、胸闷、乏力、恶心、大汗，经休息后症状无缓解"，通过病人的临床表现，加之高温环境下持续工作的既往史，可考虑病人出现的症状是由中暑引起。

3. 循环衰竭表现 "体格检查：T 38.7℃，P 108次/分，R 30次/分，BP 86/60mmHg，意识清楚，面色苍白，皮肤湿冷"，测得病人体温过高，呼吸、脉搏增快，且血压下降，已经出现循环衰竭体征，提示病人出现了轻症中暑。

### （二）救护要点

1. 初步评估 测量生命体征，评估病人呼吸、循环、意识、瞳孔等情况，了解既往病史，判断有无威胁病人生命的体征存在。

2. 降温

（1）环境降温：先将病人安置于室温为20～25℃的房间内，为病人松解衣服，取平卧位。

（2）物理降温：可在大血管处如颈动脉、腋窝、腹股沟等放置冰袋、头部置冰帽、冰水灌肠，同时按摩四肢、躯干皮肤，使血管扩张促进散热。还可选择冰毯、冷水或酒精擦浴等方式进行全身降温。

（3）药物降温：体表降温无效或高热时遵医嘱给予药物降温：①氯丙嗪20～50mg加入冰生理盐水或5%葡萄糖盐水中静滴1～2小时。②人工冬眠：氯丙嗪8mg+哌替啶25mg+异丙嗪8mg肌注或静脉滴入，适用于高热伴惊厥者。③地塞米松10～20mg静脉推注，预防脑水肿，帮助降温。

3. 静脉通路管理 根据病人情况及时准确调节药物滴速，静脉输液前5～10分钟滴速宜慢，以30～40滴/分为宜，随时观察用药疗效及不良反应。

4. 吸氧 给予病人氧气吸入，保持呼吸道通畅，提高血氧饱和度，减轻高热对心、脑、肾等器官的损伤。

5. 密切监测生命体征和病情变化 救护过程中随时观察病人意识、瞳孔、生命体征、尿量并记录。每15～30分钟测量一次体温，当体温降至38℃即终止降温，但应保持体温不回升，同时观察四肢末梢循环情况，维持收缩压在90mmHg以上，以防脱水和休克。同时监测各项生化指标。

6. 对症处理 ①给予清凉含盐饮料，静脉补充生理盐水或5%葡萄糖盐水1000～2000ml以纠正水、电解质紊乱。②对有意识障碍、烦躁不安的病人可用地西泮10～20mg加入10%葡萄糖溶液20ml中静脉注射。③发生中暑痉挛时用10%葡萄糖酸钙10～20ml稀释后滴注。④惊厥时将巴比妥类药物及降温药物改为冬眠1号，并适当约束病人，防止坠床及碰伤，必要时可使用牙

沟通提示：通知家属，询问病人的既往史，了解其有无慢性病。向病人家属说明中暑的危害性，并告知其医护人员正在全力救护，请家属在急诊室外等候，配合抢救

沟通提示：向病人及家属讲解中暑的相关知识，告知其预防中暑的方法及发生中暑后如何紧急处理

垫，防止舌咬伤。⑤双下肢腓肠肌痉挛性疼痛时帮助病人按摩局部以减轻疼痛。⑥加强生活护理，高热大汗时及时更换湿衣裤，保持皮肤清洁卫生，防止皮肤损伤及压疮。⑦脑水肿、休克、肾衰、感染、诱发心律失常时按相应的护理常规处理。

### （三）注意事项

考点提示：中暑的救护要点

1．降温效果判断　若病人四肢厥冷、发绀且高热不退，提示病情加重；若降温治疗后四肢暖和、红润，肛温在38℃左右，提示降温效果好，并维持体温不再回升。

2．降温速度　降温速度不宜过快，否则会增加病人死亡的风险。

3．注意并发症的监测　观察尿液颜色、尿量、尿比重及肾功能情况，若尿液呈茶色或肌肉触痛，提示可能出现横纹肌溶解。降温时监测脉搏、血压，维持收缩压在90mmHg以上，防止休克。监测凝血常规，防止DIC。

中暑的预防

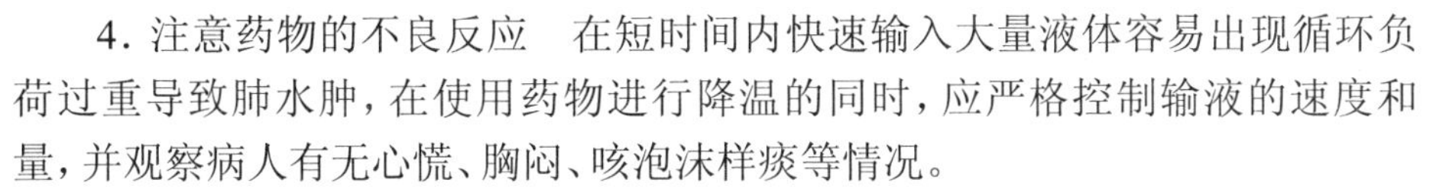

4．注意药物的不良反应　在短时间内快速输入大量液体容易出现循环负荷过重导致肺水肿，在使用药物进行降温的同时，应严格控制输液的速度和量，并观察病人有无心慌、胸闷、咳泡沫样痰等情况。

## 三、中暑救护流程（图6-14）

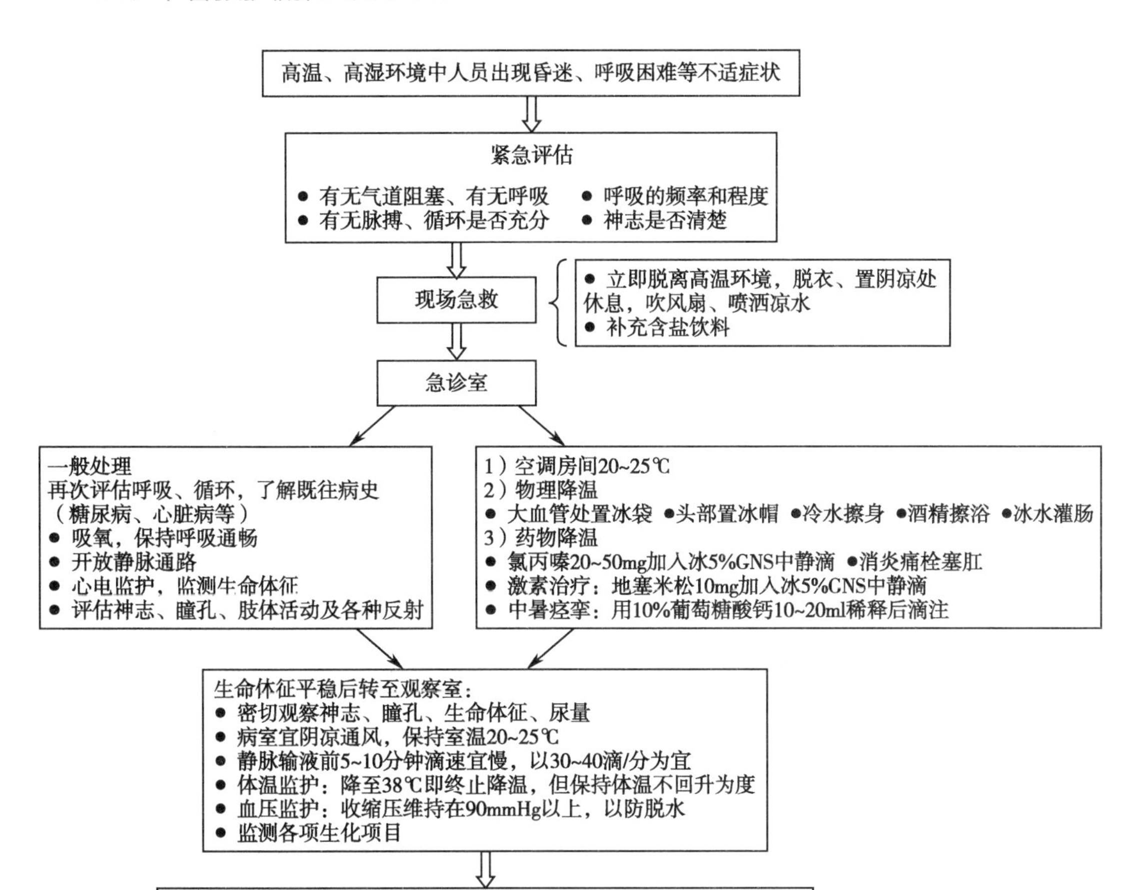


图6-14　中暑救护流程

中暑的急救流程（扫一扫，会多一点）

**本节小结**

1. 根据临床症状的轻重可将中暑分为三种类型，即先兆中暑、轻症中暑和重症中暑，其中重症中暑又包括热痉挛、热衰竭和热射病三种类型。案例中的病人属于轻症中暑。

2. 中暑的救护措施包括初步评估、降温、给药、吸氧、生命体征和病情监测、对症处理等，其中最首要的是降温，降温效果直接关系到病人的预后，在降温的同时，随时评估和观察病人的生命体征和病情变化，做好心理护理，也对病人的预后和转归有着十分重要的作用。

（汤 漫）

目标测试（扫一扫，测一测）

## 练习与思考

### 一、名词解释

先兆中暑 热射病

### 二、简答题

1. 简述中暑发生的原因。
2. 如何区分中暑的类型？

### 三、案例分析

李同学，女性，15 岁，参加夏令营进行户外活动时突感头晕、口渴、乏力、大汗、面色潮红、皮肤灼热，休息后无缓解，于 20 分钟后由老师急送入院。体格检查：T 38.2℃，P 102 次 / 分，R 28 次 / 分，BP 82/60mmHg，自诉腹痛、小腿肌肉痉挛。

请问：1. 病人出现了什么情况？属于该疾病的哪种类型？

2. 作为急诊护士，如何对病人进行相应的救护？

# 第三篇　灾难事件紧急救援

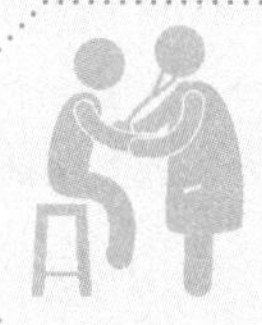

## 第七章　灾难事件及其初步应对处理

**导入案例与思考**

一日某大桥主桥的最后一段被四辆重载货车压塌，四辆货车冲下桥体。4辆大货车共有8人，其中3人死亡，5人受伤。伤员中1人意识丧失，瞳孔散大，光反应迟钝，呼吸浅慢，脉搏触摸不到；1人意识清楚，失血多，循环差；1人胸以下身体无感觉；1人下肢骨折；1人全身多处挫裂伤。

**请思考**

1. 此事件属于哪种类型的灾难事件？
2. 应怎样进行现场救援管理？
3. 现场救护要点有哪些？
4. 应怎样进行现场救援？
5. 在事故现场你如何对伤员实施急救？

我国幅员辽阔，人口众多，随着社会与经济的发展，灾难谱也随之扩大。灾难主要分为自然灾难、人为灾难、复合灾难三大类。灾难医学是研究临床医学与社会管理学在防灾、救灾、减灾过程中如何紧密结合，发挥医疗救援作用的新兴学科。灾难离我们并不遥远，学习灾难救援和管理知识，培养灾难救援与管理的复合型人才已是社会发展的必然所需。

灾难事件及其初步应对处理（PPT）

### 一、概述

#### （一）相关概念

1. 灾难（disaster）　是指任何能引起设施破坏、经济严重损失、人员伤亡、人的健康状况及社会卫生服务条件恶化的事件，当其破坏力超过了发生地区所能承受的限度，不得不向该地区以外的地区求援时，称之为灾难（或“灾害”）。

2. 灾难医学（disaster medicine）　是研究自然和人为灾难与人类生命和健康的关系，探究各种灾难对人类生命和健康的影响和规律，在灾难条件下及时实施有效的医疗救护和卫生防护的一门学科。

3. 灾难护理（disaster nursing）　目前国内还没有对灾难护理统一的定义或翻译标准。世界灾难护理学会对灾难护理的定义是：“系统、灵活地应用护理学独特的知识和技能，同时与其他专业领域合作，为减轻灾难对人类生命或健康造成的危害而开展的活动。”

### （二）灾难的分类

1. 按灾难发生的过程、性质和机制分类

（1）自然灾难事件：包括水旱灾难、气象灾难、地震灾难、地质灾难、海洋灾难、森林草原火灾等。

（2）事故灾难事件：包括工矿商贸等企业的各类安全事故、交通运输事故、公共设施和设备事故、环境污染和生态破坏事件等。

（3）社会安全事件：包括恐怖袭击事件、经济安全事件和涉外突发事件等。

（4）公共卫生事件：包括传染病疫情、群体性不明原因疾病、食品安全和职业危害、动物疫情以及其他严重影响公众健康和生命安全的事件。

2. 按灾难反应规模分类

（1）一级灾难：指灾难发生地区的内部资源能够自然恢复原状的灾难。

（2）二级灾难：指灾难规模比较大，需要邻近地区的帮助才能恢复的灾难。

（3）三级灾难：指需要国家之间进行大规模援助的灾难。

考点提示：灾难的分类、分级

### （三）灾难的分级

1. 单种灾度评估法　我国对单种灾度分级主要参考人口的直接死亡和经济损失程度，对每种灾难制定相应的分级等级（表 7-1）。

表 7-1　灾难事件等级的国家标准

| 事件等级 | 一次伤亡人数 | 发展趋势 | 伤亡数是否增加 |
|---|---|---|---|
| 一般事件（Ⅵ级） | 伤亡 10 人以上（死亡>1 人） | 无 | 不再增加 |
| 较大事件（Ⅲ级） | 伤亡 30 人以上（死亡>3 人） | 一般无 | 一般不增加 |
| 重大事件（Ⅱ级） | 伤亡 50 人以上（死亡>5 人） | 可能有，范围跨市 | 有可能增加 |
| 特大事件（Ⅰ级） | 伤亡 100 人以（死亡>10 人） | 肯定有，范围跨省 | 肯定增加 |

2. 综合灾度评估法

（1）潜在创伤事件分级法：1994 年美国 Kristi Koening 等提出新的名词“潜在创伤事件”（potential injury creating event，PICE），用来代表过去所有的人为或自然的意外事件，再按照其等级，评估是否达到“灾难的程度”（表 7-2）。每个灾难可以用 PICE 分级来描述，如美国 1995 年北领地震属于动态（dynamic）、需特别程序（disruptive）、局部性（reginal）、PICE Ⅰ级的灾难。

（2）灾难严重程度分级：灾难严重程度分级（disaster severity score，DSS）是 Boer 及 Rutherford 等在 1900 年前后发展出来的。所有灾难可以划分为 1～13 分（表 7-3），例如亚美尼亚的地震为 12 分，而一般的大车祸可能在 1～2 分。

表 7-2　PICE 分级方法

| A<br>事件状态 | B<br>地区资源状况 | C<br>影响程度 | PICE<br>分级 | 外来资<br>源需求 | 外来援助<br>状态 |
|---|---|---|---|---|---|
| 稳定（static） | 足以应对（controlled） | 地区性（local） | 0 | 不需要 | 未启动 |
| 动态（dynamic） | 需特别程序（disruptive） | 局部性（reginal） | Ⅰ | 小 | 警戒 |
|  | 崩溃（paralytic） | 全国性（national） | Ⅱ | 中 | 准备 |
|  |  | 国际性（international） | Ⅲ | 大 | 启动 |

表 7-3 灾难严重程度分级（DSS 分级）

| 项目 | 0 分 | 1 分 | 2 分 |
| --- | --- | --- | --- |
| 对社区的影响 |  | 完整 | 有损害 |
| 原因 / 人数 | 人为灾难<100 人 | 自然灾难>100 人 |  |
| 时间 | <1 小时 | 1～24 小时 | >24 小时 |
| 灾难范围半径 | <1km | 1～10km | >10km |
| 伤病员人数 | 25～100 人 | 101～1000 人 | >1000 人 |
| 存活伤病员严重度 | 大部分不需住院 | 一半需住院 | 大多数需住院 |
| 救援所需时间（包括搜救、处置及后送） | <6 小时 | 6～24 小时 | >24 小时 |

注：有的 DSS 系统将第二项原因以人数替代，总分仍为 1～13 分。

### （四）灾难事件救护对护士的能力要求

1. 护士的技能要求

（1）能快速判断伤情，有良好的危重病人病情观察能力。

（2）熟练掌握基本的急救技能：包括建立及畅通气道技术、熟练的穿刺技术、外伤止血包扎技术、骨折的固定及搬运技术等。

2. 护士的心理要求

（1）高尚的医德：在灾难现场的救援中，护理人员要把病人的痛苦和生命视为高于一切，甚至要将自己的安危置于脑后，无私奉献，全心全意地投入到病人的救援工作中去。

（2）积极而稳定的情绪：情绪是伴着个体的认知及意识对外界事物体验的外在表现形式。灾难现场环境复杂艰险，病人因失去家园及亲人，健康受损，心理十分脆弱。此时护理人员不仅需要很好地控制个人的情绪，始终保持积极稳定的态度投入到工作中，还需适当地安抚病人的情绪，才能有效地展开工作。

（3）独立的思考能力：灾区病人数量多，病情危重复杂，医务人员有限，每位医务人员都需处理人数较多的病人，所以护理人员要有独立的思考能力，才能胜任灾难的救援工作。

（4）良好的沟通能力：沟通是传递思想信息、交流情感的过程。与病人进行有效的沟通能增加病人的信任感，减轻病人的紧张、焦虑，改善其心理状况，从而促进病人的依从性，提高治疗的效果。

3. 护士的体能要求　护士需具备强健的体魄和充沛的精力才能适应灾区恶劣的环境、繁重的救治工作，良好的身体素质是对护理人员在灾难中完成治病救人工作的基本要求。

ER-7-2

灾难护理的范畴与任务（扫一扫，会多一点）

### （五）中国灾难事件应急体系

1. 应急体系　是指以国务院为指导，以国家民政部、国家卫生健康委员会等部门为主要力量，各部门协调，以《国家突发公共事件总体预案》等法律法规为指导，由应急组织管理指挥系统、应急工程救援保障体系、综合救援的应急队伍等组成的一套应对突发公共事件的网络体系。

2. 卫生应急体系　卫生应急是指为了预防和处置突发公共卫生事件的发生，控制、减轻和消除各类突发公共事件引起的健康危害所采取的一切活动的总称。

3. 卫生应急的主要内容　卫生应急有“双状态”工作模式，即常态的工作模式和应急状态工作模式。常态的工作模式主要有监测、会商与研判、预案与演练；应急状态的工作模式主要有现场评估与预测、应急响应与指挥、现场控制、事后重建与评估。

### （六）医院灾难应急预案

当灾难发生后，医院是救治系统中的最终环节，也是最重要的环节之一，要完成灾难救治中病人 / 伤员的分诊、鉴别、生命支持及后续有效的治疗，以达到最大限度救治伤员的目的，医院必须制定切实可行的灾难应急预案，并不定期进行灾难演练，才能在真正的灾难发生后做到及时有效地应对。

1. 组织构架　医院需组织灾难应急机构（图 7-1），由各相关部门组成，在灾难发生时，各部门协调合作，各司其职，才能保障灾难救治工作的有效进行。

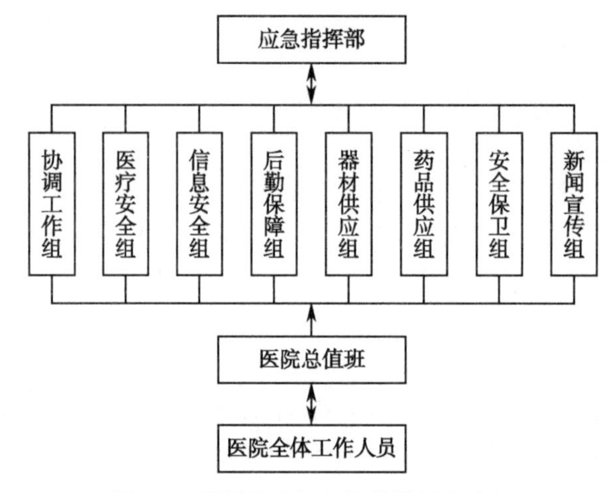


图 7-1　医院防灾组织结构及报告流程

2. 制定应急预案　医院应根据所处地域特点认真研究可能发生的突发灾难事件，估计可能发生的情况，拟定应该采取的对策，制订培训计划，编写培训教材，对相关人员定期实施培训，并根据培训结果进行评估分析，持续改进完善。

3. 人员培训　医院应对各级各类人员（包括临时工）进行全员培训，对各类突发灾难事件的监测、预警、识别、报告、应急处理技术、群体防护、个体防护、现场救护等内容进行培训。

4. 救灾物资准备　医院应储备一定充足量的应急物资和设备，建立储备目录，根据“医院突发灾难事件应急指挥部”的指令统一调配。

### （七）灾难现场救援管理

1. 现场封控　是指针对各类突发公共卫生事件进行的灾难现场封锁，以避免出现暴发性疫情及大量人员伤亡的一种保护性措施。现场封控应由专人负责，统一指挥。早期以抢救生命为首要目标，中后期以防控各类疫情为主要目标，尽量降低病人的死亡率和致残率，预防传染病暴发流行。

2. 现场安全评估　进行现场援救时，灾难环境复杂，有可能会对救援人员产生危险，应首先做好救援现场的安全评估，确保救援队伍的自身安全，才能更快速有效地营救伤员。

3. 实施救援　灾难现场救援的目的是挽救生命、减轻伤残。现场救援应在统一指挥下快速有效地进行，尽可能地挽救更多的生命。

### （八）灾难现场救治原则与流程

1. 灾难现场救治原则　应遵循先救命后治伤、先重后轻的原则。

（1）先复后固：先心肺复苏再固定骨折。

（2）先止后包：大出血时先采取一切办法止血，再清创包扎。

（3）先重后轻：优先抢救危重伤员，后抢救轻伤员。

（4）先救后送：对生命体征不稳定者，转运途中可能有危险，应先救后送。

（5）安全搬运：搬运应步调一致，避免二次伤害。

> 考点提示：灾难现场的救治原则

2. 灾难现场救治流程

（1）快速评估：当有大批伤员需要救治时，现场医务人员不应急于处理个别伤员，应首先对所有伤员进行快速评估，尤其重视无反应能力的伤员，对病情严重程度进行分级，用伤票做好标记。

（2）迅速判断病情并分类：灾难现场的急救是为了尽可能多地挽救生命、减少伤残及后遗症，由于现场环境及条件的限制，需要尽快掌握救治的重点，确定救治及后送的顺序，所以应根据现场医疗条件和伤员的病情，按轻重缓急处理。按国际惯例，伤员的分类分为：危重病人——红色标识，优先处理并转运；重症病人——黄色标识，次优先处理并转运；轻症病人——绿色标识，可延期处理后转运；濒死或死亡病人——黑色标识，可暂不处理。

（3）及时救命治伤：灾难现场救治的首要任务是抢救伤员的生命，经判断发现危重伤员后应立即采取救治措施，实施有效的心肺复苏和基础生命支持；同时针对不同伤情采取止血、包扎、固定、清创、抗休克等措施，防止感染及致残的发生。现场救治的主要措施包括：畅通气道，清除异物，解除梗阻；有呼吸衰竭者行人工呼吸、气管插管等；有心跳骤停者实施心肺复苏；昏迷者采取侧卧或平卧，头偏一侧防止窒息；固定骨折；迅速止血；补充血容量等。

（4）妥善后送伤员：灾难现场的救治可为后续的抢救和治疗赢得时间和机会。现场救治的目的主要是：保全生命，防止病情恶化，预防感染及并发症。待病情允许应尽快将伤员安全护送到就近医院或专科医院治疗。

> 考点提示：灾难现场的救治流程

### （九）灾难现场检伤分类

检伤分类的方法

检伤分类是灾难医学的重点和核心手段，是针对灾难事件开展现场医疗救援的首要环节。当第一批应急医疗救援人员刚刚抵达事发现场时，第一步救援措施必须是快速地进行检伤分类，将危重伤及重伤员尽快从一批伤亡人群中筛选出来，争取宝贵时机在第一时间援救，并按照伤情轻重的不同等级顺序转送医院，从而有条不紊地展开现场医疗救援。

1. 检伤分类的国标等级和标识　按照2006年我国卫生部颁布的“国家突发公共事件医疗卫生救援应急预案”国家标准，现场检伤分类划分为四个等级（图7-2），伤情识别卡使用统一的颜色标识：

死亡——黑色标识

危重——红色标识

重伤——黄色标识

轻伤——绿色标识

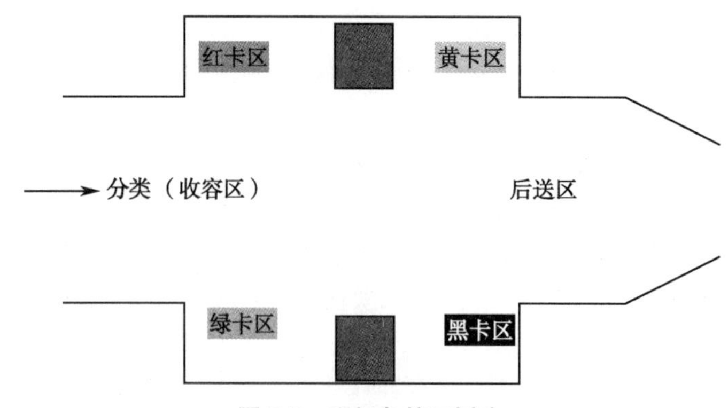


图7-2 现场急救区划分

考点提示：现场检伤的分级

2. 现场救治顺序 第一优先——危重伤(生命体征极不稳定,有严重的生命危险,预后很差)。第二优先——重伤员(生命体征不稳定,有潜在的生命危险,预后较差)。延迟处理——轻伤员(生命体征稳定,不会有生命危险,预后良好)。最后处理——死亡遗体(严重创伤造成的死亡不可逆转,已丧失抢救价值)。

3. 第一次现场检伤分类——采用模糊定性评估法(10分钟内完成)

现场评估完成后,凭借"眼耳口手"徒手定性判断,分为三步对群体快速筛查。

(1) 分类轻伤员(挂绿色标识):用口令将现场所有的伤病员迅速分成两大群,你先大声命令道:"凡是能自己走动的,请马上走到我的左/右手边!"(选择安全而且不阻挡救援道路的地点),只要能立即执行命令并且自行走动的伤员,原则上都可以分类为轻伤员。

沟通提示:通过简单口令"能走动的病人请马上走到左/右手边",区分出病情轻重病人

(2) 筛选危重伤(挂红色标识)甚至死亡(挂黑色标识):仅仅针对原地留下的、不能自行走动甚至已经倒地不起的伤员,走到他们中间,再次大声命令道:"凡是能听见我说话的,请马上举手示意并且高声回答"。如果伤病员没有任何反应,即那些不能举手示意并回答的人,可能就是生命垂危者。采用RABC法进行徒手的快速识别,单凭肉眼一看和一听(或者一摸),最多只需20秒钟便能迅速地完成一例检伤分类,RABC法快速、简单,能在灾难现场很快筛选出危重伤或死亡人员(RABC为反应性、气道、呼吸、循环的英文首字母)。

R. Response 反应性(有无意识障碍,意识水平低于V/P/U on AVPU以下)

↓ 快速评估方法为:给予伤患声音(V)和疼痛(P)刺激,观察其反应性

A. Airway 气道(有无气道部分梗阻甚至完全梗阻,后者听不到任何呼吸音)

↓ 快速评估方法为:一看、二听、三感受,观察胸部起伏、呼吸音和出气。

B. Breathing 呼吸(有无呼吸困难、呼吸衰竭,甚至感觉没有呼吸)

↓ 与气道一起检查,用6秒钟观察呼吸(3次以上起伏甚至1次起伏都看不到)。

C. Circulation 循环(有无明显的大出血或者休克表现,直至心脏停搏)。

快速评估方法为:扫描全身,同时10秒钟触摸颈动脉与桡动脉搏动(对比强弱),觉得脉搏很快(120次/分以上),并感觉皮肤湿冷苍白(毛细血管回流征>3秒钟)。

RABC分别代表着各种常见危重症表现,只要其中任何一项出现异常,便可快速评估为危重伤员;异常的项目越多说明伤情越严重,如果伤病员无意识、无呼吸,同时也无颈动

脉搏动，即判断为心脏停搏，10 分钟过去后可诊断死亡（须描记心电图证实）。究竟该挂红牌还是黑牌，应根据现场实际情况综合考虑，谨慎地作出评判。

沟通提示：通过简单口令“能听见说话的病人请马上举手示意并高声回答”，筛选出危重伤及死亡病人

（3）区分出轻伤（挂绿色标识）或者重伤员（挂黄色标识）：听到第二次口令后，只要能立即举手示意并高声回答者，可能就是轻伤员或者是重伤员，说明他们意识是清楚的，而且气道畅通、有自主呼吸，暂时不会有生命危险。轻伤与重伤的鉴别诊断依据：①只需检查循环，查全身有无明显的外出血或者脉搏是否有增快（100 次 / 分左右）。②询问伤员，“你哪里受伤了？”。如果是五处重要的部位 CHANS 受伤，即头（H，head）、颈（N，neck）、胸（C，chest）、腹（A，abdomen，包括骨盆）或脊柱（S，spine），定向检查其中局部一处有无开放伤、可疑骨折或者Ⅱ度以上烧灼伤。③四肢受伤有无肉眼可见的明确骨折或肢体、指趾断离伤，有无末梢血管神经障碍。如果以上 3 条全部“无”异常，即使伤病员不能自行走动，仍可初步分类为轻伤；而只要其中任何一项“有”异常，则判断为重伤，即使全部生命体征都保持平稳；但如果循环 C 项检查明显异常，仍应评判为危重伤。需要注意的是，所有检伤分类都必须动态、反复、持续地进行评估，应选择适当时机，在稍后进行第二次检伤分类复检，不能仅给予一次性评估后，就维持检伤分类结果一成不变。

4. 第二次检伤分类复检——使用定量评估法（1 小时完成）

第一次现场检伤分类所用的方法仅适用于事发现场面对群体伤的最初快速筛选，采用上述两次口令和 RABC 法初步分类出危重伤及重伤员；然后在增援的医生赶到、现场人手足够多或者伤病员即将被搬运上救护车时，再结合定量评分法进行第二次检伤分类复检，以确保评估准确。定量评分法中推荐比较简单实用的院前指数法（prehospital index，PHI），具体的量化评分表如表 7-4。

表 7-4 院前指数法（PHI）

| | 0 分 | 1 分 | 3 分 | 5 分 |
|---|---|---|---|---|
| 收缩压（mmHg） | >100 | <100 | <85 | <75 |
| 脉搏（次 / 分） | 51～119 | | >120 | <50 |
| 呼吸（次 / 分） | 14～28 | | >30 | <10 |
| 意识 | 清楚 | | 模糊或烦躁 | 不可理解的言语 |
| 附加伤部及伤型 | 胸部或腹部无穿透伤 | | 胸部或腹部仅闭合伤 | 胸部或腹部有穿透伤 |

PHI 法的检伤分类标准为：将表中上述 5 项参数评估所得的分值相加（每一项只取其中一个对应分值），然后根据 5 项合计总分进行评判，评分 0～3 分为轻伤；评分 4～5 分为重伤；评分>6 分为危重伤。

常用院前定量评分法简介

## 二、案例分析

### （一）案例分析与思考

1. 事故灾难事件 此案例属于交通事故灾难，四辆重载货车压塌大桥并冲下桥体，有 10 人以下的人员伤亡，属于一般事件（Ⅵ级）。

2. 启动应急救援系统 立即通知相关部门单位组织管理救援，负责现场组织协调、安

全管理及现场急救工作。

3. 现场救援　根据灾难现场的救援原则及流程实施现场救援。

### （二）救护要点

1. 封控现场　相关部门应立即封锁现场，控制周围人流，以便于救援工作的顺利进行及保护伤员及救援人员的安全。

2. 安全评估　相关人员到达现场后应首先评估现场的环境是否安全，是否有桥体破坏后重物坠落的可能，机动车有无汽油泄漏引起爆炸的可能等；在保障环境的安全后才能进行救援工作，以保障救援人员及伤员的人身安全。

3. 实施援救

（1）快速评估病情：因有大批伤员需要救治，现场医务人员不急于处理个别病人，而应对所有伤员的病情迅速评估，尤其注意无反应能力的伤员。通过看、听、感受等方法检查呼吸道是否通畅，触摸大动脉的搏动判断循环情况，观察意识状态及瞳孔情况，有无肢体瘫痪，最后暴露病人以检查全身伤情。

（2）迅速判断与分类：评估病情后需进行快速的判断及分类，以确定救治的优先顺序。①意识丧失、瞳孔散大、光反应迟钝、呼吸浅慢、脉搏触摸不到为危重病人，标记为红色，优先处置并转运。②意识清楚、失血多、循环差及胸以下身体无感觉为重症病人，标记为黄色，次优先处理并转运。③意识清楚、生命体征稳定的骨折及软组织挫伤为轻症病人，标记为绿色，可延期处置后转运。④意识丧失、大动脉搏动消失、呼吸停止可判断为死亡病人，标记为黑色，可暂不处置。

> 沟通提示：通过简单地询问伤员了解病人意识状态、呼吸状况及受伤部位等

> 沟通提示：通过简单的运动指令，了解病人配合状况及病情严重程度；通过安慰语言减轻病人的紧张焦虑及增加配合度

（3）现场抢救及处理：完成判断与分类后，需根据病人的病情给予相应的急救处理。①对于红色标记病人，立即实施有效的心肺复苏和基础生命支持、畅通气道、给予人工呼吸、气管插管等。②对于黄色标记病人，针对伤情采取正确的止血、包扎、抗休克、固定及搬运等。③对于绿色标记病人，给予妥善的固定及清创可等待处理。④对于黑色标记病人暂不处理。

（4）后送与转运：危重病人给予初步的急救处理，稳定病情后应快速护送至条件更好的附近医院或专科医院进行后续治疗。

### （三）注意事项

1. 不以伤员呻吟喊叫程度判断伤情轻重　灾难中往往病情越危重的病人越不能发声，绝对不可以根据伤员的呻吟喊叫程度来判断伤情的轻重。

2. 现场负责人的确立及职责　第一个到达事发现场的应急医疗救援队医生，就是现场医疗急救的当然责任人和临时指挥员，必须首先采用定性的快速检伤分类法，即刻实施第一次检伤分类。当现场环境处于危险或在伤病员情况允许时，要尽快将其转送到现场医疗救援指挥部指定的医院，在转运之前对确定优先运送的伤病员再进行第二次复检评估。

3. 上车前的检查注意　如果现场只有1～2个伤病员，或者伤病员被转送到救护车上之前，要求对每一个伤员个体，遵循DRABCDE的七大步骤进行详细查体。由医生一步不少地依照下列顺序：D（Danger，现场环境）→R（Response，病人意识）→A（Airway，检查气道）→B（Breathing，自主呼吸）→C（Circulation，循环体征）→D（Disability，神经状态）→E

(Examination，专科查体)，规范化接诊与检查评估。其中任何一步发现问题，如需要紧急干预，就应立即下达医嘱，吩咐助手采取相应的医疗急救措施，然后继续往下查体，不要中断，直到完成所有步骤为止。强调团队精神和医护配合。

4. 注意充分暴露　对于创伤病人，查体时病人身体应充分暴露，受伤部位和定性要具体化描述，如上下、左右、前后等，并尽量用数字准确表达受伤范围。

## 三、灾难事件应对处理流程（图 7-3）

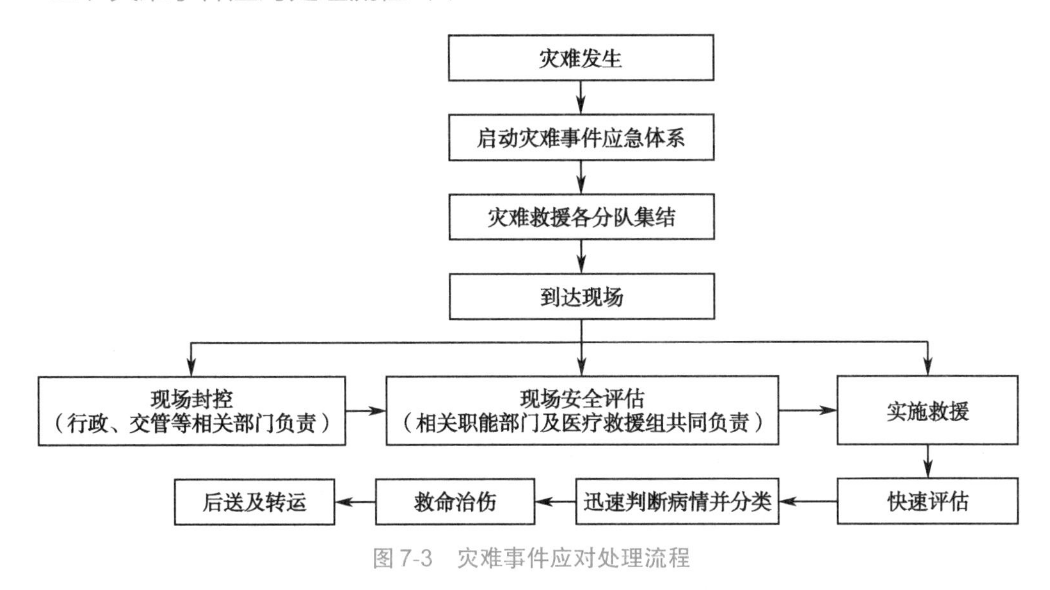


图 7-3　灾难事件应对处理流程

### 本章小结

1. 灾难是破坏力强大的恶性事件；灾难可根据不同的划分方法进行分类及分级。

2. 对于灾难事件中参与救援的护士有技能、心理、体能各方面的要求。

3. 中国灾难事件的应急体系是在国家领导下的应对突发公共事件的网络体系，其中卫生应急体系是预防及处理突发公共卫生事件的发生，减少、控制健康伤害。

4. 医院灾难应急预案包括组织构架的建立、应急预案的制定、人员的培训及救灾物资的准备等各方面工作。

5. 灾难现场救援管理包括现场封控、现场安全评估、实施救援等三方面环节。

6. 灾难现场救治原则应遵循先救命后治伤、先重后轻的原则；灾难现场救治的流程应遵循：评估 - 判断分类 - 救命治伤 - 后送转运的顺序。

检伤分类是灾难救援中的重点及核心，医务人员需掌握检伤分类的方法，能够对病人进行准确的检伤分类。

（黄丽红　胡友珍）

目标测试（扫一扫，测一测）

## 练习与思考

一、名词解释

灾难　分级救治

二、简答题

1. 突发事件分哪几类?

2. 现场急救技术包括哪些?

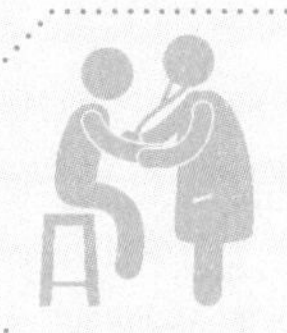

# 第八章　灾难事件现场救援

灾难事件的现场救援是在灾难现场、临时医疗场所等医院以外的环境中，针对各种灾难导致的人员伤害所实施的救援，包括现场急救、伤员分检、分级救治和伤员转运等灾难急救技术，救援人员的生存技能和自我防护等。灾难的现场救援目的是在环境局限及有限的医疗资源的情况下尽可能救治更多的受难者，所以应当遵循先救命后治伤、先重伤后轻伤、先抢后救、先救后转的原则进行救援。本章中以地震现场救治、火灾现场救治为例学习灾难事件的现场救援。

## 第一节　地震现场救治

**导入案例与思考**

一日某地发生7.0级地震，震源深度13千米。地震发生后，各大医院派出数支医疗队赶赴灾区，其中一支医疗队所在处大量房屋倒塌，树木折断，地面裂开，到处都是呼救声和哭喊声，伤亡人数达上百人。

**请思考**

1. 地震灾害的特点？
2. 发生地震是如何进行检伤分类和分区救治？
3. 伤员如何转运？

近年来强震频发，造成大量人员伤亡和严重的经济损失，考验着医学救援、防疫与灾后重建的能力。震后高速有效的现场检伤分类救治有助于实现医学资源利用的最大化，所以必需了解地震现场救治的相关知识。

地震现场救治（PPT）

### 一、概述

#### （一）相关概念

地震（earthquake）又称地动、地振动，是地壳快速释放能量过程中造成振动，期间会产生地震波的一种自然现象。地球上板块与板块之间相互挤压碰撞，造成板块边沿及板块内部产生错动和破裂，是引起地震的主要原因。按震动性不同分三种类型。

考点提示：地震的定义

1. 天然地震（natural earthquake ）

（1）构造性地震：约占地震总数的90%，由地下深处岩石破裂、错动而把长期积聚的能量释放出来，以地震波的形式向四面八方传播。

（2）火山地震：由火山喷发引起，约占地震总数的7%。

（3）某些特殊情况引发地震：如岩洞崩塌、大陨石冲击地面导致地震，约占地震总数的3%。

2. 人工地震（artificial earthquake） 人为活动引起的地震，如地下核爆炸、工业爆破、水库蓄水诱发等。

3. 脉动地震（pulsating earthquake） 大气、海浪等引起的地表微动。

### （二）特点

1. 地震的危害特点

（1）发生突然，防御难度大：地震的发生十分突然，令人猝不及防。虽然一次地震的持续时间往往只有十几秒，但却足以摧毁整座城市。并且由于地震的预测比较困难，人们常毫无思想准备，造成防御难度比较大。

（2）破坏力强，伤亡惨重：地震灾害可以造成大量人员伤亡，大量建筑物毁坏，还可以导致山崩、地裂、海啸、滑坡、泥石流等地表的破坏，破坏力极强。

（3）次生灾害多且复杂：地震会造成很多意想不到的次生灾害，如山体滑坡、泥石流、水灾、海啸等。

（4）地域性分布和周期性：地震的发生与发生地的地质构造状况密切相关，地震往往发生在断层活动最强烈的地质构造带，呈一定的地域性分布和周期性特征。

（5）地震预报困难：目前人们对地震灾害还停留在监测阶段，还不能准确有效的预报地震的发生。

考点提示：地震的危害特点

2. 地震伤的特点

（1）多为压砸伤和挤压伤：地震时房屋倒塌，树木折断，导致伤员多为压砸伤和挤压伤，伤情复杂，涉及面广，抢救任务重。

（2）多发伤比例大：由于现场环境复杂，伤员均有一种以上伤情，如伤口出血、骨折、颅脑损伤等。

（3）休克多，变化快：内脏出血或肢体骨折、缺水脱水等，均可导致休克。若合并有颅腔、胸腔和腹腔损伤时，伤情会更重，病情变化也快。

（4）内环境失衡：特别是久压的伤员，长时间无法进食进水、能量缺乏，容易导致体内水电解质紊乱。

（5）感染率高：地震伤员掩埋时间长，创面伤口多，感染的机会大，不仅有细菌性感染，还有厌氧菌感染。

（6）挤压综合征发生率高：主要因组织受严重挤压、缺血坏死，致横纹肌溶解，产生的大量肌红蛋白堵塞肾小管，加之已存在的严重休克，使肾灌注不良，引发急性肾衰。

（7）抢救难度大，伤员获救相对滞后：除掩埋不深的伤员可第一时间获救外，被倒塌的高大建筑物掩埋的伤员很难得到及时抢救。道路桥梁的破坏、山体滑坡、泥石流等导致交通瘫痪，救援人员和救援物质都无法及时到达；再加上通信、水电气的中断也会影响抢救工作。

（8）致残、死亡率高：地震伤死亡人数多，存活的伤员中也多有骨折，致残率高。

### （三）现场救援要点

1．救援队分组

（1）现场抢救小组：负责在地震现场寻找和抢救伤员。

（2）后送小组：根据震灾现场和救治医院的距离，组织救护车、救护船及直升机进行伤员的后送。

（3）药械供应小组：负责医疗队药品、器具的供应。

（4）救治医院：震灾地区及其附近能够开展救治的医院都要积极开展救治。

2．执行救护原则

（1）遵循抢救顺序：先救命后治伤，先重伤后轻伤，先抢后救，抢中有救，使幸存者尽快脱离危险环境。

（2）做好对症处理：应用现场急救五大技术和其他急救技术对伤员进行急救处理。

（3）实施及时救治：伤员寻找后对其进行及时的必要急救处理，以挽救生命。

（4）把握时间就是生命原则：救护环节紧扣，伤员的寻找、检伤分类、分区救治、医疗后送，每一环节紧密相扣，以保证伤员得到最好的救治，减少伤残率。

3．进行简明检伤分类　简明检伤分类法又名“START”，START 分类法的含义是“简单检伤分类和快速治疗”，分别代表简单（Simple）、检伤分类（ Triage）、和（ And）、快速（Rapid）、治疗（Treatment），是灾难医学中最常用的检伤分类方法。此方法是加利福尼亚 Newport Beach 消防局和 Hoag 医院于 1983 年建立的可用于大型灾难时医疗救援的快速检伤分类系统。通过评估伤员的行走能力、呼吸、循环和意识四方面进行检伤分类。START 法分四步完成（图 8-1）。首先观察伤员是否有行动能力，如果行动正常，标识为绿色，表示轻伤。第二步是迅速观察伤员的呼吸状况，分有和无两类，无呼吸的马上插管开放呼吸道，随即再观察，如果有呼吸，则纳入“立即”救治范围，标识为“红色”；其余仍然没有呼吸的，定为“期待救治”，标识为“黑色”。另外，有呼吸的则要迅速测量其呼吸频率，以 30 次 / 分为界限，大于 30 次的标识为“红色”，立即组织

> 考点提示：START 检伤分类法的步骤

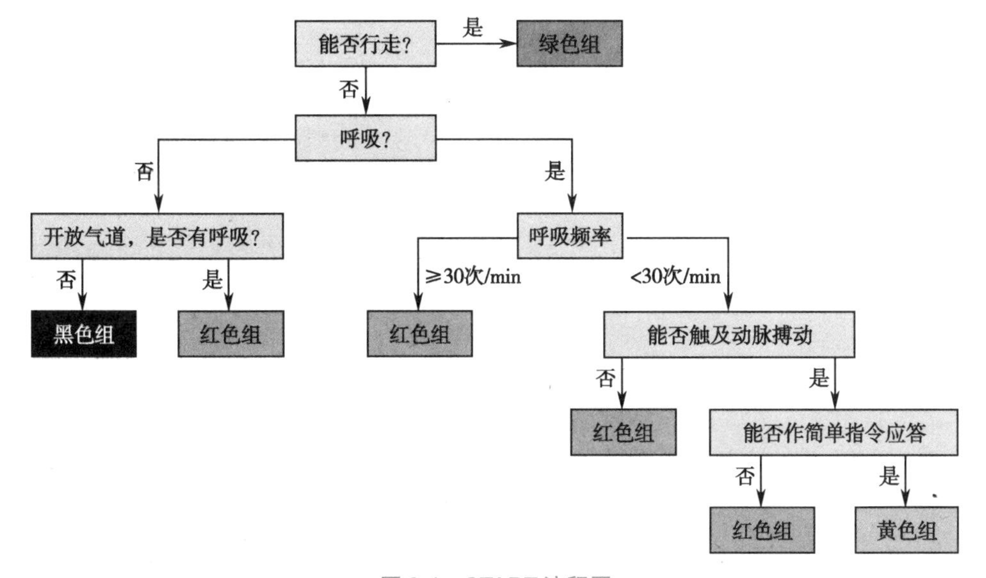


图 8-1　START 流程图

抢救。第三步是观察循环，第二步中呼吸频率小于 30 次 / 分的继续观察脉搏，如果无脉搏或者桡动脉微弱，末梢血流回充时间大于 2 秒，也标识“红色”，马上组织救治；剩余末梢血流回充小于 2 秒或者有脉搏的进行下一项精神状态的测试，即第四步，其中能进行指令应答的，标识为“黄色”，可稍延缓治疗；其余无指令应答的，标识为“红色”，立即抢救。在地震灾难中，伤员的病情会随着时间的推移发生进一步变化，所以检伤分类不是一次性完成就终结了，而是不间断的循环进行。一边急救一边根据现场的综合情况继续检伤分类，不断修改伤标，以挽救尽可能多的生命。

FR-8-2

START 检伤分类（微课）

4. 地震灾害救护前的准备工作

（1）物质保障：保证食物、水、帐篷等的供应。

（2）医疗保障：医护人员人数充足，保证现场救治所需医疗耗材及器械的供应。

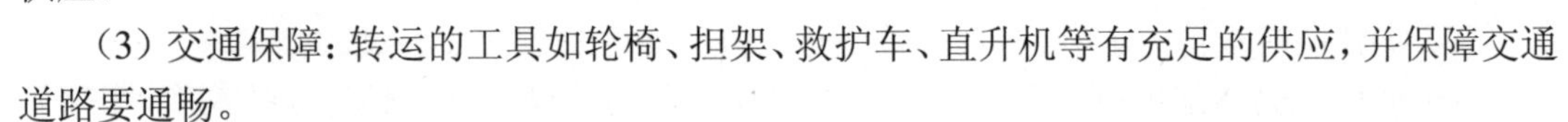

（3）交通保障：转运的工具如轮椅、担架、救护车、直升机等有充足的供应，并保障交通道路要通畅。

（4）通信保障：相关部门能及时修好受损的通信设备及线路，以保证通信的畅通。

5. 现场救护的分工及各岗位职责　地震时有大量伤员，现场救护时只有分工明确，才能有条不紊，保证救治的顺利进行。

（1）指挥联络组：负责现场救护工作的指挥协调，由科主任、护理部主任或护士长担任。

（2）分检组：负责伤员的检伤分类，由经验丰富的高年资护士担任。

（3）抢救组：负责伤员的具体抢救工作，由不同科别的医生、护士共同完成。

（4）运输组：负责伤员的转运工作。

（5）物质供应组：负责救护时医用耗材及器械的准备和供应。

6. 实施伤员的转运　震后当地医疗救治机构都会受到不同程度的破坏，救治体系基本处于瘫痪状态。伤员除了现场紧急救治外，还需要转运至后方医院进行进一步救治。

（1）转运指征：①转运途中没有生命危险者。②手术后伤情已稳定者。③应当实施的医疗处置已全部完成者。④伤病情有变化已经处置者。⑤骨折已固定。⑥体温在 38.5℃以下者。

（2）暂缓转运的指征：①休克症状未纠正，病情不稳定者。②疑有颅内高压，有发生脑疝可能者。③颈髓损伤有呼吸功能障碍者。④胸、腹部术后病情不稳定者。⑤骨折固定不确定或未经妥善处理者。

考点提示：后送转运的指征

（3）常用的转运工具：①轮椅、平车、担架，轻伤员直接用轮椅转运；怀疑有头部、颈椎、脊柱、胸腔损伤，或骨折、脱臼的伤员用担架或平车转运。②救护车，转运至比较近的后送医院可以选择救护车。③火车、飞机，适合远程转运。

（4）转运注意事项：伤员转运时应注意以下方面：①依据先重后轻的原则，分批快速安全地转运伤员。②转运前要再次对待转运伤员进行检伤分类。对有活动性大出血或转运途中有生命危险的伤员，应先就地抢救，待伤员病情稳定后再转送，并在转运途中加强生命体征的监测。③转运途中，要严密观察伤员的病情变化。④转运过程中要正确搬运，避免造成二次损伤，搬运时尽量使用平托式法。疑有脊椎损伤者，应特别小心，需一人负责颈椎的牵引与保护，放置平稳后，于头颈两侧用沙袋或替代物固定，使其与躯干轴线一致，防止摆动和扭转。在搬运重症伤员时要使用监护设备。⑤认真填写转运卡和现场救护的医疗护理记录，并提交给接诊的医疗机构，做好伤员的交接工作。

7. 心理护理

（1）病人的心理防护：地震是一场突发的、强烈的、具有震撼性的自然灾难性事件，是导致上千万灾民出现程度不同暂时心理失衡的应激源。强烈地震（突发事件）给人们造成严重心理伤害，使许多人产生了产生悲伤、焦虑、恐惧、抑郁、愤怒等消极情绪。在宏观层面上，充分依托社会支持系统，引导灾民尽快走出地震灾难的阴霾，点燃重建家园的希望；在微观层面上，帮助灾民充分利用家庭、亲朋、村组的社会资源，相互支持、共渡难关。

沟通提示：对伤员进行心理护理前先了解其家庭背景，根据具体情况进行个性化的心理护理

（2）医护人员的心理防护：对于医护人员也应该开展应对灾难的心理防护知识培训。有的医护人员在面对灾难时无法调整正常心态，进而出现各种各样的心理疾病，应采取合理的应对方式增强其心理适应能力，避免过度恐慌或其他身心损害，维护保障身心健康。

医务人员的自我防护（扫一扫，会多一点）

## 二、案例分析

### （一）案例分析与思考

1. 突发事件　地震是没有任何预兆发生的。

2. 群体事件　人数多，伤亡达数百人。

3. 损毁严重　大量房屋倒塌，树木折断，伤员多，需要的急救资源也多，急救设备及用物要准备充分。

4. 环境杂乱　现场指挥和救治非常重要。

### （二）救护要点

1. 指导陷入险境伤员先自救

（1）鼓励、安慰伤员：沉住气，树立生存的信心。

（2）指导伤员，避免新的伤害：设法把双手从埋压物中抽出来，清除头部、胸前的杂物和口鼻附近的灰土，移开身边较大杂物；设法保持呼吸道通畅；闻到煤气、毒气时，用湿衣服等物捂住口、鼻和头部。

沟通提示：指导伤员自救时自己不要慌，要沉着冷静，赢得伤员的信任，激发伤员生存的意念

（3）指导脱离险境：用砖块、木棍等支撑残垣断壁，以防余震发生后环境进一步恶化；设法与外界联系；试着寻找通道，朝向有光亮更安全宽敞的地方移动，但千万不要用明火。

（4）保护自己等待救援：保存体力，用石块敲击能发出声响的物体，向外发出呼救信号；维持生命，水和食品一定要节约，尽量寻找食品和饮用水，必要时可饮用自己的尿液；如果受伤，要想方设法包扎，避免流血过多。

2. 评估伤情　有大批量伤员时处理的关键是快速准确的评估伤情。第一到达现场的急救单元的医师为现场指挥者，对现场情况进行大致评估。可以按照ABCDE的顺序评估伤员的伤情：A（Airway），气道，判断气道是否通畅，有无异物及梗阻；B（Breathing），呼吸，观察呼吸频率、节律，注意有血气胸和连枷胸等；C（Circulation）循环，评估有无活动性出血并测量血压，如现场伤员很多，来不及每一个都测量血压，可采取下述方法估测血压：触及桡动脉、股动脉或者颈动脉搏动，则收缩压至少为75、70、60mmHg；D（Nervous system obstacle），神经系统障碍，确定意识情况，观察瞳孔大小、对光反射等及有无肢体瘫痪；E

(Exposure),暴露,尽量充分暴露伤员各部位以发现是否有重要脏器损伤或外伤。

沟通提示:简单询问病人以了解意识情况及是否有其他部位受伤

3. 检伤分类及分区救治　由有经验的护师或者主管护师对所有伤员进行快速的检伤分类。根据伤员创伤评分及生命体征,分为危重(重伤)、紧急(中度伤)、普通(轻伤)、死亡4级,所有伤员在右肩贴伤票。Ⅰ级,危重伤,为红色伤票,如重度休克、开发性骨折、开放性气胸、实质脏器破裂大出血等,需立即抢救,放在重伤区,用红色颜色醒目标出;Ⅱ级,中度伤,为黄色伤票,如无昏迷或休克的头颅和软组织损伤、长骨闭合性骨折等,允许暂缓抢救,放在中度伤区,用黄色颜色醒目标出;Ⅲ级,轻伤,为绿色伤票,如可自行走动没有严重创伤的伤员,可以延期,放在轻伤区,用绿色颜色醒目标出;Ⅳ级,死亡,为黑色伤票,最后处理,放在死亡区,用黑色颜色醒目标出。由检伤护士对所有伤员迅速带腕带并编号,伤员的简要医疗护理文书、衣物等也按腕带编号。

考点提示:伤情的分级及对应的颜色标识

4. 确保气道通畅　由于地震引起的房屋倒塌、山体滑坡等造成伤员头面胸部严重创伤,或在短时间内吸入大量泥土粉尘,均可导致窒息或呼吸道不畅,需要清理伤员的呼吸道异物,使用侧头、仰头抬颏、口咽通气法等方法开放气道。必要时可实施紧急气管插管、环甲膜穿刺术,在实施气道开放的过程中,应注意对怀疑颈椎骨折伤员的保护。

5. 静脉输液　快速建立有效的静脉通路,尽量选用管径大的留置针,在大、粗、直的近心端血管建立静脉通道,进行补液、输血、CPR并使用必要药物维持循环功能稳定,等待有条件转运。

6. 止血包扎　有明显外伤出血的局部填塞压迫或加压包扎,或用止血带结扎近心端动脉,伤口用无菌敷料或干净布料(条件受限时)等覆盖;有内出血者尽快安排手术,合理应用损伤控制理念。有内脏脱出或骨折端外露者的处理,注意保护内脏或骨折端,避免干燥、受压或再损伤等,戳出伤口的骨折端不回复,以免将污物带到伤口深处造成组织再度损伤。颅脑开放性伤常伴有粉碎性骨折,包扎时注意采取保护性控制措施,以免骨折片陷入颅内。

7. 固定　四肢骨折的伤员现场固定可采取专用的夹板或就地取材木棍或树枝,也可将骨折的肢体固定于躯干部或者健侧,固定的范围应包括骨折部位上下两个关节。肋骨骨折时尽量不要过多挪动胸部或反复用手检查触摸,如果有伤口时可用无菌敷料包住伤口,并用绷带或胶布裹紧胸部以限制肋骨活动。对于怀疑脊髓损伤的病人,搬运时尤其要注意,要使脊柱保持平稳,保持在一个水平面上,不要扭曲,运送过程中应做到平稳安全,避免颠簸,稍有不慎易造成截瘫或死亡。

8. 伤口和创面的处理　对开放性伤口和创面进行初步清创处理。

9. 抗感染治疗　对开放性损伤伤员尽早使用破伤风抗毒素或破伤风免疫球蛋白,污染伤口尽早使用抗生素。

10. 后送转运　做好伤情和救治记录,根据情况做好后送前的相关准备工作。将符合转运条件的伤员由后送小组通过救护车或救护直升机转运至联系好的后方医院。转运前做好风险评估及物品准备,搬运时尽量使用平托式法。疑有脊椎损伤者,应特别小心,需一人负责颈椎的牵引与保护,放置平稳后,于头颈两侧用沙袋或替代物固定,使其与躯干轴线一致,防止摆动和扭转;转运过程中做好病情观察,严密观察伤员的生命体征。不同伤情观察的重点也不一样：对于骨折尤其是脊柱损伤的伤员，注意观察神经反射、肌力和感觉功能；对于截肢的伤员，注意对血压、尿量的监测，及时发现挤压综合征导致的肾功能衰竭；对于肺损伤、血气胸、有开放气道的伤员，注意监测呼吸情况，有无反常呼吸，保持气道通畅，注意血氧饱和度的变化；对于颅脑损伤的伤员，注意意识、瞳孔的变化；对于有伤口的伤员，注意体温的变化，伤口有无渗血渗液等情况。

11. 院前院内交接

（1）通过通讯设施告知接受医院被转运伤员的人数、伤情及转运方式，估计达到的时间，填写信息上报表（表 8-1）。

表 8-1 信息上报表

<table>
<tr><td>伤员人数：______人　　　　　　　　男：____人　　女：____人</td></tr>
<tr><td>伤员级别：重伤____人　　中度伤____人　　轻伤____人　　死亡____人</td></tr>
<tr><td>转运至后送医院人数：________人</td></tr>
<tr><td>后送医院名称及接受伤员数量详情：________________________________</td></tr>
<tr><td>________________________________________________</td></tr>
<tr><td>时间：____年____月____日　　日期：____时____分　　填表人：________</td></tr>
</table>

（2）院外与院内伤病员交接主要可采用现场救护记录表（表 8-2）进行交接。

表 8-2 救护记录表

<table>
<tr><td colspan="4">姓名：________　　性别：男□　女□　　年龄：____岁　　诊断：____________________</td></tr>
<tr><td>伤情级别</td><td>重伤□</td><td>中度伤□　　轻伤□</td><td>死亡□</td></tr>
<tr><td rowspan="6">抢救措施</td><td>静脉输液□</td><td>置管种类____________</td><td>液体类别____________</td></tr>
<tr><td>开放气道□</td><td>人工气道____________</td><td>机械通气____________</td></tr>
<tr><td>止血□</td><td>部位____________</td><td>方法____________</td></tr>
<tr><td>包扎□</td><td>部位____________</td><td>方法____________</td></tr>
<tr><td>固定□</td><td>部位____________</td><td>方法____________</td></tr>
<tr><td colspan="3">其他抢救处置方式：________________________________</td></tr>
<tr><td rowspan="3">病情记录</td><td colspan="3">________________________________________</td></tr>
<tr><td colspan="3">________________________________________</td></tr>
<tr><td colspan="3">________________________________________</td></tr>
<tr><td colspan="4">时间：____年____月____日　日期：____时____分　　抢救医生：______　　抢救护士：______</td></tr>
</table>

（3）到达指定医院后，应向接诊医生认真交待伤员情况，包括口头介绍及转交所有病历文书资料，交接双方应在病历和院前院内交接登记表（表 8-3）上签字，以示负责。

表 8-3 院前院内交接登记表

<table>
<tr><td colspan="2">姓名：________　　性别：男□　女□　　年龄：____岁　　诊断：____________</td></tr>
<tr><td>伤情级别</td><td>重伤□　　中度伤□　　轻伤□　　死亡□</td></tr>
<tr><td>地震现场受伤情况</td><td></td></tr>
<tr><td>现场初步处理措施</td><td></td></tr>
</table>

续表

| 基本体征 | HR:___次/分　BP:___/___mmHg　R:___次/分　$SpO_2$:_____% |
|---|---|
| | 意识:清楚□　模糊□　昏迷□　谵妄□ |
| | 瞳孔:左( )mm,右( )mm　对光反射:________________ |
| 静脉通路 | PICC □　CVC □　留置针□　钢针□　通畅□　不通畅□ |
| 用药情况 | |
| 送达时间:____年____月____日____时____分　送达医院:__________________ | |
| 转运人员签字:_____________　院内急诊医生/护士签字:_______________ | |

### (三)注意事项

1. 镇静、不慌乱　保持冷静,忙而不乱,有效地指挥现场急救。

2. 根据病情进行救护和转运　分清轻重缓急,分别对伤员进行救护和转送。

3. 注意搬运方法　伤员搬运中防止加重或继发损伤,选择合适的搬运体位和搬运方式。怀疑脊柱骨折伤员一定用硬板搬运,不能用帆布等软担架搬运,防止脊髓损伤加重。

4. 抗生素的应用　早期防治感染,处理好开放性伤口和创面,早期应用广谱抗生素。

## 三、地震现场救援流程(图 8-2)

1. 分组　医疗救护队到达地震现场后分为 5 个小组,分别是指挥联络组、分检组、抢救组、运输组和物质供应组。

2. 各组职责　指挥联络组负责总的指挥协调;分检组负责伤员的检伤分类;抢救组根据伤员的具体情况对伤员进行急救处置;运输组根据实际情况将伤员转运至后送医院;物质供应组保证抢救时医疗耗材和器械的足够供应。

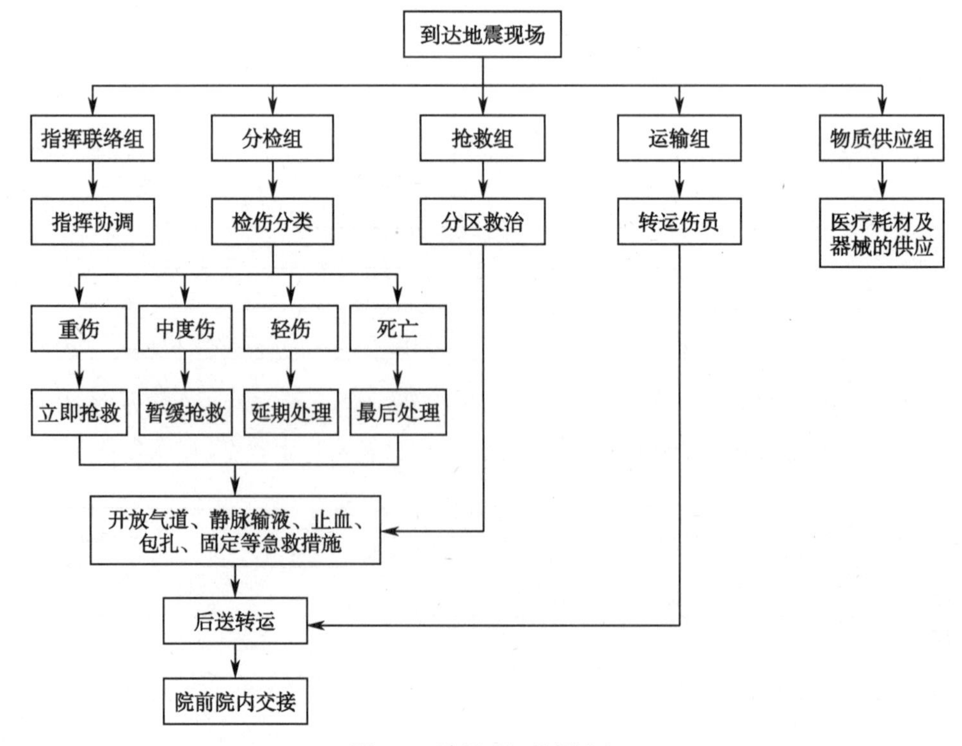


图 8-2　地震现场救援流程

3. 实施救援　对伤员进行检伤分类、分区救治，重伤者立即抢救，中度伤者可暂缓抢救，轻伤者可延期处理，死亡伤员最后处理。根据伤员的具体情况进行开放气道、静脉输液、止血、包扎、固定等处理，符合转运指征的伤员进行后送转运。

4. 转运及交接　到达后送医院后做好院前院内交接，填好各类登记表格。

本节小结

1. 地震伤多为压砸伤和挤压伤，多发伤比例大，休克多，变化快，内环境容易失衡，感染率和挤压综合征发生率高，抢救难度大、伤员获救相对滞后，并且致残、死亡率高。

2. 地震现场急救的主要原则是先救命后治伤，先重伤后轻伤，先抢后救，抢中有救，使幸存者尽快脱离危险环境。

3. 地震灾害中最常用的检伤方法是START法。

4. 地震造成的大批量伤员时最主要的就是进行检伤分类和分区救治。地震中伤员伤情会随着时间的推移发生进一步的变化，因此，检伤分类需要不间断的循环进行。

5. 伤员和医护人员的心理护理亦应重视。

（胡友珍）

目标测试（扫一扫，测一测）

## 练习与思考

一、名词解释

地震

二、简答题

1. 地震的危害特点是什么？

2. 简述START检伤分类法的步骤

# 第二节　火灾现场救治

导入案例与思考

某市一酒楼突发火灾，火灾发生时有40名客人正在就餐。遂立即呼救120，120指挥中心立即调派离事故现场最近的8辆救护车紧急赶赴火灾事故现场。

**请思考**

1. 群体性火灾事故的灾情特点及损伤机制？

2. 群体性火灾现场评估有哪些内容？

3. 群体性火灾事故现场救治要点是什么？

火灾事故在我国是一种常见的灾害事故。火灾事故不仅烧毁财物，造成严重的经济损失，而且可以致人死伤、残障和心理创伤。及时、正确地对伤员进行现场应急处理和救援，对于抢救伤者生命，降低伤者的致残率，减轻伤者的家庭负担及社会负担，缓解社会矛盾具有重要的意义。

火灾现场救治（PPT）

## 一、概述

### （一）火灾灾情特点

1. 火焰、烟气蔓延迅速　火灾发生后，在热传导、热对流和热辐射作用下，极易蔓延扩大。扩大的火势又会生成大量的高温热烟，在风火压力推动下，高温热烟以约 0.3～6m/s 的速率水平或垂直扩散，给人的逃生和灭火救助带来极大威胁和困难。

2. 空气污染、通气不畅、视线不良　火灾情况下通常出现断电。断电后，建筑物内光线极弱，烟雾阻隔，基本处于黑暗状态。如果发生室外火灾，即使在白天，由于烟雾、水汽的综合作用，人的视线也受到很大程度的影响，不便侦查火情和灭火救人。污染的空气中夹带着有毒物质，可能对人体造成伤害。

3. 人、物集聚、杂乱拥挤　火灾突发性强，救灾形势紧迫，现场常发生人员、车辆、交通、指挥方面的混乱、车辆拥挤，交通堵塞。各级通信指挥的口令、人员的呼喊声混为一片，造成人为阻滞，降低了救人灭火效率。

4. 心理紧张、行为错乱　火灾中，人们处于极度的紧张状态，救生者也面临生死考验，在巨大的心理压力下，面临烈火浓烟，紧张的心理使思维简单、盲目，最终有可能导致判断和行为的错乱，如盲目聚集的行为、重返行为、跳楼行为等，都可能造成悲剧。救助人员由于心理压力过大，可能造成轻信、失信、胆怯、“热疲劳”性失调等不理智行为，对救援产生不利影响。

5. 大量人员伤亡和财产损失　火灾常发生于人口密集的场所，加上建筑防火标准不符合国家规范，消防设施不健全，人们缺乏必要的自救逃生训练，发生火灾时常造成较大的人员伤亡和财产损失，甚至影响社会稳定。

### （二）损伤机制

火灾可通过直接伤害和间接伤害造成人体损伤。受伤机制的认识和鉴别有助于对不明原因所致伤者的评估，错过或者忽略的伤害可能是灾害性的，特别是它们只会在机体代偿机制消耗殆尽的时候才能显现出来。认识损伤的机制至关重要，可使我们高度怀疑有隐匿损伤，要考虑到可能潜在的损伤，直到在医院里得到排除。

1. 直接伤害

（1）火焰烧伤：火灾中火焰表面温度可达 80℃以上，而人体所能耐受的温度仅为 65℃，超过这个温度值，就会被烧伤。烧伤由火焰、辐射高温、热烟气流、灼热物质等作用于人体而引起。

（2）热烟灼伤：火灾中通常伴有烟雾，烟雾中的微粒携带着高温热值，通过热对流传播给流动的物质，当人吸入高温的烟气，就会灼伤呼吸道，导致组织水肿、分泌物增多，阻塞呼吸道，造成窒息。

2. 间接伤害

（1）浓烟窒息：火灾中伴随燃烧会生成大量的烟气，烟气的浓度由单位空间中烟气中所含固体颗粒和液滴的数量决定。烟气的温度依据火源的距离而变化，距火源越近，温度越高，烟气浓度越大。人体吸入高浓度烟气后，大量的烟尘颗粒有附着作用，使气管和支气管严重阻塞，损伤肺泡壁，导致呼吸衰竭，造成严重缺氧。

（2）中毒：现代建筑物火灾的燃烧物质多为合成材料，火灾中的烟雾含有有毒气体，如$CO_2$、CO、NO 等。现代建筑和装修材料中的一些高分子化合物在火灾高温燃烧条件下可以热解出剧毒悬浮颗粒烟气，如氰化氢（HCN）等。这些有毒物质的麻醉作用能致人迅速昏迷，并强烈刺激人的呼吸中枢和影响肺部功能，引起中毒性死亡。统计资料表明，火灾中死亡人数 80% 是由于吸入有毒性气体而致死。

（3）砸伤、埋压：火灾区域的温度根据不同的燃烧物质而变化，通常在 1000℃上下，在这样高的温度下，建筑结构材料在超过耐火极限时就会坍塌，造成砸伤、摔伤、埋压等伤害。

（4）刺伤、割伤：火灾造成建筑物、构筑物坍塌，许多物质爆裂后形成各种形式的利刃物，可能刺伤人体。

### （三）群体火灾现场评估要点

现场评估步骤有标准防护措施（个人防护措施）、现场安全、初步检伤分类（伤者总数）、及早求援、受伤机制。

1. 必要的设备　必要的设备尽量全部带到现场，这样可以避免在返回车辆设备上浪费时间。必要的设备包括个人防护设备、带有约束带和头部固定器的长脊板、适当大小的硬质颈托、供氧合气道管理设备应该包括吸引器和球囊面罩、创伤急救箱（绷带、止血药或止血带、血压计、听诊器）、必要时需要特殊的解救设备。

2. 尽早求援　如果现场伤员较多，应尽早救援，一定要告知其他的救援人员准确的救援地点和任何可能出现的危险，尽量不要先处理伤者再寻求支援。

3. 标准防护措施（个人防护措施）　个人防护常备物品有手套、口罩、头盔、反光背心、手电筒等，必要时备隔离衣、防护镜和防毒面具或佩戴呼吸装置，记得在伤者之间要更换手套。

4. 现场安全　在乘坐救护车接近现场的时候，就应该开始评估现场的危险程度，保障救护车停车的安全，车辆尽量靠近现场，但同时又必须足够远，以便在进行现场评估时保证车辆人员的安全（图 8-3）。车头不能正对现场。同时要采取隔窗评估，以确认在离开救护车接触伤者之前是否安全。

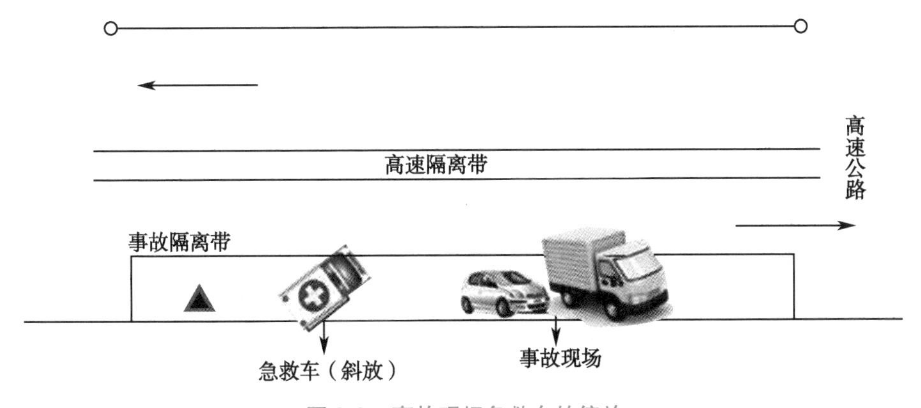


图 8-3　事故现场急救车的停放

5. 初步检伤分类（伤者总数）　如果伤者的数量超出了救护团队可以有效处理的范围，就需要请求支援，通常每一个受严重创伤的伤者都需要一辆救护车。当发现现场有大量伤员时，现场需医疗指挥人员，并启动应急预案，寻求增援，同时仔细寻找是否还有其他伤员。

### （四）烧伤程度和面积的评估

1. 烧伤面积的评估　最常用评估方法为九分法，躯体被按照体表面积的 9% 或 18% 分为不同区域，大致描记烧伤部位后，就可以预估烧伤面积了。

2. 烧伤程度的评估　机体对烧伤的正常炎性应答，可在伤后 1～2 天出现，引发进行性的组织损伤，进而导致烧伤程度的增加。但在现场对烧伤面积和程度的评估，是确定转送至烧伤中心的依据。

> 考点提示：九分法如何计算烧伤面积？

### （五）群体性火灾实施现场救援的要点

1. 脱离受伤环境　把伤员转移到距离火源一段距离的安全区域，强调施救者自身的安全。

烧伤程度的评估与面积的计算

2. 开放气道　对于烧伤伤者的快速检伤分类，主要评估呼吸和循环受累的原因。除损伤机制的线索外，要及时发现潜在的呼吸道问题。积极处理，以快速鉴别吸入性损伤。重点观察和检查气道情况，做好气管插管及气管切开的准备，对于烧伤伤者的预后和转归有着十分重要的作用。火灾时产生大量有毒物质，可使人员发生中毒，严重者可导致死亡，呼吸道吸入中毒对人员危害最大，应迅速将伤者移至通风处，呼吸新鲜空气，给予吸氧。

> 考点提示：吸入性烧伤的鉴别

3. 创伤处理　伤处的衣着如需脱下，应先剪开或撕破，不应剥脱，以免再受损伤。对暴露的烧伤创面，应用干净清洁或无菌的敷料简单包扎，以减少创面的污染和再损伤。对伴有外伤大出血者应予止血。对骨折者应作临时固定，坠落伤可伤及多个系统和器官，严重者会当场死亡。应按创伤救护原则进行急救。

吸入性烧伤的鉴别

4. 局部冷敷　烧伤后无创伤处对于小面积烫伤可用冷清水局部冲洗肢体、浸泡伤处，头面部等特殊部位用冰水或冷水湿敷，以降低皮肤表面温度。寒冷季节进行冷疗时，需注意伤员保暖和防冻。

5. 镇静、镇痛　对烧伤后创面疼痛难以忍受者，要安慰和鼓励伤者，使其情绪稳定、勿惊恐、勿烦躁。可酌情使用地西泮或哌替啶肌内注射，或口服止痛药物。

6. 及早补液，预防休克　必要时遵医嘱建立静脉通道及补液。严重烧伤者应尽快建立静脉通道，快速有效地补液，预防和纠正休克。未建立静脉通道者可口服补液。

7. 快速转运　对于群体性事件伤者，在现场进行初步处理后，尽早转至医院进一步实施救治，专科处理越早越迅速，结果往往越理想。

8. 准确交接　到达指定医院后，应向接诊医生认真交待伤病员情况，包括口头介绍及转交所有病历资料，交接双方应在病历或记录表格上签字，以示负责。

## 二、案例救护

火灾自救方法

### （一）案例分析与思考

1. 突发事件　“某市一酒楼突发火灾”。

2. 群体事件，人数多　“火灾发生时有 40 名客人正在就餐”。

3. 需要的急救资源较多　“调派离事故现场最近的 8 辆救护车紧急赶赴火灾事故现

场”，急救设备及用物要准备充分。

4. 环境杂乱 现场指挥和救治至关重要。

### （二）救护要点

1. 现场评估 第一个到达现场的急救单元的医师为现场指挥者，对现场情况进行大致评估，同时向120急救中心报告现场情况，启动突发事件应急预案，并要求增援。

2. 检伤分类 现场指挥者将8辆救护车分为8个急救单元，对现场伤员进行检伤分类，分组配合，按照检伤分类标准为伤员佩戴好相应的分类卡，做到先救命，后治伤。

> 沟通提示：简单介绍自己，取得信任，给予现场人员适当安慰，快速分配任务

3. 开放气道 伤者往往不会死于烧伤本身，烧伤早期的死亡往往基于呼吸道受累、烟雾吸入或相关的创伤引起。若发生气道梗阻时，需要紧急处理，唯一妥当的治疗措施就是开放气道，给予气管插管，若气管插管失败，可以考虑手术建立气道（气管切开）。

4. 创伤管理 烧伤伤者可能由于高处坠落或其他原因而伴有多发伤。对于创伤的伤员，应按照先止血包扎后固定的原则处置。

5. 创面冷疗 在烧伤创面尽快实施冷疗能够局限烧伤面积的恶化，将伤者脱离致伤源后，皮肤和衣物仍然是热的，这种热量继续损害组织，导致烧伤创面加深，损伤的严重程度增加。冷疗可阻断这一进展，如果给予得当，将是有益的，应使用室温的自来水或任何其他清洁水源，但实施不应超过1～2分钟。冷疗时间过长可能导致低体温并诱发休克。

> 考点提示：烧伤后早期创面的处理方法

> 沟通提示：说明冷疗的目的，伤者有不适时及时告知，以便采取措施

6. 给予镇痛 对于大面积烧伤伤员，无论有无合并创伤，尤其是需要长时间转运者，使用适量的镇痛药物能够改善伤者的舒适度。但对于多发伤的伤员，是否给予药物镇痛，往往是矛盾的，因为使用镇痛药物往往对中枢神经系统和心血管系统有抑制作用，从而掩盖创伤病情。

> 沟通提示：向伤者及家属说明早期建立静脉通道的优势，以取得伤者和家属的配合

7. 纠正休克 与其他潜在危及生命的情况相比，现场的液体复苏并非那么重要。大多数烧伤无需院前急救液体复苏，除非转运时间较长。若需要补液或给药的应该早期建立静脉通路，大面积烧伤伤员的现场静脉输液治疗往往很困难，一般在院内进行，必要时可行骨髓腔内输液。

ER-8-9 骨髓腔内输液

8. 进行转运

（1）提前准备：现场救护人员要提前与收治转运伤员的医疗机构进行联络，组织动员、统筹安排有关医院、烧伤中心等做好治疗准备，合理分流伤病员，防止出现“突然袭击”或“伤员扎堆”现象。

（2）实施专科处理：对于群体性事件，在现场进行初步处理后，尽早实施烧伤专科的处理是最佳的选择，专科处理越迅速，结果往往越理想。一般需要从首诊医院转往烧伤中心。初步稳定病情后，立即将伤员转往烧伤中心，能够改善预后。

（3）途中监护：在转运前应注意呼吸和循环情况，包括气管插管、开放静脉通路，评估创伤伤情况，避免造成继发伤。注意各种管路的管理、病情的观察、创面的妥善处理等，转运过程中严格按照规范进行转运。

9. 院前院内交接

(1) 开辟绿色通道：通过通信设施向急救中心报告伤情、伤员数，特别是紧急伤员的情况和回院的估计时间，为院内急救提供可靠信息，开辟绿色通道。

(2) 伤员交接：院外与院内伤病员交接主要可采用院前急救病历进行交接。到达指定医院后，应向接诊医生认真交待伤病员情况，包括口头介绍及转交所有病历资料，交接双方应在病历或记录表格上签字，以示负责。

### (三) 注意事项

1. 注意现场评估　现场评估至关重要，时刻谨记现场安全。烧伤现场无论对伤者还是急救人员都存在潜在危险，所以急救人员到达现场后，评估现场情况尤为重要。

2. 关注呼吸道情况　在烧伤致死的伤者中，有1/2是吸入性损伤导致的，烧伤伤者需要积极进行呼吸道处理。

3. 严密病情观察　在烧伤伤者中要考虑多发伤引起的潜在危险，特别是在使用镇痛药物时评估创伤情况，以免掩盖病情。

4. 创面处理及时正确　创面的早期冲洗创面，降低表面温度，以终止烧伤进展，要注意防止低体温。

5. 转运注意　在转运时要严密观察病情，及早转送至烧伤中心进行专科治疗，有利于后期预后。

## 三、火灾现场救护流程(图8-4)

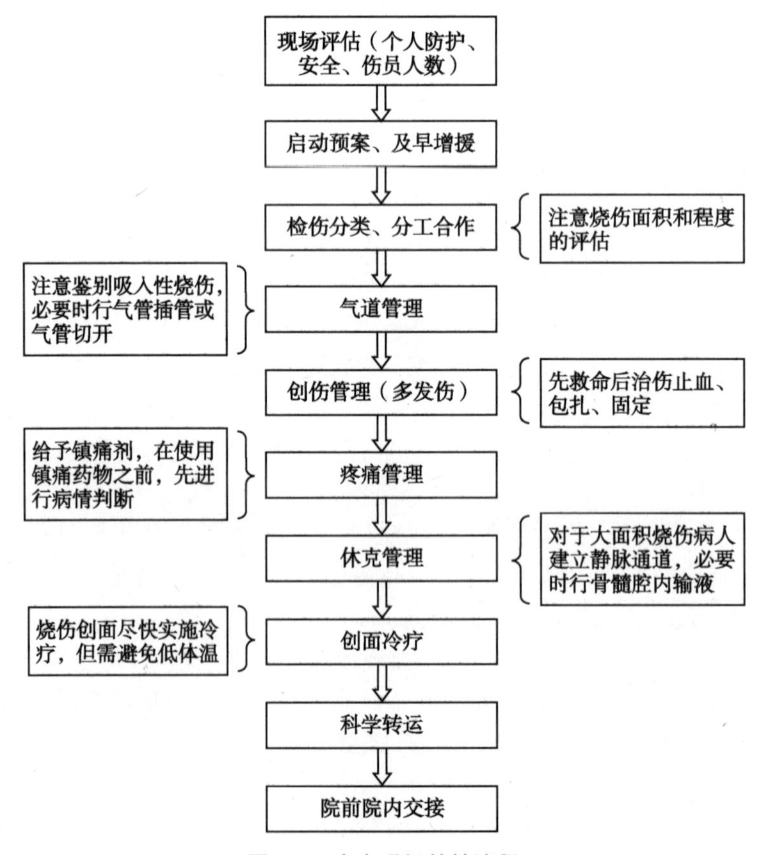


图8-4　火灾现场救护流程

**本节小结**

1. 火灾现场评估至关重要，失败的评估不仅危及伤者的生命，同时也威胁着自己的生命。现场评估步骤有标准防护措施（个人防护措施）、现场安全、初步检伤分类（伤者总数）、及早求援、受伤机制。

2. 火灾的救护原则包括初步评估、检伤分类、气道管理、创伤管理、疼痛管理、休克管理、科学转运、有效交接等方面。其中气道管理尤为重要，注意鉴别吸入性损伤积极进行呼吸道处理。同时考虑多发伤及休克情况，及时转送至烧伤中心专科治疗，有利于后期预后。

（周敬梅）

目标测试（扫一扫，测一测）

## 练习与思考

一、简答题

1. 简述火灾现场救护的原则。

2. 如何鉴别吸入性烧伤？

二、案例分析

某一工地发生火灾，原因为一电焊工人在作业时，突然被电击昏迷，导致周围的建筑材料着火。现场有30多人。

请问：1. 伤者除了热烧伤外，可能还存在什么致命的损伤？

2. 作为急诊护士，如何对伤者进行相应的救护？

# 实训指导

## 实训一　徒手心肺复苏术

**【实训目的】**

1. 掌握呼吸心跳骤停的判断。
2. 学会徒手心肺复苏术方法。

**【实训准备】**

1. 物品　心肺复苏模拟人、纱布、弯盘、手电筒。
2. 器械　无。
3. 环境　硬地或硬板床。

**【实训学时】** 4学时。

**【实训方法与结果】**

（一）实训方法

1. 模拟心肺复苏急救现场，用心肺复苏模型或急救人、综合模拟人模型，2～3名学生演示徒手心肺复苏过程。
2. 教师演示操作全过程。
3. 教师点评与讲解，重难点内容进行分解示范。
4. 学生回示操作全过程，教师点评。
5. 学生分组进行模拟心肺复苏程序练习，教师指导。
6. 学生分小组展示徒手心肺复苏的方法，学生互评，教师点评，指出操作中的不足。
7. 老师总结心肺复苏要点及操作注意事项。

（二）实训结果

1. 学生能对呼吸心跳骤停及时做出判断。
2. 学生能运用所学的知识进行徒手心肺复苏术。
3. 学生掌握徒手心肺复苏术的操作要点和注意事项。

（乔　珺）

## 实训二　简易呼吸器使用

**【实训目的】**

1. 了解简易呼吸器的构造。
2. 学会简易呼吸器的使用方法。

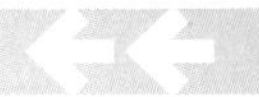

【实训准备】

1. 物品　纱布、弯盘。

2. 器械　简易呼吸器、口咽通气管。

3. 环境　实训室。

【实训学时】 2学时。

【实训方法与结果】

（一）实训方法

1. 教师讲解　简易呼吸器的构造，演示简易呼吸器的使用方法。

（1）构造

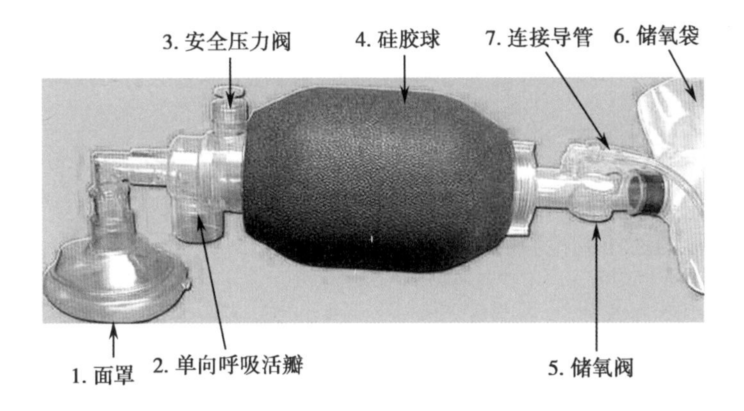


（2）使用方法

1）根据医嘱准备用物。

2）核对病人床号姓名，评估病人。

3）迅速携用物至病人床旁。

4）将病人平卧，去枕、头后仰。

5）清除活动性义齿及口咽部分泌物、异物等。

6）插入口咽通气管，防止舌咬伤和舌后坠（必要时使用开口器及压舌板辅助）。

7）抢救者应位于病人头部的后方，将头部向后仰，并托牢下颌使其朝上，保持气道通畅。

8）将呼吸器连接氧气导管，氧流量8～10L/min。

9）将面罩紧扣口鼻，并用拇指和食指紧紧按住，其他的手指则紧按住下颌（一手以“EC”法固定面罩）。

10）用另外一只手挤压球体，将气体送入肺中，每次送气400～600ml，频率10～12次/分，规律性挤压球体，提供足够的吸气/呼气时间（成人12～15次/分，小孩14～20次/分）。

11）抢救者应注意病人是否有如下情形，以确认病人处于正常的换气。①注视病人胸部起伏（是否随着挤压球体而起伏）。②经由面罩透明部分观察病人嘴唇与面部颜色的变化。③经由透明盖，观察单向阀工作是否正常。④在呼气当中，观察面罩内是否呈雾气状。

2. 操作注意事项

（1）选择型号合适的面罩，以便得到最佳使用效果。

（2）外接氧气时，应调节氧流量至氧气储气袋充满氧气鼓起（氧流量8～10L/min），注意氧气管是否接实，保持面罩的密闭性。

（3）临床上往往由于面罩固定不良、漏气，使通气量下降而达不到预期效果。呼吸面罩的下部有一活塞，作充气用。备用时充气至1/2～2/3，使面罩能紧贴面部，防止漏气。

（4）单人操作时，可以左手按压呼吸器，右手固定面罩。固定时用中指、无名指、小指抬高下颌，拇指及示指放在面罩上部向下用力按压，使面罩紧贴皮肤，保证有效通气。两人操作时，一人固定面罩，一人按压呼吸器。同样拇指及示指两边向下按压，其他三指分别放置在下颌角处，抬高下颌，保持气道通畅的同时又能增加面罩的密闭性。

（5）按压呼吸器的频率及幅度、节律应均匀，与病人呼吸合拍。按压同时观察胸廓有无起伏、血氧饱和度、面色、发绀情况，以确定按压是否有效。当病人的自主呼吸急促时，宜用浅而快的呼吸形式配合病人的自主呼吸，并逐渐转为深而慢的呼吸，使病人逐步适应机械通气，减少机械通气时人机对抗现象。

3. 分组练习　学生分组练习，教师巡视指导。

4. 考核与评价　分小组展示简易呼吸器的使用方法，学生互评，教师点评，指出操作中的不足。

### （二）实训结果

1. 熟练掌握简易呼吸器的构造以及使用方法。

2. 将简易呼吸器运用到抢救工作中。

（徐　雯）

## 实训三　Heimlich 急救法

**【实训目的】**

1. 学会 Heimlich 手法的具体操作。

2. 明确 Heimlich 手法的适应证及注意事项。

**【实训准备】**

1. 物品　桌子、椅背、心肺复苏模型、婴儿模型。

2. 环境　实训室。

**【实训学时】** 2 学时。

**【实训方法与结果】**

### （一）实训方法

1. 教师讲解　教师讲解并演示不同情况下的应用。

（1）应用于成人：用以下步骤，可安全而迅速地解除异物卡喉引起的呼吸道阻塞。

1）抢救者站在病人背后，用两手臂环抱病人的腰部。

2）一手握拳，将拳头的拇指一侧放在病人胸廓剑突下和脐上的腹部。

3）用另一手抓住拳头、快速向上重击冲击病人的腹部。

4）重复以上手法直到异物排出。

（2）应用于婴幼儿

1）使病儿平卧，面向上，躺在坚硬的地面或床板上。

2）抢救者跪下或立于其足侧，或取坐位，并使病儿骑在抢救者的两大腿上，面朝前。抢救者以两手的中指或食指，放在病儿胸廓下和脐上的腹部，快速向上重击压迫，但要很轻柔。重复之，直至异物排出。

（3）自救

1）可采用上述用于成人4个步骤的2、3、4三点。

2）稍稍弯下腰去，靠在一固定的水平物体上（如桌子边缘、椅背、扶手栏杆等），以物体边缘压迫上腹部，快速向上冲击。重复之，直至异物排出。

3）当你异物卡喉时，切勿离开有其他人的房间，可用手式表示Heimlich征象，以求救援。

（4）用于无意识的病人：使病人仰平卧，施救者面对病人，骑跨在病人的髋部，用你的一手置于另一手上，将下面一手的掌根放在胸廓剑突下脐上的腹部，用抢救者的身体重量，快速冲击压迫病人的腹部，重复直至异物排出。

2. 操作注意事项

（1）气道异物梗阻的识别是关键，重要的是与其他情况鉴别：如昏迷、心脏病、癫痫或其他可能引起突然呼吸抑制，发绀或意识丧失的情况。

（2）异物可能引起或轻或重的气道阻塞情况，施救者应在窒息病人出现严重气道阻塞的症状时采取有效的救助措施，这些症状包括低气体换气或呼吸费力，如无声的咳嗽、发绀或无法说话和呼吸。病人可能会抓住脖子，努力表示窒息的体征。

（3）Himlich手法虽卓有成效，但也可产生合并症，如肋骨骨折、腹部或胸腔内脏的破裂或撕裂，故除非必要时，一般不随便采用此法。如必须使用应注意力度，避免造成病人损伤，在使用本法成功抢救病人后也应检查病人有无并发症的发生。

3. 分组练习　学生两人一组互相练习，教师巡视指导。

4. 考核与评价　分小组展示不同情况下Heimlich手法的应用，学生互评，教师点评，指出操作中的不足。

### （二）实训结果

1. 明确Heimlich手法的适应证。

2. 掌握Heimlich手法的具体操作，包括应用于成人、婴幼儿、自救、无意识的病人。

（徐　雯）

## 实训四　置口咽通气管

**【实训目的】**

1. 明确置口咽通气管的适应证。

2. 学会置口咽通气管的方法及注意事项。

**【实训准备】**

1. 物品　纱布、弯盘。

2. 器械　口咽通气管、开口器、压舌板、听诊器。

3. 环境　实训室。

**【实训学时】** 2学时。

**【实训方法与结果】**

### （一）实训方法

1. 教师讲解　教师讲解并演示置口咽通气管的方法

（1）轻拍病人双肩，分别对双耳大声呼叫，查看口唇颜面、胸廓起伏，听诊呼吸音。确定后高声呼救：呼吸道梗阻，准备抢救。

（2）放平床头，协助病人取去枕平卧位，头后仰，使呼吸道三轴线尽量保持在同一直线上。操作者站于病人头侧。

（3）将病人头偏向一侧，观察口鼻腔是否通畅，清除口腔分泌物（有义齿者需取出）。

（4）根据病人门齿到耳垂或下颌角的距离选择适宜的口咽通气管型号。

（5）仰头抬颏法充分开放气道。

（6）凹面向上插入口腔，使其内口接近口咽后壁时（已通过悬雍垂）即将其旋转180°，借病人吸气时顺势向下推送，弯曲部分下面压住舌根，弯曲部分上面抵住口咽后壁。若为昏迷病人，必要时使用开口器或压舌板辅助。

（7）以手掌放于通气管外，于呼气期感觉是否有气流呼出，或以少许棉花放于通气管外，观察其在呼吸中的运动幅度，观察胸壁运动幅度（或用听诊双肺呼吸音）。

2. 操作注意事项

（1）保持口腔清洁，当口腔有分泌物、呕吐物、血液时，可用吸痰管由口咽通气管中插入，轻轻将口咽部的分泌物吸净。

（2）妥善固定，防止脱出。

（3）注意导管在口腔中的位置，避免不正确的操作将其推至下咽部而引起呼吸道梗阻。

（4）根据病人门齿到耳垂或下颌角的距离选择适宜的口咽通气导管型号，做到宁长勿短，宁大勿小。

（5）插入及更换口咽通气管前后应观察有无牙齿脱落。

（6）定时检查口咽通气管是否保持通畅。

3. 分组练习　学生分组练习，教师巡视指导。

4. 考核与评价　分小组展示置口咽通气管的方法，学生互评，教师点评，指出操作中的不足。

### （二）实训结果

1. 知悉置口咽通气管的适应证。

2. 掌握置口咽通气管的方法及注意事项。

（徐　雯）

## 实训五　气管插管术

**【实训目的】**

1. 明确气管插管术的适应证。

2. 知悉气管插管术的方法及注意事项。

**【实训准备】**

1. 物品　液体石蜡棉球、无菌手套、纱布、注射器、听诊器、吸引装置、吸痰管、固定器。

2. 器械　气管导管、导丝、简易呼吸器、喉镜。

3. 环境　实训室。

**【实训学时】** 4学时。

**【实训方法与结果】**

### （一）实训方法

1. 教师讲解　教师讲解气管插管术的适应证，讲解并演示气管插管术的方法

（1）适应证

1）因严重低氧血症和（或）高 $CO_2$ 血症，或其他原因需要较长期机械通气，而又不考虑进行气管切开的病人。

2）不能自行清除上呼吸道分泌物、胃内反流物和出血，随时有误吸危险者。

3）下呼吸道分泌物过多或出血需要反复吸引者。

4）上呼吸道损伤、狭窄、阻塞、气道食管漏等影响正常通气者。

5）因诊断和治疗需要，在短时间内要反复插入支气管镜者，为了减少病人的痛苦和操作方便，也可以事先行气管插管。

6）病人自主呼吸突然停止，紧急建立人工气道行机械通气者。

7）外科手术和麻醉，如需要长时间麻醉的手术，低温麻醉及控制性低血压手术，部分口腔内手术预防血性分泌物阻塞气道，特殊手术的体位等。

（2）操作方法

1）物品准备：选择气管导管型号、检查充气套囊是否漏气；气管导管塑形满意、充分润滑气管导管；喉镜镜片选择得当、检查喉镜灯光良好；插入导丝、准备牙垫、准备胶布；备好听诊器、简易呼吸球囊、吸引装置与吸痰管。

2）摆放体位：病人取仰卧位。

3）开放气道：清除口腔内义齿及异物，头部充分后仰，使口、咽、喉三点成一直线。

4）暴露声门：左手持喉镜，右手将病人上、下齿分开，将喉镜叶片沿口腔右颊侧置入，将舌体推向左侧，即可见到悬雍垂。再继续深入，即可见到会厌，把喉镜向前向上提起，并挑起会厌充分暴露声门。

5）直视下插入气管导管：右手持气管导管，对准声门，插入 3～5cm，如有管芯，立即拔出，向导管气囊内注入空气 5～7ml。

6）确定导管是否在气管内：连接简易呼吸器，挤压呼吸球囊，并双肺听诊有呼吸音。

7）固定：确定导管在气管后，退出喉镜，立即接吸痰管吸痰，吸痰完毕后放入牙垫，用固定器将导管固定。

8）气管导管连接简易呼吸器通气，气量适中 500～700ml，频率 12～18 次 / 分。

2. 操作注意事项

（1）从开始插管（打开喉镜）至插管完毕、开始第一次有效简易呼吸器通气全操作过程不超过 30 秒。

（2）气管导管内如有分泌物及时吸出。

（3）气管导管气囊的压力一定要保持在 25cm$H_2O$ 以下。

（4）如果气管插管失败或不顺利，应立即停止插管、退出喉镜与导管，马上行面罩吸氧，1 分钟后再次尝试，不可盲目强行插入。

3. 分组练习　学生分组进行练习，教师巡视指导。

4. 考核与评价　分小组展示气管插管术的方法，学生互评，教师点评，指出操作中的不足。

## （二）实训结果

1. 掌握气管插管术的适应证和所需用物准备。

2. 知悉气管插管术的方法及注意事项。

（徐　雯）

# 实训六　环甲膜穿刺和环甲膜切开术

**【实训目的】**

1. 知悉环甲膜穿刺和环甲膜切开的部位。

2. 明确环甲膜穿刺和环甲膜切开的适应证。

3. 学会环甲膜穿刺和环甲膜切开的方法及注意事项。

**【实训准备】**

1. 物品　手消毒液、注射器、无菌手套、棉签、碘伏、吸氧装置、吸痰装置。

2. 器械　环甲膜穿刺针或16号抽血用粗针头、T型管(或三通阀)。

3. 环境　实训室。

**【实训学时】** 4学时。

**【实训方法与结果】**

## (一) 实训方法

1. 教师讲解　教师讲解环甲膜穿刺和环甲膜切开的部位、适应证，讲解并演示环甲膜穿刺和环甲膜切开的方法。

(1) 部位、适应证

1) 部位：环甲膜位于甲状软骨和环状软骨之间，前无坚硬遮挡组织(仅有柔软的甲状腺通过)，后通气管，它仅为一层薄膜，周围无要害部位，所以利于穿刺。如果自己寻找，可以低头，然后沿喉结最突出处向下轻轻地摸，在约2～3cm处有一如黄豆大小的凹陷，此处即为环甲膜位置所在。

2) 适应证：各种原因所致上呼吸道完全或不完全阻塞、牙关紧闭经鼻气管插管失败、3岁以下小儿不宜做环甲膜切开者、气管内给药。

(2) 操作方法

1) 确认病人咽喉部有异物阻塞，予以去枕仰卧，肩背部垫起20～30cm，头后仰，不能耐受者可取半卧位。

2) 选择穿刺部位：甲状软骨下缘与环甲软骨弓上缘之间与颈部正中线交界的凹陷处即为穿刺点。

3) 常规消毒穿刺部位，戴无菌手套。

4) 左手以食、中指固定环甲膜两侧，右手持环甲膜穿刺针或粗针头从环甲膜垂直刺入。

5) 观察穿刺部位皮肤有无出血，如出血较多应注意止血，以免血液反流入气管内。

6) 接注射器，回抽有空气，确定无疑后，垂直固定穿刺针，连接氧气装置；当上呼吸道完全阻塞难以排气又无"T"管时，须再插一根粗针头进入气管内作为排气用。

7) 吸出气道内的分泌物，观察病人胸廓是否起伏，呼吸是否改善。

8) 协助病人取适宜体位，整理床单位。

2. 操作注意事项

(1) 环甲膜穿刺是非确定性气管开放技术，一旦复苏成功应立即改为气管切开术或气管插管，并尽早进行消除病因的处理。

(2) 勿用力过猛，出现落空感即表示针尖已进入喉腔，进针不要过深，避免损伤气管后壁黏膜。

(3) 穿刺过程中，出现心脏骤停应立即行心肺复苏。

(4) 如遇血凝块或分泌物堵塞针头，可用注射器注入空气，或用少许生理盐水冲洗。

(5) 若穿刺部位皮肤出血较多，应注意止血，以免血液反流入气管内。

(6) 穿刺针留置时间不宜过长。

(7) 下呼吸道阻塞病人不用环甲膜穿刺。

3. 分组练习　学生分组进行练习，教师巡视指导。

4. 考核与评价　分小组展示环甲膜穿刺和环甲膜切开的方法，学生互评，教师点评，指出操作中的不足。

### (二) 实训结果

1. 掌握环甲膜穿刺和环甲膜切开的部位及环甲膜穿刺和环甲膜切开的适应证。

2. 学会环甲膜穿刺和环甲膜切开的方法及注意事项。

(徐　雯)

## 实训七　止　血　法

**【实训目的】**

1. 掌握指压止血的部位，加垫屈肢止血法。

2. 掌握操作中的注意要点。

**【实训准备】**

1. 物品　靠背椅、棉垫、绷带、三角巾。

2. 环境　宽敞、明亮、安静、舒适。

**【实训学时】** 2学时。

**【实训方法与结果】**

### (一) 实训方法

1. 教师讲解　教师讲解并演示不同部位出血对应的体表动脉压迫点及指压止血法。

(1) 全身不同部位出血的体表动脉压迫点

1) 头顶及颞部出血：按压颞动脉，在耳屏前稍上方，用食指和中指感觉到动脉搏动，将其用力压向下颌关节处，出血可迅速减缓或停止。

2) 颜面部和腮部出血：按压颌下动脉，沿下颌角前约半寸处有一小凹陷，感觉到动脉搏动，将其压向下颌骨。

3) 枕后出血：按压耳后动脉，位于耳蜗处。

4) 一侧头面部出血：按压同侧颈总动脉，颈动脉在气管与胸锁乳突肌之间，此方法在非紧急时不能用，禁止同时压迫两侧颈总动脉，防止脑缺血而昏迷死亡。

5) 腋窝、肩部及上肢的出血：可按压锁骨下动脉止血，两指在锁骨上凹摸到动脉搏动处，将动脉血管压向深处的第一肋骨上止血。病人可有上肢麻木感即已达到止血目的。

6) 前臂出血：将上肢抬高，并按压肱动脉，位于肱二头肌下缘，摸到搏动后将其压向肱骨。

7) 手及手指出血：同时按压桡、尺两动脉。

8) 手指顶端出血：按压手指两侧的血管。

9) 下肢大出血：用两拇指向外上按压股动脉，病人平卧，伤侧下肢略外展，股动脉位于腹股沟中点。

10）小腿出血：按压腘动脉，双手在腘窝处摸到腘动脉搏动，将其压向胫骨。

11）足部出血：同时按压内踝处的胫后动脉和足背近脚腕处的足背动脉。足背动脉按压点位于内外踝连线中点处，胫后动脉按压点位于内踝与足跟中点处。

（2）操作中注意要点：定位准确，按压力度适当。

2. 两人一组互相练习，教师巡视指导。

3. 效果评价：教师说出受伤部位，同学们能迅速找出动脉按压点并行压迫止血。

4. 展示在肘窝、髋部、腘窝处加垫屈肢止血法的图片，分小组模仿其包扎方法。

5. 分小组展示不同部位加垫屈肢止血法，教师点评，指出操作中的不足。

6. 两人一组练习不同部位的加垫屈肢止血法。

7. 评价：分组展示不同部位加垫屈肢止血法。

要求：正确实施屈肢加垫止血法；固定松紧适宜；操作中体现人文关怀。

### （二）实训结果

1. 学会指压止血法。

2. 掌握不同部位出血的体表动脉压迫点。

3. 熟悉止血效果的判断方法。

4. 掌握加垫屈肢止血法。

（徐凤英）

## 实训八　绷带包扎法

**【实训目的】**

1. 掌握6种不同的绷带包扎法的操作要点。

2. 学会用相应的包扎法包身体不同的部位。

3. 掌握操作中的注意要点。

**【实训准备】**

1. 物品　纱布绷带、弹性绷带、胶布、剪刀、治疗盘、弯盘、治疗车、生活垃圾桶、医疗垃圾桶。

2. 环境　宽敞、明亮、安静、舒适，温度适宜。

**【实训学时】** 2学时。

**【实训方法与结果】**

### （一）实训方法

1. 教师讲解　教师讲解6种不同包扎方法的操作要点，重点指导环形包扎法、螺旋包扎法。

（1）环形包扎法：常用于肢体的起点和止点，也用于肢体粗细相等的部位如手腕部、颈部、胸部、腹部。打开绷带卷，把绷带斜放伤肢上，用手压住，将绷带绕肢体包扎一周后，再将带头和一个小角反折过来，然后继续绕圈包扎，第二圈盖住第一圈，以此可更好的固定头端，包扎3～4圈即可，最后用胶布将带尾固定。也可将带尾剪成两个头，然后打结。

（2）演示上臂螺旋包扎法并讲解其中操作要点：包扎均由远心端开始，以环形包扎法固定头端，再螺旋向近心端包扎，上缠每圈盖住前圈1/2或2/3呈螺旋形，用力均匀，松紧适度，使绷带平整均匀，包到出血伤处，可稍加压力，起止血作用，包扎完毕时再环绕两周以胶布固定，或撕开带端打结，亦可用安全别针固定。

2. 练习　两人一组相互练习螺旋包扎法，教师巡视指导。

3. 检查指导要点　起始端是否牢固；绷带卷展开的方向是否正确；每一圈压住前一圈的距离是否一致；是否平整无皱褶；结束固定是否正确；松紧是否适宜，指端血液循环是否良好。

4. 教师演示　教师逐一演示其他各部位包扎法并讲解其中要点。

（1）头部：环形两圈固定，再以回返包扎法进行包扎，以环形结束固定。

（2）前臂：环形两圈固定，以螺旋反折法进行包扎，螺旋反折法多用于粗细不一同的肢体如前臂、小腿。在螺旋的基础上进行反折，以环形结束固定。

（3）肘部：在肘正中以环形起始固定，再以“8”字书写行径绕关节进行包扎，在上臂以环形结束固定。必要时用三角巾悬吊前臂。

（4）手：在手腕部以环形开始，“8”字行包手掌至手指处，以螺旋包扎法包好手指至大拇指，以“8”字行包扎手背至腕部以环形结束。

（5）膝关节：包扎法同肘部包扎。

（6）小腿：同前臂包扎法。

（7）脚：同手的包扎法。

5. 操作中注意要点　绷带卷向外展开，打结应打在肢体外侧，不可打在伤口、骨隆起及坐卧受压处。指（趾）端尽可能外露，以便观察肢体末梢血液循环情况。

6. 学生练习　两人一组进行练习，教师巡视指导，也可请操作较好的同学相互指导。

7. 检查学习效果　每一组请一位同学为模特，全组同学应用不同的包扎法对其全身不同部位进行包扎。

8. 评价　不同部位选择正确的包扎方法，外观平整、美观；松紧适宜、固定恰当。

### （二）实训结果

1. 每位同学能根据不同部位选择正确的包扎方法。

2. 能熟练实施6种常见的包扎法，操作中能体现人文关怀。

（徐凤英）

## 实训九　三角巾包扎法

**【实训目的】**

1. 掌握全身不同部位应用三角巾包扎的方法。

2. 掌握操作中的要点。

**【实训准备】**

1. 物品　三角巾。

2. 环境　宽敞、明亮、安静、舒适，温度适宜。

**【实训学时】** 4学时。

**【实训方法与结果】**

### （一）实训方法

1. 教师讲解　演示不同部位三角巾包扎法。

（1）头部帽式包扎法：将三角巾的底边向内折叠约两指宽，平放在前额眉上，顶角向后拉盖于头顶，将两底边沿两耳上方往后拉至枕部下方，左右交叉压住顶角绕至前额在耳朵上方打结固定，后面多余部分压入枕后反折边内。

（2）头、耳部风帽式包扎法：将三角巾顶角打一个结，置于前额中央，头部套入风帽内，向下拉紧两底角，再将底边向外反扎 2～3 指宽的边，左右交叉包绕兜住下颌，绕至枕后打结固定。

（3）单眼包扎法：包扎单眼时，将三角巾折叠成四指宽的带状，斜置于伤侧眼部，从伤侧耳下绕至枕后，经健侧耳上拉至前额与另一端交叉反折绕头一周，于健侧耳上端打结固定。

（4）双眼包扎法：将带状三角巾的中央置于枕部，两底角分别经耳下拉向眼部，在鼻梁处左右交叉各包一只眼，成“8”字形经两耳上方在枕部交叉后绕至下颌处打结固定。

（5）单胸部包扎法：将三角巾的顶角置于伤侧肩上，两底边在胸前横拉至背部打结固定后再与顶角打结固定。

（6）单肩包扎法：将三角巾折成约 80° 夹角的燕尾巾，夹角朝上，向后的一角压住向前的角，放于伤侧肩部，燕尾底边绕上臂在腋前方打结固定，将燕尾两角分别经胸、背部拉到对侧腋下打结固定。

（7）双肩包扎法：将三角巾折叠成两尾角等大的双燕尾巾，夹角朝上，对准颈后正中，左右双燕尾由前向后分别包绕肩部到腋下，在腋后打结固定。

（8）手部包扎法：将三角巾底边横放在腕部，手掌向下放在三角巾中央，将顶角反折盖住手背，两底角交叉压住顶角绕肢体一圈，反折顶角后打结固定。

（9）膝、肘部包扎法：将三角巾扎叠成比伤口稍宽的带状，斜放伤部，两端压住上下两边绕肢体一周，在肢体内侧打结固定。

（10）全手臂包扎法：将三角巾一底角打结，将手置于其中，另一底角置于同侧肩部，将顶角绕手臂打结，将两底角绕颈后在对侧肩部打结。

（11）下腹部包扎法：将三角巾顶角朝下，底边横放腹部，两底角在腰后打结固定，顶角由两腿间拉至腰后与底角打结固定。

（12）臀部包扎法：将三角巾顶角朝下放在伤侧腰部，一底角包绕大腿根部与顶角打结，另一底角提起围腰与底边打结固定。

2. 操作要求　包扎方法正确；平整、美观；松紧适宜。

3. 分组练习　学生两人一组进行练习，教师巡视指导。

4. 考核评价　同学根据教师提出的身体不同部位进行包扎。

### （二）实训结果

1. 每位同学能用三角巾对身体各部位进行包扎。

2. 操作中体现人文关怀。

（徐凤英）

## 实训十　外伤初步固定

**【实训目的】**

1. 学会四肢、脊柱、骨盆骨折的固定。

2. 掌握操作中的注意要点。

**【实训准备】**

1. 物品　不同长度的夹板、绷带、三角巾。

2. 环境　宽敞、明亮、安静、舒适，温度适宜。

**【实训学时】** 2 学时。

**【实训方法与结果】**

（一）实训方法

1. 教师演示　教师演示并讲解四肢骨折固定方法、骨盆骨折固定、脊柱骨折固定并讲解其中要点。

（1）四肢骨折固定

1）选择正确的夹板：根据四肢不同部位选择宽窄、长短合适的夹板，其长度一般应超过骨折上下两个关节为宜。

2）衬垫恰当：固定用的夹板不应直接接触皮肤。在固定时可用纱布、三角巾垫、毛巾、衣物等软材料垫在夹板和肢体之间，特别是夹板两端、关节骨头突起部位和间隙部位，可适当加厚垫，以免引起皮肤磨损或局部组织压迫坏死。

3）松紧度适宜：固定四肢时，要将指（趾）端露出，以便随时观察肢体血液循环情况。

4）顺序正确：应先捆绑骨折断处的上端，后捆绑骨折断处的下端。

5）保持肢体功能位置：上肢固定时呈屈肘状；下肢固定时要伸直。

（2）骨盆骨折固定方法

1）扶病人仰卧、屈膝，膝下垫枕头或衣物，同时呼叫急救车。

2）用三角巾或宽布带围绕病人臀部和骨盆，适当加压，包扎固定。

3）用三角巾或布带缠绕病人双膝固定。

4）尽量不要移动病人，直到急救车开来。

5）操作要点：及时观察发现并发症。骨盆骨折可以造成膀胱、尿道和直肠的损伤，还会引起严重内出血。病人臀部和下腹部疼痛，下肢活动时疼痛加重；下肢没有异常，但不能站立；尿中可混有血液；内出血严重时会出现休克。

（3）演示并讲解脊柱骨折固定法

1）俯卧位时，以“工”字方式将竖板紧贴脊柱，将两横板压住竖板分别横放于两肩上和腰骶部，固定前在脊柱的突凹部垫上纱布、棉花等软物品，然后先固定两肩并将三角巾或布带打结于胸前，再固定腰骶部。

2）仰卧位，不需搬动时，可简单地在腰下、膝下、足踝下及身旁放置软垫固定身体位置。

要点：脊柱骨折后，不能轻易移动病人，应依照伤员伤后的姿势进行就地固定，防止病人身体扭曲。

2. 分组练习　学生分小组进行练习，教师巡视指导。

3. 效果评价　教师给出骨折部位，分小组对病人实施固定。

4. 质量要求　根据不同伤情及部位选择合适的固定方法；固定方法正确；操作中注意观察病情变化，体现人文关怀。

（二）实训结果

1. 掌握对四肢、脊柱、骨盆骨折的固定方法。

2. 掌握操作中的要点，操作中注意观察病人的病情。

（徐凤英）

# 实训十一 搬 运 法

**【实训目的】**

1. 掌握正确的搬运法。
2. 掌握对脊柱骨折病人的搬运法。
3. 掌握操作中的注意要点。

**【实训准备】**

1. 物品 床、平车。
2. 环境 宽敞、明亮、安静、舒适，温度适宜。

**【实训学时】** 2学时。

**【实训方法与结果】**

## （一）实训方法

1. 分组练习一人、两人、三人搬运法。

（1）一人搬运

1）扶行法：适宜清醒伤病者，没有骨折、伤势不重、能自己行走的伤病者。救护者站在身旁，将伤者一侧上肢绕过救护者颈部，用手抓住伤病者的手，另一只手绕到伤病者背后，搀扶行走。

2）背负法：适用老幼、体轻、清醒的伤病者。

方法一：救护者朝向伤病者蹲下，让伤员将双臂从救护员肩上伸到胸前，两手紧握。救护员抓住伤病者的大腿，慢慢站起来。如有上、下肢、脊柱骨折不能用此法。

方法二：救护者背朝伤者蹲下，让伤员从后面将两手臂搭在救护者肩膀上，救护者托住伤者两侧大腿。

3）抱持法：适于年幼伤病者，体轻者没有骨折，伤势不重，是短距离搬运的最佳方法。救护者蹲在伤病者的一侧，面向伤员，一只手放在伤病者的大腿下，另一只手绕到伤病者的背后，然后将其轻轻抱起。如有脊柱或大腿骨折禁用此法。

（2）两人搬运

1）座椅式：适用清醒伤病者。两名救护者面对面各自用右手握住自已的左手腕，再用左手握住对方右手腕，蹲下让伤病者将两上肢分别放到两名救护者的颈后，再坐到相互握紧的手上。两名救护者同时站起，行走时同时迈出外侧的腿，保持步调一致。

2）拉车式：适于意识不清的伤病者，将伤病者移上椅子、担架或在狭窄地方搬运伤者时可用此法。两名救护者，一人站在伤病者的背后将两手从伤病者腋下插入，把伤病者两前臂交叉于胸前，再抓住伤病者的手腕，把伤病者抱在怀里，另一人反身站在伤病者两腿中间将伤病者两腿抬起，两名救护者一前一后地行走。

（3）三人或多人搬运：三人同侧搬运法适用于意识不清且体重较重的病人，多人搬运法适用于脊柱骨折的伤者。

1）三人同侧运送：三名救护者站在伤病者的同一侧，分别在肩、后背、腰、臀部、膝部、小腿处托住病人，三名救护员同时单膝跪地，然后同时站立抬起伤病者，使病人面向救护者。

2）多人搬运法：救护者分别站在病人两侧，四名或六名救护者同时单膝跪地分别在头、颈、肩、后背、腰、臀、膝部小腿处托住病人，再同时站立抬起伤病者。注意搬运者保持动作协调一致，尤其是脊柱损伤者避免扭曲伤者身体以免加重损伤。

2. 操作要点

(1) 不明病情时，尽量不要移动病人。

(2) 需要搬运伤者时，应请周围的人帮忙。

(3) 只有自己时，可将病人从背后抱住，并用单手紧握病人另一双手，注意要轻轻搬运。

(4) 搬运时，要注意观察伤者的呼吸及脸部表情。

3. 分小组练习四人搬运法　两人及以上搬运法要注意动作协调一致，尤其是搬运脊柱骨折病人。

4. 效果评价　分小组完成各种搬运法。方法正确；动作协调一致；注意观察病人病情变化；操作中体现人文关怀。

### (二) 实训结果

1. 能正确实施多人搬运法。

2. 掌握多人搬运中的操作要点。

（徐凤英）

## 实训十二　除颤仪的使用

**【实训目的】**

1. 学会除颤仪使用操作技术。

2. 掌握电除颤能量与部位，知晓电除颤的注意事项。

**【实训准备】**

1. 物品　模拟人、导电胶、心电监测导联线及电极、酒精纱布等。

2. 器械　除颤器。

3. 环境　整洁，安全，有电源、电插座及吸氧、吸痰装置。

**【实训学时】** 4学时。

**【实训方法与结果】**

### (一) 实训方法

1. 模拟除颤仪使用急救现场，用综合模拟人模型或仿真模拟人模型，由2～3名学生先展示除颤仪使用过程。

2. 教师演示操作全过程。

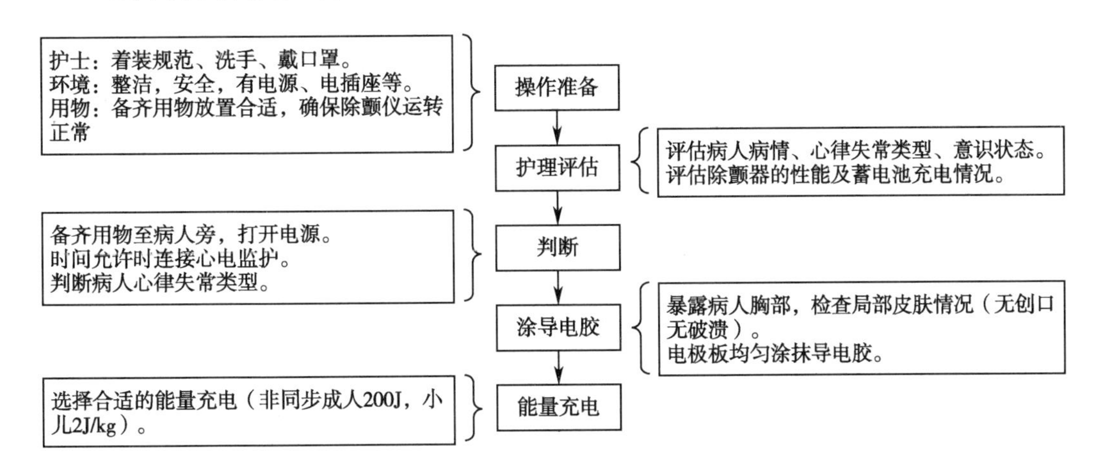

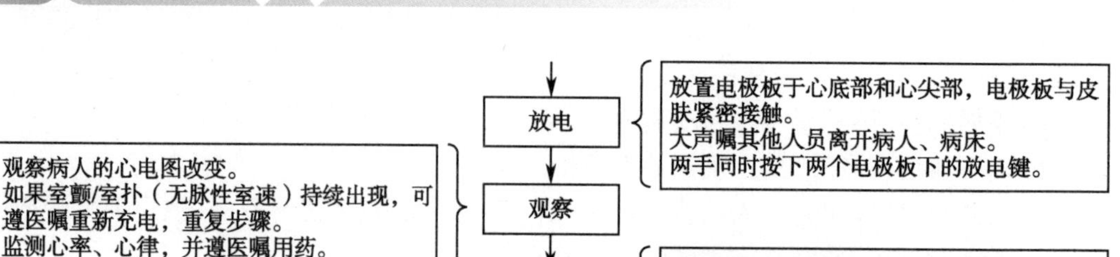


3. 教师点评与讲解，重难点内容进行分解示范。

4. 学生回示操作全过程，教师点评。

5. 学生分组进行模拟除颤仪的使用，教师指导。

6. 老师总结除颤仪使用要点及操作注意事项。

### （二）实训结果

1. 学生能运用所学的知识进行除颤仪的使用。

3. 学生掌握除颤仪的操作指标和注意事项。

（王青丽）

## 实训十三　心电监护仪使用

**【实训目的】**

1. 学会心电监护操作技术。

2. 掌握心电监护的报警指标。

**【实训准备】**

1. 物品　模拟人、电极片、各种监护导联线、75% 乙醇、棉签、纱布、弯盘、监护记录单。

2. 器械　心电监护仪。

3. 环境　宽敞、明亮、安静、整洁，有电源及插座。

**【实训学时】** 4 学时。

**【实训方法与结果】**

### （一）实训方法

1. 模拟心电监护急救现场，用综合模拟人模型或仿真模拟人模型，2～3 名学生演示心电监护过程。

2. 教师演示操作全过程。

护士：着装规范、洗手、戴口罩。
环境：整洁，有电源、电插座。
用物：备齐用物放置合适，确保心电监护仪运转正常。

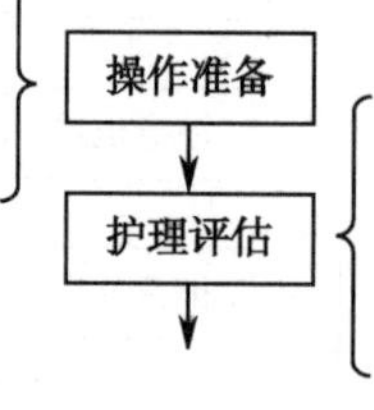


病人的病情、意识状态、合作程度、皮肤状况、心理反应。
评估病人周围的环境，光照情况及有无电磁波干扰。
监护仪的性能。

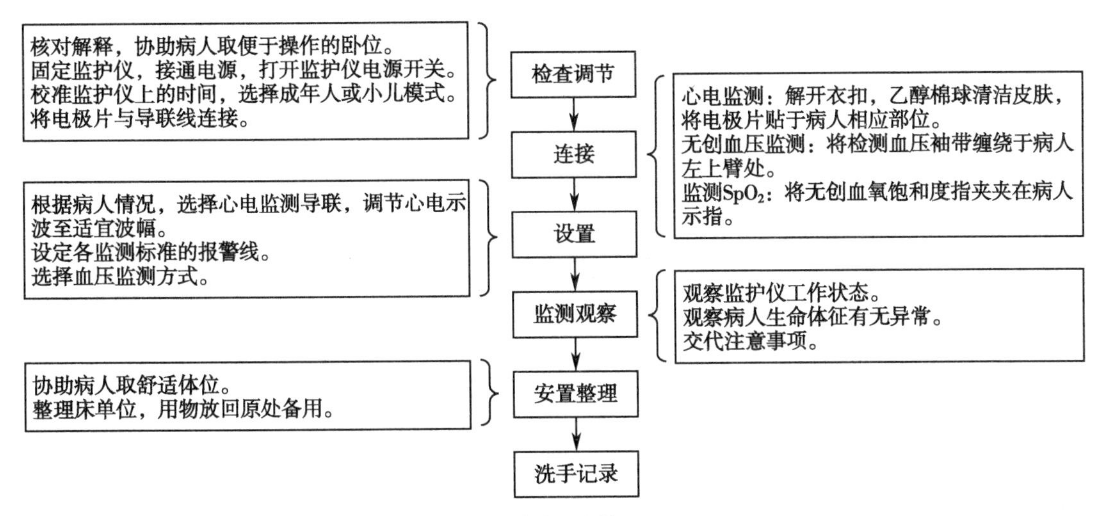


3. 教师点评与讲解，重难点内容进行分解示范。

4. 学生回示操作全过程，教师点评。

5. 学生分组进行模拟心电监护程序练习，教师指导。

6. 老师总结心电监护要点及操作注意事项。

（二）实训结果

1. 学生能运用所学的知识进行心电监护技术。

2. 学生掌握心电监护的报警指标及常见故障排查。

（王青丽）

## 实训十四　静脉留置针输液技术

**【实训目的】**

1. 学会应用静脉留置针进行穿刺。

2. 严格执行查对制度和无菌原则。

3. 正确进行冲管和封管。

4. 操作中注意人文关怀。

**【实训准备】**

1. 物品：输液盘、输液架、留置针、留置针胶贴、输液卡、医嘱本、液体、输液器、锐器盒、医疗垃圾桶、生活垃圾桶、笔、挂表。

2. 环境：实训室，宽敞、明亮、安静、整洁。

**【实训学时】** 2学时。

**【实训方法与结果】**

（一）实训方法

1. 教师讲解与示范　教师讲解与演示静脉留置针输液过程。

（1）目的：建立静脉通路，便于抢救及需反复穿刺的长期输液者。

（2）准备：护士着装规范、洗手、戴口罩。查对医嘱、病人、腕带。备好用物。

（3）评估：了解病人身体状况，用药情况及药物过敏史，向病人解释，取得病人合作。评估病人输液部位的皮肤及血管情况。

（4）操作过程：

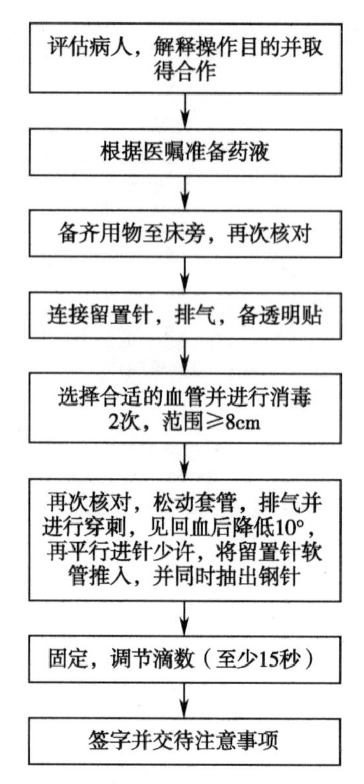


（5）整理与记录：协助病人取舒适卧位，询问病人需要，整理床单位。清理用物，洗手，取口罩，记录。

2. 注意事项

（1）严格执行无菌技术操作规程及查对制度。

（2）密切观察：密切观察病人生命体征的变化及局部情况。每次输液前后，均应检查穿刺部位及静脉走行方向有无红肿，并询问病人有无疼痛与不适。如有异常情况，应及时拔除导管并作相应处理。对仍需输液者应更换肢体另行穿刺。

（3）保护导管：对使用静脉留置针的肢体应妥善固定，尽量减少肢体的活动，避免被水沾湿。如需要洗脸或洗澡时，应用塑料纸将局部包裹好。对能下地活动的病人，静脉留置针避免保留于下肢（上肢穿刺者尽量避免肢体下垂），静脉留置针避免保留于下肢，以免由于重力作用造成回血，堵塞导管。

（4）正确冲管和封管：每次输液前先抽回血，再用无菌的生理盐水冲洗导管。如无回血、抽出凝固血液、冲洗有阻力时，应考虑留置针导管堵管，此时应拔出静脉留置针，切记不能用注射器使劲推注，以免将凝固的血栓推进血管，造成栓塞。

3. 分组练习　学生分组进行静脉留置针输液操作练习，教师指导。

4. 考核与评价　分小组展示静脉留置针输液操作，学生互评，教师点评，指出操作中的不足。

### （二）实训结果

1. 能按流程完成静脉留置针穿刺技术。
2. 操作中查对完善，不违反无菌原则。
3. 健康教育细致全面，操作中充分体现人文关怀。
4. 熟知冲管及封管方法。

（徐凤英）

# 实训十五　三腔二囊管置管术

**【实训目的】**

1. 学会三腔二囊管置管术。

2. 知悉操作中的注意事项。

**【实训准备】**

1. 物品　三腔二囊管 1 根，50ml 注射器，止血钳 3 把，治疗盘，无菌纱布，手套，液体石蜡，0.5kg 重沙袋（或盐水瓶），血压表，绷带，宽胶布，综合模拟人模型或置管模型。

2. 环境　实训室安静、整洁。

**【实训学时】** 2 学时。

**【实训方法与结果】**

## （一）实训方法

1. 教师讲解与示范　教师讲解与演示三腔二囊管的操作过程。

（1）适应证：对食管 - 胃底静脉曲张破裂大出血者压迫止血。

（2）禁忌证：严重冠心病，高血压，心功能不全者慎用。

（3）准备：护士着装规范、洗手、戴口罩。查对医嘱、病人、腕带。备好用物。

（4）评估：评估病人病情，向病人解释，取得病人合作。检查有无鼻息肉，鼻甲肥厚和鼻中隔偏曲，选择鼻腔较大侧插管。

（5）操作过程：

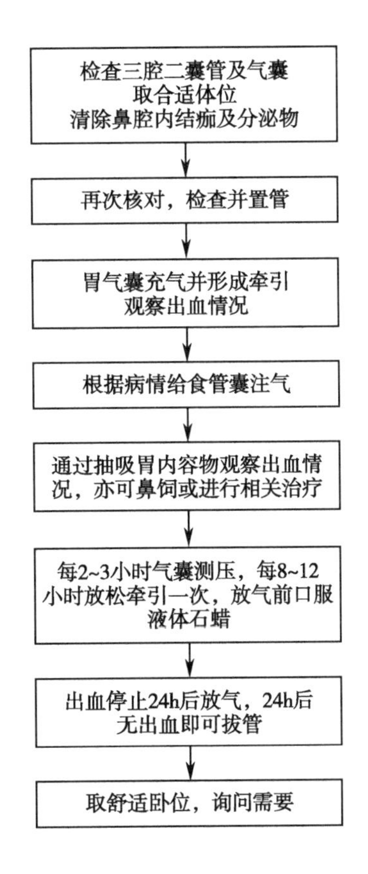

(6) 整理与记录：整理床单位，清理用物，洗手，取口罩，记录。

2. 操作注意事项

(1) 操作前做好病人的思想工作，争取配合。

(2) 操作时手法要温柔，避免损伤咽喉及食管黏膜。

(3) 三腔二囊管下至咽部时，要让病人做吞咽动作，以免误入气管造成窒息。

(4) 注意置管后的操作顺序，胃气囊注气后先牵引，再观察，根据需要为食管囊注气。

(5) 气囊注气量准确，牵引重量合适。

(6) 放松气囊前及拔管前要吞服液体石蜡后再执行，以免损伤黏膜。

(7) 严密观察病人生命体征，出血是否停止，认真听取病人主诉。

3. 分组练习　学生分组进行三腔二囊管置管操作练习，教师指导。

4. 考核与评价　分小组展示三腔二囊管置管操作方法，学生互评，教师点评，指出操作中的不足。

### (二) 实训结果

1. 能够正确进行三腔二囊管置管操作。

2. 熟知操作中的注意要点。

(徐凤英)

## 实训十六　呼吸机使用

**【实训目的】**

学会呼吸机的使用方法。

**【实训准备】**

1. 物品　呼吸机一台、湿化器一个(或人工鼻 2 个)、螺纹管、积水杯、模拟肺、无创面罩(必要时)、呼吸球囊、综合模拟人模型或仿真模拟人模型。

2. 环境　实训室、整洁，有电源及插座。

**【实训学时】** 4 学时。

**【实训方法与结果】**

### (一) 实训方法

1. 教师讲解与示范　演示呼吸机使用过程。

(1) 适应证：神经肌肉麻痹、心脏手术后、颅内压增高、新生儿破伤风使用大剂量镇静剂需呼吸支持时、窒息、心肺复苏等各种原因引起的严重通气或换气功能障碍。

(2) 准备：护士着装规范、洗手、戴口罩。查对医嘱、病人、腕带。备好用物，呼吸机一台、湿化器一个(或人工鼻 2 个)、螺纹管、积水杯、模肺、无创面罩(必要时)、呼吸球囊。

(3) 评估：评估病人病情、意识、呼吸状况。评估床单位电源、氧源、气源、负压吸引供应情况及相关装置。

(4) 呼吸机安装：主动湿化，湿化罐内倒入蒸馏水至水位线并调节好水温(30～40℃)。被动湿化，将人工鼻与呼吸机螺纹管连接。连接呼吸机供氧及供气管道，插上呼吸机电源。

(5) 进行呼吸机自检：打开呼吸机电源开关，连接模拟肺，呼吸机进行自检。

(6) 呼吸机模式及参数调节：根据病人病情设置呼吸机使用的模式、呼吸频率、氧浓度、吸呼比、峰流速、触发灵敏度及 PEEP 等。根据病人情况设置报警界限，如呼吸频率、氧浓度、分钟通气量、气道压等。

(7) 连接病人：检查呼吸机各连接处是否漏气，工作是否正常，各指标显示状态。将呼吸机接头与病人气管插管相连。

(8) 运行检查：再次检查呼吸机工作是否正常，有无漏气现象，各参数是否适合病人。病人呼吸状况的观察。

(9) 健康指导：呼吸机治疗的目的及注意事项，合理的呼吸运动锻炼。

(10) 整理记录：协助病人取舒适体位，整理床单位，用物分类处置。洗手，记录。

2. 操作注意事项

(1) 根据病情需要选择合适的呼吸机类型，掌握呼吸机操作规程。

(2) 使用呼吸机期间严密观察生命体征，定时监测并记录病人通气后的各项指征及气道湿化效果，根据病人情况调节呼吸机参数，定期进行血气分析。

(3) 保持气道通畅，及时清理分泌物。

(4) 妥善固定人工气道，防止移位或意外脱出。

(5) 严格无菌操作，执行防止呼吸机相关性肺炎措施，及时清除环路内的积水。

(6) 确保所有呼吸机的报警处于打开状态，根据报警级别适时地查明原因并正确处理，以保证病人安全。

(7) 呼吸机旁需备简易人工呼吸器，以便呼吸机突然故障或停电时急用。

(8) 注意机器管理与维护。

3. 分组练习　学生分组进行模拟呼吸机使用操作练习，教师指导。

4. 考核与评价　分小组展示呼吸机的使用方法，学生互评，教师点评，指出操作中的不足。

### (二) 实训结果

学会呼吸机的使用方法及常见报警的解除。

(殷　翠)

## 实训十七　输液泵使用

**【实训目的】**

1. 学会输液泵的使用方法。

2. 知悉输液泵常见故障及处理方法。

**【实训准备】**

1. 物品　输液泵 1 台，静脉输液所需物品，必要时备接线板、输液架。

2. 环境　实训室整洁、整洁，有电源及插座。

**【实训学时】** 2 学时。

**【实训方法与结果】**

### (一) 实训方法

1. 教师讲解与示范　教师讲解与演示输液泵的使用过程。

(1) 适应证：常用于需要严格控制输液量和输液速度的情况，如在应用升压药物、抗心律失常药物、婴幼儿静脉输液或静脉麻醉时。

(2) 准备：护士着装规范、洗手、戴口罩。查对医嘱、病人、腕带。备好用物。

（3）评估：了解病人身体状况，向病人解释，取得病人合作。评估病人注射部位的皮肤及血管情况。

（4）操作过程：

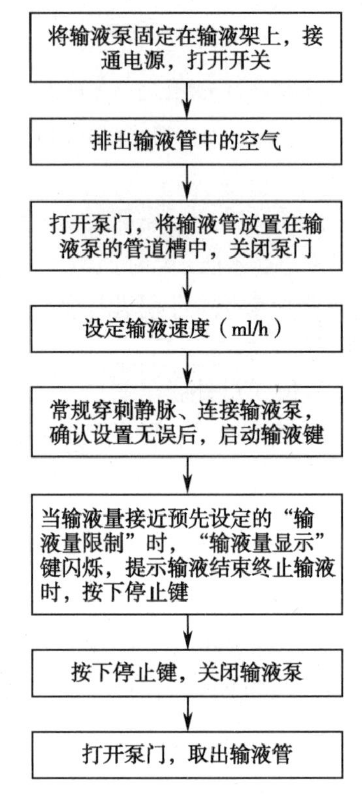


（5）整理与记录：协助病人取舒适卧位，询问病人需要，整理床单位。清理用物，洗手，取口罩，记录。

2. 操作注意事项

（1）正确设定输液速度及其他必需参数，防止设定错误延误治疗。

（2）护士随时查看输液泵的工作状态，及时排除报警、故障，防止液体输入失控。

（3）注意观察穿刺部位皮肤情况，防止发生液体外渗，出现外渗时给予相应处理。

3. 输液泵常见故障及处理方法

（1）气泡报警：故障原因，管路中有气泡，溶液瓶或袋内液体已空。处理方法，打开仓门取出泵管，排出气泡，更换新输液瓶。

（2）电池低电压报警：故障原因，电池 / 蓄电池电量不足，电池充电无效。处理方法，连接交流电源，更换同类型电池。

（3）滴数报警：故障原因，输液瓶或袋内液体已空，流速调节器未打开，排气时小帽未打开，传感器放置错误，传感器损坏，滴壶不稳，有摆动，滴壶有水雾，滴壶液面过高。处理方法，更换新输液瓶，打开流速调节器，打开排气帽，正确放置，夹紧传感器于滴壶，更换传感器，固定输液壶，保持稳定，摇动滴壶，去除水雾，滴壶内液面不能超过滴壶高度 1/2，将输液瓶正置，再将部分液体挤回瓶内，使液面降低。

（4）输液完毕报警：故障原因，输液瓶或袋内液体已空。处理方法，遵医嘱更换输液或停止输液。

（5）压力、阻塞报警：故障原因，流速调节器（螺旋夹）未松开，输液管打折或受压；血块阻塞静脉通路，近心端血管压力过大。处理方法，松开流速调节器（螺旋夹），解除输液管打折或受压，清除血块，松解止血带，穿宽袖口衣服，避免输液肢体侧测血压。

4. 分组练习　学生分组进行输液泵使用操作练习，教师指导。

5. 考核与评价　分小组展示输液泵的使用方法，学生互评，教师点评，指出操作中的不足。

（二）实训结果

1. 能够正确使用输液泵。

2. 掌握输液泵常见故障及处理方法。

（殷　翠）

## 实训十八　洗胃机使用

**【实训目的】**

1. 学会洗胃机的使用方法。

2. 熟知洗胃的禁忌。

3. 掌握洗胃机洗胃常见的并发症及其预防。

**【实训准备】**

1. 物品　洗胃机 1 台，洗胃盘，水温计，标本瓶，橡胶单，治疗巾，手套，洗胃溶液（按需准备 10 000～20 000ml，温度 25～38℃），必要时备接线板、输液架。

2. 环境　实训室安静、整洁，有电源及插座。

**【实训学时】** 2 学时。

**【实训方法与结果】**

（一）实训方法

1. 教师讲解与示范　教师讲解与演示洗胃机的使用过程。

（1）适应证：急性中毒病人，幽门梗阻需排出胃内容者，特定检查手术准备。

（2）禁忌证：吞服强酸强碱者、肝硬化伴食管 - 胃底静脉曲张、近期有上消化道出血、胃穿孔者；食管阻塞、消化道溃疡、胃癌等病人不宜洗胃；昏迷病人洗胃要慎重。

（3）准备：护士着装规范、洗手、戴口罩。查对医嘱、病人、腕带。备好用物。

（4）评估：病人对洗胃的认识、心理状态、合作程度、耐受力。对现实及家属的态度；病人年龄、中毒情况，有无洗胃禁忌证；病人意识状态、生命体征、有无义齿、呕吐物性质、气味。

（5）操作过程：

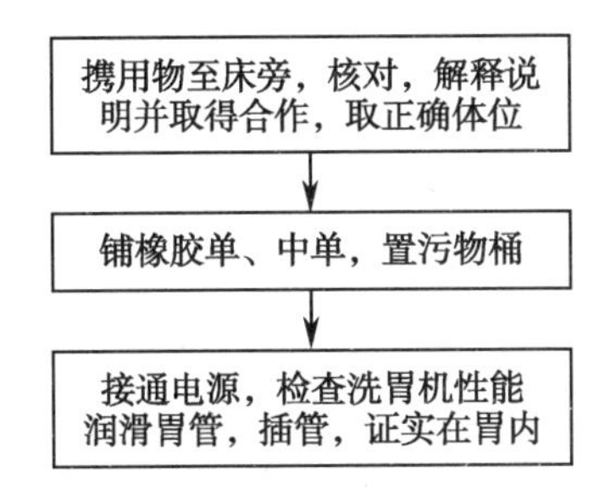

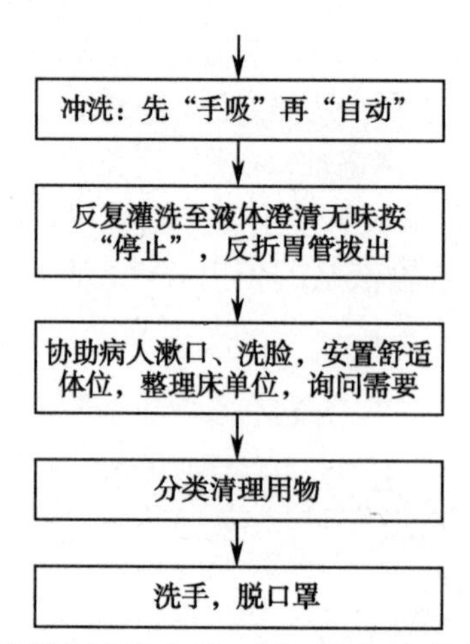


（6）整理与记录：记录洗胃灌洗液的名称、量，洗出液的颜色、量、气味及有无并发症。

2. 操作注意事项

（1）充分评估有无禁忌证。

（2）插管动作轻柔、迅速，勿损伤食管黏膜或误入气管。

（3）昏迷病人洗胃需谨慎，防止窒息。

（4）洗胃过程中注意观察病人病情变化及洗出液的颜色，如病人出现腹痛、流出血性液体或有虚脱的现象，应立即停止操作。

（5）中毒物质不明确时要及时留取标本，洗胃液可选用温开水或等渗盐水，待物质明确后再选用拮抗剂进行洗胃。

（6）每次灌入洗胃液量以300～500ml为宜，不能超过500ml，并保持灌入量和引出量的平衡。

（7）幽门梗阻病人宜在饭后4～6小时或空腹时进行，需记录胃内潴留量。

3. 洗胃法常见并发症及预防处理

（1）急性胃扩张

1）原因：胃管孔被食物残渣堵塞，形成活瓣作用，使洗胃液体只进不出，多灌少排，进液量明显大于出液量或在洗胃过程中没有及时添加洗胃液，造成药液吸空后使空气吸入胃内。

2）病人表现：腹部高度膨胀，呕吐反射消失，洗胃液吸出困难。

3）处理：此时应协助病人取半卧位，头偏向一侧，查找原因，对症处理。管孔堵塞的，更换胃管重新插入。因吸入空气造成的，行负压吸引将空气吸出。

（2）上消化道出血

1）原因：由于插管动作粗暴或病人本身有慢性胃病，经毒物刺激使胃黏膜充血、水肿以及电动洗胃机抽吸压力过大而造成。

2）表现：此时吸出液为淡红色或鲜红色，清醒病人自述胃部不适，严重者有休克表现。

3）预防及处理：在插管时动作应轻柔、快捷、插管深度适宜（45～55cm），使用电动洗胃机时，压力控制在正压0.04MPa，负压0.03MPa。对于昏迷病人、小儿和年老体弱者，应选择小胃管、小液量、低压力抽吸。

（3）窒息

1）原因：清醒病人可由于胃管或洗胃液刺激引起呕吐反射造成，昏迷病人可因误吸造成。此外，还可由于口服毒物对咽喉刺激造成喉头水肿，或胃管判断错误洗胃液误入气管造成。

2）表现：病人表现为烦躁不安、呼吸困难、口唇发绀、呛咳甚至心跳呼吸骤停。

3）预防及处理：为预防此类情况出现可在插管前液体石蜡充分润滑胃管，及时清除口鼻分泌物，医护人员熟练掌握胃管置入术，严格按照证实胃管在胃内的三种方法进行检查，确定胃管在胃内后方可开始洗胃。发生窒息后立即报告医生并采取必要措施。

（4）寒冷反应

1）原因：大多由于洗胃液过凉造成。

2）表现：病人表现为面色苍白、周身皮肤湿冷、寒战。

3）预防及处理：应注意给病人保暖、洗胃液控制在25～38℃。

（5）吸入性肺炎

1）原因：轻中度昏迷病人，因意识不清，洗胃不合作，洗胃液大量注入而未被吸出，引起反射性呕吐，洗胃液被误吸入呼吸道；或拔除胃管时未捏紧胃管末端，而使管内液体流入气管导致吸入性肺炎。

2）表现：病人表现为呛咳，肺部听诊湿啰音和水泡音。

3）预防及处理：洗胃时采取左侧卧位，头稍偏向一侧，一旦误吸，立即停止洗胃，取头低右侧卧位，吸入气道内误吸物。洗胃完毕，病情允许情况下，协助病人翻身、拍背以利于痰液排出。必要时使用抗生素。

（6）呼吸心脏骤停

1）原因：心脏病病人可由于插管给其带来痛苦、不适、呕吐甚至挣扎引起情绪紧张，心脏负荷加重，诱发心衰；插管时刺激迷走神经，反射性引起呼吸心脏骤停或由于病人处于昏迷、抽搐、呼吸衰竭状态。强行洗胃可致缺氧加重引起呼吸心脏骤停。

2）表现：病人表现为突然意识丧失，大动脉搏动和心音消失，呼吸停止。

3）预防及处理：对于昏迷和心脏病病人应慎重洗胃。一旦出现呼吸心脏骤停，立即拔除胃管，给予吸氧，并行心肺复苏术。

4. 分组练习　学生分组进行洗胃机使用操作练习，教师指导。

5. 考核与评价　分小组展示洗胃机的使用方法，学生互评，教师点评，指出操作中的不足。

### （二）实训结果

1. 能够正确使用洗胃机。
2. 掌握洗胃的禁忌证
3. 熟知洗胃常见的并发症及其预防处理措施。

**（徐凤英）**

# 附　　录

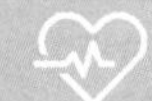

## 附录一　急诊科建设与管理指南(试行)

### 第一章　总　　则

第一条　为指导和加强医疗机构急诊科的规范化建设和管理，促进急诊医学的发展，提高急诊医疗水平，保证医疗质量和医疗安全，根据《执业医师法》《医疗机构管理条例》《护士条例》等有关法律法规，制定本指南。

第二条　二级以上综合医院急诊科按照本指南建设和管理。

第三条　急诊科是医院急症诊疗的首诊场所，也是社会医疗服务体系的重要组成部分。急诊科实行24小时开放，承担来院急诊病人的紧急诊疗服务，为病人及时获得后续的专科诊疗服务提供支持和保障。

第四条　各级卫生行政部门应当加强对急诊科的指导和监督，医院应当加强急诊科的建设和管理，不断提高急救能力和诊疗水平，保障医疗质量和安全。

### 第二章　设置与运行

第五条　急诊科应当具备与医院级别、功能和任务相适应的场所、设施、设备、药品和技术力量，以保障急诊工作及时有效开展。

第六条　急诊科应当设在医院内便于病人迅速到达的区域，并临近大型影像检查等急诊医疗依赖较强的部门。

急诊科入口应当通畅，设有无障碍通道，方便轮椅、平车出入，并设有救护车通道和专用停靠处；有条件的可分设普通急诊病人、危重伤病病人和救护车出入通道。

第七条　急诊科应当设医疗区和支持区。医疗区包括分诊处、就诊室、治疗室、处置室、抢救室和观察室，三级综合医院和有条件的二级综合医院应当设急诊手术室和急诊重症监护室；支持区包括挂号、各类辅助检查部门、药房、收费等部门。

医疗区和支持区应当合理布局，有利于缩短急诊检查和抢救距离半径。

第八条　急诊科应当有醒目的路标和标识，以方便和引导病人就诊，与手术室、重症医学科等相连接的院内紧急救治绿色通道标识应当清楚明显。在医院挂号、化验、药房、收费等窗口应当有抢救病人优先的措施。

第九条　急诊科医疗急救应当与院前急救有效衔接，并与紧急诊疗相关科室的服务保持连续与畅通，保障病人获得连贯医疗的可及性。

第十条　急诊科应当明亮，通风良好，候诊区宽敞，就诊流程便捷通畅，建筑格局和设施应当符合医院感染管理的要求。儿科急诊应当根据儿童的特点，提供适合患儿的就诊环境。

第十一条 急诊科抢救室应当临近急诊分诊处，根据需要设置相应数量的抢救床，每床净使用面积不少于12平方米。抢救室内应当备有急救药品、器械及心肺复苏、监护等抢救设备，并应当具有必要时施行紧急外科处置的功能。

第十二条 急诊科应当根据急诊病人流量和专业特点设置观察床，收住需要在急诊临时观察的病人，观察床数量根据医院承担的医疗任务和急诊病人量确定。急诊病人留观时间原则上不超过72小时。

第十三条 急诊科应当设有急诊通讯装置（电话、传呼、对讲机）。有条件的医院可建立急诊临床信息系统，为医疗、护理、感染控制、医技、保障和保卫等部门及时提供信息，并逐步实现与卫生行政部门和院前急救信息系统的对接。

## 第三章 人员配备

第十四条 急诊科应当根据每日就诊人次、病种和急诊科医疗和教学功能等配备医护人员。

第十五条 急诊科应当配备足够数量，受过专门训练，掌握急诊医学的基本理论、基础知识和基本操作技能，具备独立工作能力的医护人员。

第十六条 急诊科应当有固定的急诊医师，且不少于在岗医师的75%，医师梯队结构合理。

除正在接受住院医师规范化培训的医师外，急诊医师应当具有3年以上临床工作经验，具备独立处理常见急诊病症的基本能力，熟练掌握心肺复苏、气管插管、深静脉穿刺、动脉穿刺、心电复律、呼吸机、血液净化及创伤急救等基本技能，并定期接受急救技能的再培训，再培训间隔时间原则上不超过2年。

第十七条 三级综合医院急诊科主任应由具备急诊医学副高以上专业技术职务任职资格的医师担任。二级综合医院的急诊科主任应当由具备急诊医学中级以上专业技术职务任职资格的医师担任。

急诊科主任负责本科的医疗、教学、科研、预防和行政管理工作，是急诊科诊疗质量、病人安全管理和学科建设的第一责任人。

第十八条 急诊科应当有固定的急诊护士，且不少于在岗护士的75%，护士结构梯队合理。

急诊护士应当具有3年以上临床护理工作经验，经规范化培训合格，掌握急诊、危重症病人的急救护理技能，常见急救操作技术的配合及急诊护理工作内涵与流程，并定期接受急救技能的再培训，再培训间隔时间原则上不超过2年。

第十九条 三级综合医院急诊科护士长应当由具备主管护师以上任职资格和2年以上急诊临床护理工作经验的护士担任。二级综合医院的急诊科护士长应当由具备护师以上任职资格和1年以上急诊临床护理工作经验的护士担任。

护士长负责本科的护理管理工作，是本科护理质量的第一责任人。

第二十条 急诊科以急诊医师及急诊护士为主，承担各种病人的抢救、鉴别诊断和应急处理。急诊病人较多的医院，还应安排妇产科、儿科、眼科、耳鼻喉科等医师承担本专业的急诊工作。

第二十一条 急诊科可根据实际需要配置行政管理和其他辅助人员。

## 第四章　科室管理

第二十二条　急诊科应当建立健全并严格遵守执行各项规章制度、岗位职责和相关诊疗技术规范、操作规程，保证医疗服务质量及医疗安全。

第二十三条　急诊科应当根据急诊医疗工作制度与诊疗规范的要求，在规定时间内完成急救诊疗工作。急诊实行首诊负责制，不得以任何理由拒绝或推诿急诊病人，对危重急诊病人按照“先及时救治，后补交费用”的原则救治，确保急诊救治及时有效。

第二十四条　急诊应当制定并严格执行分诊程序及分诊原则，按病人的疾病危险程度进行分诊，对可能危及生命安全的病人应当立即实施抢救。

第二十五条　急诊科要设立针对不同病情急诊病人的停留区域，保证抢救室危重病人生命体征稳定后能及时转出，使其保持足够空间便于应对突来的其他危重病人急救。

第二十六条　急诊科内常备的抢救药品应当定期检查和更换，保证药品在使用有效期内。麻醉药品和精神药品等特殊药品，应按照国家有关规定管理。

第二十七条　急诊科应当对抢救设备进行定期检查和维护，保证设备完好率达到100%，并合理摆放，有序管理。

第二十八条　急诊科医护人员应当按病历书写有关规定书写医疗文书，确保每一位急诊病人都有急诊病历，要记录诊疗的全过程和病人去向。

第二十九条　急诊科应当遵循《医院感染管理办法》及相关法律法规的要求，加强医院感染管理，严格执行标准预防及手卫生规范，并对特殊感染病人进行隔离。

第三十条　急诊科在实施重大抢救时，特别是在应对突发公共卫生事件或群体灾害事件时，应当按规定及时报告医院相关部门，医院根据情况启动相应的处置程序。

第三十一条　医院应当加强对急诊科的质量控制和管理，急诊科指定专（兼）职人员负责本科医疗质量和安全管理。

第三十二条　医院及医务管理部门应当指定专（兼）职人员负责急诊科管理，帮助协调紧急情况下各科室、部门的协作，指挥与协调重大抢救和急诊病人分流问题。

第三十三条　医院应当制定主要常见急危重症的抢救流程和处置预案，做到急诊科抢救关键措施及相关医技等科室支持配合有章可循。各类辅助检查部门应当按规定时间出具急诊检查报告，药学等部门应当按有关规定优先向急诊病人提供服务。

第三十四条　医院应当建立保证相关人员及时参加急诊抢救和会诊的相关制度。其他科室接到急诊科会诊申请后，应当在规定时间内进行急诊会诊。

第三十五条　医院应当建立急诊病人优先住院的制度与机制，保证急诊处置后需住院治疗的病人能够及时收入相应的病房。

第三十六条　医院应重视对急诊科的安全保卫工作，加强对急诊科的安全巡视，保证急诊科正常工作秩序。

第三十七条　医院应当根据急诊工作的性质和特点，对急诊科医务人员在职称晋升和分配政策方面给予倾斜。

## 第五章　检查评估

第三十八条　省级卫生行政部门应当设置急诊医疗质量控制中心对辖区内医疗机构的急诊科进行检查指导与质量评估。

第三十九条　医疗机构应当对卫生行政部门及其委托的急诊医疗质量控制中心开展的对急诊科的检查指导和质量评估予以配合，不得拒绝和阻挠，不得提供虚假材料。

## 第六章　附　　则

第四十条　开展住院医师规范化培训的地区，急诊医师应当经过规范化培训并考核合格。

第四十一条　承担核辐射及化学中毒等病人救治任务的急诊科，应按照有关规定配备相应防护设备和物品。

第四十二条　纳入院前急救网络并承担院前急救任务的急诊科，还应按规定配备相应的人员、车辆、设备和装置，按院前急救有关规定管理。

第四十三条　设置急诊科的专科医院和其他类别医疗机构参照本指南进行建设和管理。

第四十四条　本指南由卫生部负责解释。

第四十五条　本指南自发布之日起施行。

附件：1. 急诊科仪器设备及药品配置基本标准

2. 急诊医师、护士技术和技能要求

**附件 1**

## 急诊科仪器设备及药品配置基本标准

**一、仪器设备**

心电图机、心脏起搏 / 除颤仪、心脏复苏机、简易呼吸器、呼吸机、心电监护仪、负压吸引器（有中心负压吸引可不配备）、给氧设备（中心供氧的急诊科可配备便携式氧气瓶）、洗胃机。三级综合医院还应配备便携式超声仪和床旁 X 线机。有需求的医院还可以配备血液净化设备和快速床旁检验设备。

**二、急救器械**

一般急救搬动、转运器械，各种基本手术器械。

**三、抢救室急救药品**

心脏复苏药物；呼吸兴奋药；血管活性药、利尿及脱水药；抗心律失常药；镇静药；止痛、解热药；止血药；常见中毒的解毒药、平喘药、纠正水电解质酸碱失衡类药、各种静脉补液液体、局部麻醉药、激素类药物等。

**附件 2**

## 急诊医师、护士技术和技能要求

**一、急诊医师应掌握的技术和技能**

（一）独立处理各种急症（如高热、胸痛、呼吸困难、咯血、休克、急腹症、消化道大出血、黄疸、血尿、抽搐、晕厥、头痛等）的初步诊断和处理原则；

（二）掌握下列心脏病和心律失常心电图诊断：室颤、宽 QRS 心动过速、房室传导阻滞、严重的心动过缓等；

（三）掌握创伤的初步诊断、处理原则和基本技能；

（四）掌握急性中毒的诊断和救治原则；

（五）掌握暂时未明确诊断急危重症的抢救治疗技能；

（六）能掌握心肺脑复苏术，气道开放技术，电除颤，溶栓术，动、静脉穿刺置管术，心、胸、腹腔穿刺术，腰椎穿刺术，胸腔闭式引流术，三腔管放置术等；

（七）熟练使用呼吸机，多种生理监护仪，快速床旁检验（POCT）技术、血糖、血气快速检测和分析等。

**二、急诊护士应掌握的技术和技能**

（一）掌握急诊护理工作内涵及流程，急诊分诊；

（二）掌握急诊科内的医院感染预防与控制原则；

（三）掌握常见危重症的急救护理；

（四）掌握创伤病人的急救护理；

（五）掌握急诊危重症病人的监护技术及急救护理操作技术；

（六）掌握急诊各种抢救设备、物品及药品的应用和管理；

（七）掌握急诊病人心理护理要点及沟通技巧；

（八）掌握突发事件和群伤的急诊急救配合、协调和管理。

# 附录二 医院急诊科规范流程

## 前 言

本标准按照 GB/T 1.1-2009 给出的规则起草。

本标准由卫生部医疗服务标准专业委员会提出。

本标准主要起草单位：中国医学科学院北京协和医院。

本标准参与起草单位：四川大学华西医院、第四军医大学西京医院。

本标准主要起草人：王仲、曹钰、尹文、徐腾达、王肖。

本标准参与起草人：韩继媛、朱继红、田英平、于学忠、张新超、宋维、卢中秋、孙红、褚沛、杨立山、公保才旦、韩希望、李超乾、丁邦晗、陆峰、梁璐、郑亚安、李莉、张泓。

1 范围

本标准规定了急诊科诊治规范化流程：急诊管理、急诊诊治流程、急诊病人安置、急诊医疗质量控制与反馈等。

本标准适用于全国三级综合医院及其医务人员按急诊科规范化流程进行医疗行为。

2 术语和定义

下列术语和定义适用于本文件。

2.1

复苏 resuscitation

应用各种干预措施恢复已无生命征象的病人或濒临死亡的病人的意识和生命功能。

2.2

重症监护 intensive care

最大限度地确保病人的生存及随后生命的质量而采取及时的、高质量的、大量临床监护的一种医学救治模式，通常病人需要收入重症监护室或急诊重症监护室。

3 缩略语

下列缩略语适用于本文件。

EICU：急诊重症监护室（emergency intensive care unit）

4 急诊管理

4.1 组织结构

急诊科为独立科室，实行科主任负责制。设行政主任一名，由具有急诊医学专科执业资格，并具有较好管理水平的德才兼备的医师担任。必要时增设副主任 1 名、3 名，分管急诊科医疗、教学、研究。

急诊诊室、抢救室、留观室、综合病房、急诊重症监护室等区域实行主治医师负责制。主治医师岗位由急诊医学专科医师承担，选派责任心强、技术熟练、身体健康的主治医师或主治医师以上人员作为急诊科各区域主治医师和技术骨干，主要负责相关区域的临床和管理工作，组织指挥急危重症病人救治，参与急诊科科研和教学工作。

4.2 工作制度

医院急诊科应当 1 周 7d、1 天 24h 全天候开放，实行 24h 急诊主治医师负责制。急诊科主任或主管医疗的副主任负责落实或修订首诊负责制度、岗位职责制度、教育与培训管理制度、抢救管理制度、病历书写和管理制度、会诊制度、突发事件应急处理流程等急诊科管理核心制度。

4.3　区域设置

4.3.1　医院急诊科应设有挂号处、分诊台、候诊区、诊室、抢救室（有条件医院应同时设置复苏室）、留观室、急诊综合病房、急诊重症监护室、输液室、治疗室、隔离室、心电图室、石膏间、创伤处置室、检验室、B超室、X线和CT检查室、急诊药房等。

4.3.2　三级综合医院急诊科应在急诊科较中心位置或相对独立单元设置EICU。

4.3.3　承担区域急救中心的三级综合医院，尤其是创伤中心，应设急诊创伤复苏室和急诊手术室。

4.3.4　其他辅助区域包括：办公室、会议室、值班室、医患沟通室、更衣室、储存室、家属等候区、饮用水间、杂用间、污物清洗室、污物处理室、公用电话间及厕所等。

4.3.5　急诊科医疗区内应常驻有挂号、收费、住院、病案等处室的工作人员，各窗口应当有危重病人优先的措施。

4.3.6　医院急诊科区域设置应以“急”为中心，标志应突出、醒目，白天有指路标志，夜间有指路灯光标明急诊科以及急诊科各区域位置，病人就诊流程要有标识牌。一要逐步推行急诊病人病情分级与分区相结合，病人诊治区域可分为红、黄、绿三个区域，分流急诊病人。

5　急诊诊治流程

5.1　分诊

5.1.1　分诊护士应具有5年以上工作经验，24h在岗，接待来诊病人，根据病情评估进行分级，予以合理分流至各区。

5.1.2　分诊护士应登记病人姓名、性别、年龄、症状、生命体征、住址、来院准确时间、来院方式、工作单位、联系方式等。

5.1.3　急诊应制定并严格执行分诊程序及分诊原则，对可能危及生命的病人应立即实施抢救。分诊的信息（包括生命体征）要记录入急诊医疗文书中。

5.2　病情评估与分级

5.2.1　病情评估依据

5.2.1.1　急诊病人病情严重程度病情严重程度分级见表1。

表1　病情严重程度分级

| 病情严重程度 | 分级标准 |
|---|---|
| A，濒危病人 | 病情可能随时危及病人生命包括气管插管病人，无呼吸、无脉搏病人，急性意识改变病人，无反应病人，需立即采取挽救生命的干预措施（见附录A） |
| B，危重病人 | 病情有进展至生命危险和致残危险者，应尽快安排接诊 |
| C，急症病人 | 病人有急性症状和急诊问题，但目前明确没有危及生命或致残危险，应在一定的时间段内安排病人就诊 |
| D，非急症病人 | 轻症病人或非急症病人，病人目前没有急性发病情况，无或很少不适主诉 |

注：生命体征异常者，病情严重程度分级上调一级。

5.2.1.2　需占用急诊医疗资源数

急诊医疗资源指在获取急诊病人的主诉后，根据主诉及所属医疗机构急诊科的资源配置，评估病人在进入急诊科到完成安置过程中可能需要的急诊医疗资源个数（附录B）。

5.2.2　病情分级

根据病情评估结果进行急诊病情分级，共分为四级，见表2。

表2　急诊病人病情分级

| 级别 | 标准 | |
|---|---|---|
| | 病情严重程度 | 占用急诊医疗资源数量 |
| 1级 | A濒危病人 | - |
| 2级 | B危重病人 | - |
| 3级 | C急症病人 | ≥2 |
| 4级 | D非急症病人 | 0～1 |

注："占用急诊资源数量"是急诊病人病情分级补充依据，临床判断病人为"非急症病人"（D级），但因其病情复杂，需要占用2个或2个以上急诊医疗资源，则病人病情分级定为3级。

5.2.3　分区和分流

1级、2级病人需要进入红区进行支持、抢救和诊疗。其中，1级病人应立即应诊；2级病人需要迅速急诊处理。

3级病人需在黄区进行诊治。在诊治过程中，要密切观察病情变化，及时上调病人病情分级。

4级病人在绿区就诊。

5.3　复苏与抢救（红区）

5.3.1　复苏室

对呼吸、心跳骤停等病情分级为1级的病人进入该区域抢救，这类病人亟需采取挽救生命干预措施，该区域中应配备急诊最大的优势资源。病人到后须即刻应诊。

病人生命体征稳定或相对稳定，转入EICU等区域进一步稳定、评估和处理。

5.3.2　抢救室

1级病人（医院无复苏室时）、2级病人需要进入该区进行抢救、支持和诊疗。2级病人应迅速急诊处理（急诊医师10min内应诊）。

抢救室宜临近急诊分诊台，并根据需要设置相应数量的抢救床，每床净使用面积应大于12m。

5.3.3　急诊创伤复苏和手术室

急诊外科危重症病人，经过抢救和初步处理后，生命体征仍不稳定且可能危及生命者，须在急诊创伤复苏室或急诊抢救室、急诊手术室就地、就近进行急诊手术。

5.3.4　急诊重症监护室（EICU）

5.3.4.1　EICU主要收治心肺复苏后恢复自主循环者、严重创伤和中毒病人、随时有生命危险或病情危重不宜长距离转运的各种急危重症病人。

5.3.4.2　EICU工作医师应完成三年急诊专科住院医师培训和二年重症医学培训，并掌握了重要脏器功能支持技术，如血液净化、有创机械通气、有创血流动力学监测技术等。

5.3.4.3　EICU床位数不少于6张，布局合理，设中央监护台，实行24h连续不间断监护。

5.3.4.4　EICU设备配包括：

a. 每床至少配置1台监护仪和1台呼吸机；

b. 每床配备简易呼吸器；

c. 其他设备：心电图机、临时心脏起搏仪、除颤器、血流动力学监测设备、血气分析仪、纤维支气管镜、血液净化仪、心肺复苏抢救车及降温设备等。

5.4　候诊与观察（黄区）

5.4.1　候诊

5.4.1.1　3 级病人需在黄区进行候诊，护士应根据来诊时间的顺序安排病人就诊，特殊人群（如老年、孕妇、儿童、免疫缺陷者、有心肺基础疾病者、残疾人等）宜安排提前就诊。

5.4.1.2　护士在候诊期间协助病人完成病历资料的填写、心电图、血糖等数据的收集。

5.4.1.3　候诊时间不宜超过 30min。有条件的医院可设置叫号系统。

5.4.2　诊诊室

5.4.2.1　设立急诊综合诊室处理常规急诊病人（最好以序号标识诊室名称）。

5.4.2.2　当急诊诊室中排队等待处理的病人超过 8 人时，应通知区域主治医师，安排其他工作人员协助处理。

5.4.2.3　日急诊流量超过 200 人次的医疗机构需设创伤处置室、儿科急诊、妇产科急诊、眼科急诊、耳鼻喉科急诊等分科急诊诊室，并配置相应的专科器械。

5.4.2.4　儿科急诊应根据儿童的特点，提供独立的适合患儿就诊的诊室。

5.4.3　留观区域

5.4.3.1　下列情况者需要留观：

a. 暂时不能确诊，等待诊断性检查结果者；

b. 病情有潜在进展危险；

c. 病人需要候床住院。

5.4.3.2　留观期间要求有医护人员定期巡视，观察治疗反应，随时发现病情变化。病情加重或出现生命体征异常者应考虑送红区诊治。

5.4.3.3　根据急诊病人流量和专业特点设置留观床，一般观察床位占全院总床位的 5%。

5.4.3.4　急诊病人留观时间不宜超过 72h，之后应根据病情离院、住院或转院。

5.5　快速处置（绿区）

在存在拥挤现象的急诊科，推荐设立急诊快速处置诊室，迅速处理 4 级病人（急诊医疗资源需求少的非急症病人）。宜安排 3 年以上工作经验的急诊专科医帅和护士接诊病人。

6　病人安置

6.1　安置原则

6.1.1　复苏室和抢救室的病人经初始评估和救治，病情相对稳定后，转入 EICU 等区域，脱离危险后转入专科病房或急诊综合病房。

6.1.2　无须住院病人，但尚需进一步观察诊疗，转人急诊留观区域。

6.1.3　病人在留观过程中出现急危重症或生命体征不稳定，直接送抢救室或复苏室进行救治。

6.1.4　诊断明确需要住院病人，宜 72h 内收相关专科病房

6.1.5　病情缓解应离院病人，安排门诊随诊或离院指导。

6.1.6　各区之间紧密联系、密切配合、转移畅通。

6.2 住院

6.2.1 急诊诊断明确需要住院病人，应收入相关专科病房。部分病人收住急诊综合病房（有条件医院可设立急诊综合病房，总床位一般占全院床位总数的5%）。

6.2.2 医院应建立急诊病人优先住院的制度与机制，保证急诊处置后需住院治疗的病人能够及时收入相应的病房。

6.2.3 1级和2级急诊病人住院转运时应由急诊医护人员护送至住院病房，并完成床旁交接。转运途中配备便携式抢救设备，包括便携式多参数监护仪、氧气供应装置、简易呼吸器等，必要时配备转运呼吸机、负压吸引装置等。3级急诊病人住院时应有医院安排专门工作人员护送至病房。

6.3 离院

对于4级病人及部分3级病人经诊查处置后，病情稳定者可安排门诊诊治、急诊随诊或直接回家。对离院病人，急诊科应提供离院指导，包括诊断、医嘱（用药目的和用法）、随诊计划，注明何种情况复诊。急诊科应为病人提供诊断证明、休假证明和医疗保险报销相关证明。

6.4 转院

6.4.1 部分急诊病人经急诊医师评估后需要转院（如转传染病、精神病专科医院等）时，应提请相关区域的主治医师（或主治医师职称以上人员），主治医师在完整复习病人病历后才能做出转院决定。原则上医疗机构间病人转运应与相关医院联系后由救护车实施。

6.4.2 急诊科应为病人提供诊断证明、诊治建议、病情摘要、重要病历资料复印件等

7 质量控制与反馈

急诊科应成立专门的急诊医疗质控小组，负责人为急诊科主任或主管急诊医疗副主任。质控小组工作内容为：

a. 负责检查病历、处方的合理性；

b. 组织疑难病例讨论和死亡病例讨论；

c. 及时发现高风险病例，并在医院医务处（科）备案；

d. 每月底在科例会中讨论当月发生的医疗事故、医疗差错和医疗隐患，协调处理急诊高风险病例和制定相应的质量改进措施。

## 附录A

### 列入1级的挽救生命干预措施（规范性附录）

表A.1 列入1级的挽救生命干预措施

| 分类 | 干预措施 |
|---|---|
| 气道（呼吸） | 球囊-面罩通气支持<br>气管插管<br>外科气道<br>持续气道内正压通气<br>双相气道正压通气 |
| 电生理措施 | 除颤<br>心脏电转复<br>体外起搏 |

续表

| 分类 | 干预措施 |
| --- | --- |
| 临床操作 | 张力性气胸胸腔穿刺<br>开胸手术<br>心包填塞心包穿刺<br>骨髓腔内输液通路建立 |
| 稳定血流动力学措施 | 容量复苏<br>输血稳定血流动力学<br>控制大出血 |
| 药物 | 纳洛酮<br>50% 葡萄糖<br>肾上腺素<br>多巴胺<br>阿托品<br>腺苷 |

## 附录 B

### 急诊病情分级相关医疗资源（规范性附录）

表 B.1　急诊病情分级相关医疗资源

| 列入急诊分级的医疗资源 | 不列入急诊分级的医疗资源 |
| --- | --- |
| 实验室检查（血和尿） | 病史查体（不包括专科查体） |
| 心电图、X 线、CT、MRI、超声、血管造影 | 床旁快速检测 |
| 建立静脉通路 | 输生理盐水或肝素封管 |
| 静脉注射、肌注、雾化治疗 | 口服药物，处方再配 |
| 相关专科会诊 | 电话咨询细菌室、检验室 |
| 简单操作，如导尿、撕裂伤修补<br>复杂操作，如镇静镇痛 | 简单伤口处理，如绷带、吊带、夹板等 |
| 急诊医疗资源数记录为 2 个 | |

## 参 考 文 献

[1] 中华人民共和国卫生部 . 急诊科建设和管理指南（试行）.2009

[2] GB9671-1996. 候诊区卫生标准

[3] The American College of Emergency Physicians（ACEP）.Emergeney Department Plannung and Resource Guidelines. Ann Emerg Med. 2008; 51: 687-695

[4] Agency for Healthcare Research and Quality. U. S. Department Of Health and Human Services. Emergency Severity Index，Version 4: Implementation handbook.2005

# 附录三 急诊病人病情分级指导原则(征求意见稿)

## 一、分级适用范围

适用于全国各级各类医疗机构急诊医学科及其医务人员，各医疗机构按《指导原则》规范地进行诊疗活动。

## 二、分级依据

### (一) 急诊病人病情的严重程度:

决定病人就诊及处置的优先次序。

### (二) 急诊病人占用急诊医疗资源多少:

急诊病人病情分级不仅仅是给病人排序，而是要分流病人，要考虑到安置病人需要哪些急诊医疗资源，使病人在合适的时间去合适的区域获得恰当的诊疗。

## 三、分级原则

根据病人病情评估结果进行分级，共分为四级:

| 级别 | 标准 | |
|---|---|---|
| | 病情严重程度 | 需要急诊医疗资源数量 |
| 1级 | A 濒危病人 | - |
| 2级 | B 危重病人 | - |
| 3级 | C 急症病人 | ≥2 |
| 4级 | D 非急症病人 | 0～1 |

注:“需要急诊医疗资源数量”是急诊病人病情分级补充依据，如临床判断病人为“非急症病人”(D 级)，但病人病情复杂，需要占用 2 个或 2 个以上急诊医疗资源，则病人病情分级定为 3 级。即 3 级病人包括：急症病人和需要急诊医疗资源≥2 个的“非急症病人”；4 级病人指“非急症病人”，且所需急诊医疗资源≤1。

### (一) 1 级：濒危病人

病情可能随时危及病人生命，需立即采取挽救生命的干预措施，急诊科应合理分配人力和医疗资源进行抢救。

临床上出现下列情况要考虑为濒危病人：气管插管病人，无呼吸 / 无脉搏病人，急性意识障碍病人，以及其他需要采取挽救生命干预措施病人，这类病人应立即送入急诊抢救室。

### (二) 2 级：危重病人

病情有可能在短时间内进展至 1 级，或可能导致严重致残者，应尽快安排接诊，并给予病人相应处置及治疗。

病人来诊时呼吸循环状况尚稳定，但其症状的严重性需要很早就引起重视，病人有可能发展为 1 级，如急性意识模糊 / 定向力障碍、复合伤、心绞痛等。急诊科需要立即给这类病人提供平车和必要的监护设备。严重影响病人自身舒适感的主诉，如严重疼痛(疼痛评分≥7/10)，也属于该级别。

### (三) 3 级：急症病人

病人目前明确没有在短时间内危及生命或严重致残的征象，应在一定的时间段内安排病人就诊。

病人病情进展为严重疾病和出现严重并发症的可能性很低，也无严重影响病人舒适性的不适，但需要急诊处理缓解病人症状。在留观和候诊过程中出现生命体征异常（附录A）者，病情分级应考虑上调一级。

### （四）4级：非急症病人

病人目前没有急性发病症状，无或很少不适主诉，且临床判断需要很少急诊医疗资源（≤1个）（附录B）的病人。如需要急诊医疗资源≥2个，病情分级上调1级，定为3级。

## 四、分级流程

结合国际分类标准以及我国大中城市综合医院急诊医学科现状，拟根据病情危重程度判别及病人需要急诊资源的情况，将急诊医学科从功能结构上分为“三区”，将病人的病情分为“四级”，简称“三区四级”分类。

### （一）分区

从空间布局上将急诊诊治区域分为三大区域：红区、黄区和绿区。

1、红区：抢救监护区，适用于1级和2级病人处置，快速评估和初始化稳定。

2、黄区：密切观察诊疗区，适用于3级病人，原则上按照时间顺序处置病人，当出现病情变化或分诊护士认为有必要时可考虑提前应诊，病情恶化的病人应被立即送入红区。

3、绿区，即4级病人诊疗区。

### （二）分级和分区流程

急诊病人病情分级和分级流程（见图一）。

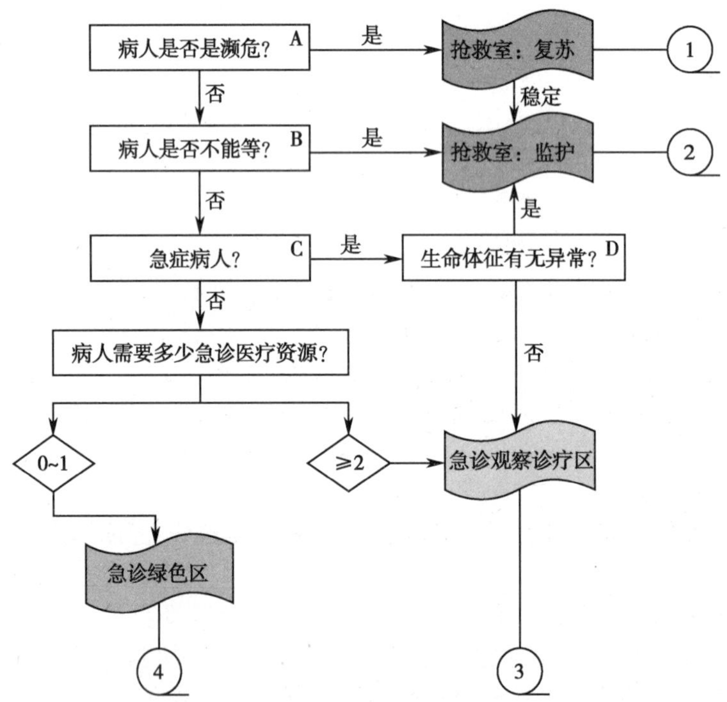


图一 急诊病人病情分级和分区图

注：① ABC参见分级标准；②生命体征异常参考指标见附录A；③急诊医疗资源指在获取急诊病人的主诉后，根据主诉及所属医疗机构急诊科的资源配置，评估病人在进入急诊科到安置好病人过程中可能需要的急诊医疗资源（附录B）个数。

## 附录 A

### 生命体征异常参考指标（急诊病情分级用）
### （规范性附录）

| | <3个月 | 3个月～3岁 | | | 3～8岁 | >8岁 |
|---|---|---|---|---|---|---|
| | | 3～6月 | 6～12月 | 1～3岁 | | |
| 心率 | >180 | | >160 | | >140 | >120 |
| | <100 | <90 | <80 | <70 | <60 | <60 |
| 呼吸 * | >50 | | >40 | | >30 | >20 |
| | <30 | | <25 | | <20 | <14 |
| 血压 - 收缩压（mmHg）** | >85 | | >90+年龄×2 | | | >140 |
| | <65 | | <70+年龄×2 | | | <90 |
| 指测脉搏氧饱和度 | | | <92% | | | |

注：* 评估小儿呼吸时尤其要注意呼吸节律；** 评估小儿循环时须查毛细血管充盈时间和发绀，病情评估时血压值仅为参考指标，有无靶器官损害是关键，血压升高合并靶器官损害，则分级上调一级；成人单纯血压升高（无明显靶器官损害证据）时，若收缩压>180mmHg，则病情分级上调一级；要重视低血压问题，收缩压低于低限者分级标准均应上调一级。

## 附录 B

### 列入急诊病人病情分级的医疗资源
### （规范性附录）

| 列入急诊分级的资源 | 不列入急诊分级的资源 |
|---|---|
| • 实验室检查（血和尿） | • 病史查体（不包括专科查体） |
| • ECG、X线 | • POCT（床旁快速检测） |
| • CT/MRI/超声 | |
| • 血管造影 | |
| • 建立静脉通路补液 | • 输生理盐水或肝素封管 |
| • 静脉注射、肌注、雾化治疗 | • 口服药物 |
| | • 处方再配 |
| • 专科会诊 | • 电话咨询细菌室、检验室 |
| • 简单操作（n=1）<br>如导尿、撕裂伤修补 | • 简单伤口处理<br>如绷带、吊带、夹板等 |
| • 复杂操作（n=2）<br>如镇静镇痛 | |

# 附录四 国家卫生计生委办公厅关于提升急性心脑血管疾病医疗救治能力的通知

国卫办医函〔2015〕189号

各省、自治区、直辖市卫生计生委，新疆生产建设兵团卫生局：

为建立科学的急性心脑血管疾病区域协同医疗救治体系，最大限度地缩短早期救治时间，提高急性心脑血管疾病救治成功率，降低病死率、致残率，有效降低疾病负担，现就提升急性心脑血管疾病医疗救治能力有关工作通知如下：

## 一、加强急诊急救体系建设

地方各级卫生计生行政部门要按照《院前医疗急救管理办法》（国家卫生计生委令第3号）有关要求，合理设置规划院前医疗急救网络，加强院前医疗急救体系建设，使急救中心（站）辐射半径合理、出车及时。急救中心与医疗急救网络医院（以下简称网络医院）要建立信息衔接共享机制，逐步实现救护车车载信息及时传输至要送达的网络医院，形成科学的院前医疗急救和网络医院间转诊、接诊流程。网络医院要按照《急诊科建设与管理指南（试行）》，加强急诊科建设，提高急诊救治能力，为急性心脑血管疾病病人开通急诊绿色通道。

## 二、提升急性心脑血管疾病医疗救治相关专业医疗服务能力

地方各级卫生计生行政部门和网络医院要加强心血管内科、心脏大血管外科、神经内科、神经外科、介入放射学专业等临床专科建设，提升心脑血管疾病医疗技术水平和医疗救治能力。网络医院要建立急性心脑血管疾病绿色通道，按照心脑血管疾病诊疗指南规范开展早期再灌注治疗，须进行心血管、脑血管介入、手术治疗的病人，在规定时间内尽快转运至具备相应诊疗资质的医院。网络医院要逐步完善并形成胸痛中心、卒中中心诊疗模式，缩短再灌注治疗时间，进一步提高急性心脑血管疾病医疗救治水平。

## 三、提高急性心脑血管疾病医疗救治质量

省级卫生计生行政部门要充分发挥国家级、省级行业组织、质控中心等专业作用，加强对急救中心、网络医院开展急性心脑血管疾病医疗救治工作的指导和考核，确保急救中心、网络医院具备医疗救治资质、条件和技术能力，逐步形成规范的胸痛中心、卒中中心诊疗模式。要将符合医疗救治条件的急救中心、网络医院名单以多种形式及时向社会公布。

地方各级卫生计生行政部门要按照我委组织制定的急性ST段抬高心肌梗死病人医疗救治技术方案（附件1）和急性脑卒中病人医疗救治技术方案（附件2），定期组织对急性心脑血管疾病医疗救治质量进行评估，根据评估结果持续改进，不断完善急性心脑血管疾病区域协同的医疗救治体系，保障急性心脑血管疾病病人能够得到及时、有效救治。

## 四、加强专业人员培训和公众健康教育

地方各级卫生计生行政部门要按照急性ST段抬高心肌梗死病人医疗救治技术方案和急性脑卒中病人医疗救治技术方案，加强对急救中心、网络医院及其他医疗机构相关专业人员

的培训，重点加强急性心脑血管疾病的诊断、鉴别诊断和规范化治疗的培训，提高急性心脑血管疾病早期识别、早期再灌注治疗的意识和能力，确保各流程无缝隙衔接，医务人员熟练掌握专业技术规范。要加强面向社会的健康知识和急救知识宣传教育，倡导健康生活方式，控制急性心脑血管疾病的高危因素，降低急性心脑血管疾病的发病率，提高病人及时就诊意识。

附件：1. 急性ST段抬高心肌梗死（STEMI）病人医疗救治技术方案

2. 急性脑卒中病人医疗救治技术方案

附件1

## 急性ST段抬高心肌梗死（STEMI）病人医疗救治技术方案

### 一、救护车转运流程

（一）目标

1. 在病人知情同意下，快速、准确地将病人转送至医院，首选转运至可以开展急诊冠状动脉介入治疗（PCI）的医院；

2. 进行院前急救处理；

3. 传递院前信息（包括心电图）给目标医院。

（二）技术要点

1. 根据症状描述，就近派出符合急性ST段抬高心肌梗死（STEMI）急救要求的救护车；

2. 指导病人自救，救护车尽快到达；

3. 评估生命体征，施行现场急救；

4. 到达后10分钟内完成心电图检查；

5. 维持生命体征稳定，包括吸氧、心电监护、开放静脉、硝酸甘油等；

6. 对持续胸痛>15分钟和心电图ST段抬高无禁忌证的病人，即刻给予阿司匹林300mg顿服，如可能加服氯吡格雷300mg；

7. 优先转运至最近的、有急诊PCI资质的医院；

8. 利用车载信息系统、微信、彩信等多种形式传输心电图等院前信息至目标医院；

9. 拨打医院专用电话，联系进行确认，转运病人至急诊科；

10. 如条件允许，将病人直接送至导管室，续接流程五（救护车转运直达导管室流程）；

11. 完成病人及资料的交接手续，并签字确认。

（三）考核要点

1. 病人呼叫至急救系统接听电话的时间；

2. 急救系统接听呼叫电话至派出救护车辆的时间；

3. 救护车组收到出车指令至出发的时间。

4. 病人呼叫至救护车到达时间；

5. 院前心电图完成的比例，10分钟内完成心电图的比例；

6. 传送心电图等资料到目标医院的比例；

7. 送至可行急诊PCI治疗医院的比例。

### 二、可行PCI医院急诊科处理流程

（一）目标

1. 建立院内胸痛中心/绿色通道；

2. 确认 / 排除急性 ST 段抬高心肌梗死（STEMI）诊断；

3. 及早启动早期再灌注治疗和完善前期准备。

（二）技术要点

1. 完成交接，妥善记录保管救护车送诊病人的院前急救信息；

2.10 分钟内完成首份心电图，尽快采血进行心肌损伤标志物及其他血液检查，不必等待结果可以启动心内科会诊、再灌注治疗；

3. 核对病人发病后至今抗血小板药物、抗凝药物等用药情况，避免用药过量及重复。无禁忌 STEMI 确诊病人，补充给予负荷量的双联抗血小板药物至阿司匹林 300mg、氯吡格雷 75～600mg 或替格瑞洛 180mg，具体剂量根据早期再灌注治疗方式确定；

4. 吸氧、心电监护、药物等其他对症急救处理，维持生命体征稳定；

5. 迅速评估早期再灌注治疗的适应证和禁忌证，心内科会诊确定再灌注治疗方案；

6. 签署知情同意书，一键启动导管室，按照转运预案转运病人至导管室行急诊 PCI 治疗，或送至重症监护室溶栓治疗；

7. 避免在家属谈话和知情同意书签署、办理住院手续方面延误手术时机，手术及住院手续同时办理；

8. 保守治疗病人送至重症监护室。

（三）考核要点

1. STEMI 病人就诊途径及比例；

2. 入院到首份心电图时间，及首份心电图小于 10 分钟的比例；

3. 无禁忌 STEMI 确诊病人早期给予合理抗血小板 / 抗凝治疗比例；

4. 心血管内科会诊到达时间；

5. 急诊科救治时间。

6. 平均启动再灌注治疗的时间。

**三、不可行 PCI 医院急诊科处理流程**

（一）目标

1. 建立院内胸痛中心 / 绿色通道；

2. 确认 / 排除 STEMI 诊断；

3. 及早启动转运 PCI、院内溶栓加转运 PCI 的早期再灌注治疗，并完善前期准备。

（二）技术要点

1. 完成交接，妥善记录保管救护车送诊病人的院前急救信息；

2.10 分钟内完成首份心电图，尽快采血进行心肌损伤标志物及其他血液检查，不必等待结果可启动心内科会诊、再灌注治疗；

3. 核对病人发病后至今抗血小板药物、抗凝药物等用药情况，避免用药过量及重复。无禁忌 STEMI 确诊病人，补充给予负荷量的双联抗血小板药物至阿司匹林 300mg、氯吡格雷 75-600mg 或替格瑞洛 180mg，具体剂量根据早期再灌注治疗方式确定；

4. 吸氧、心电监护、药物等其他对症急救处理，维持生命体征稳定；

5. 根据病人病情，择机转运病人至可行 PCI 医院：

（1）如预计首次医疗接触时间（FMC）至 PCI 靶血管开通的时间延迟≤120 分钟时，应将病人转运至可行急诊 PCI 的医院；

（2）如预计 FMC 至 PCI 靶血管开通的时间延迟大于 120 分钟，迅速评估溶栓治疗的适应证和禁忌证：有指征的病人签署知情同意书，在急诊或按照转运预案转运病人至重症医学科溶栓治疗后，将病人转运至可行急诊 PCI 的医院；有溶栓禁忌的病人应立即转运至可行急诊 PCI 的医院。

（3）合并心源性休克或严重心力衰竭的病人、无论时间延误，尽早转运 PCI。

（三）考核要点

1. STEMI 病人就诊途径及比例；

2. 入院到首份心电图时间，及首份心电图<10 分钟的比例；

3. 有适应证病人溶栓治疗的比例；

4. 将病人转运到可行急诊 PCI 医院的比例；

5. 到医院就诊至转出时间（DI-DO）小于 30 分钟的比例。

## 四、急诊 PCI 流程

（一）目标

1. 为导管室提供各型急诊 PCI 治疗的规范、技术指导；

2. 改善再灌注治疗效果。

（二）急诊 PCI 类型及适应证

急诊 PCI 包括直接 PCI，转运 PCI，及溶栓后 PCI，包括补救 PCI 和溶栓 3～24 小时造影后的 PCI 等。

1. 直接 PCI 适用于：发病 12 小时内（包括正后壁心肌梗死）的 STEMI 病人，包含伴有新出现左束支传导阻滞的病人；伴心源性休克或严重的急性心力衰竭的病人，不用考虑时间延误；发病 12～24 小时内具有临床和（或）心电图进行性缺血证据的病人。

2. 转运 PCI。STEMI 病人首诊于不可行 PCI 医院，需将病人尽快转至可行 PCI 医院接受进一步血运重建治疗：如预计 FMC 至 PCI 靶血管开通的时间延迟≤120 分钟时，应将病人转运至可行急诊 PCI 的医院；如预计 FMC 至 PCI 靶血管开通的时间延迟>120 分钟，则应于溶栓治疗后，将病人转运至可行急诊 PCI 的医院；合并心源性休克或严重心力衰竭的病人应立即转运至可行急诊 PCI 的医院，无需考虑时间延误；溶栓禁忌的病人应立即转运至可行急诊 PCI 的医院，无需考虑时间延误。

3. 溶栓后 PCI。STEMI 病人溶栓后尽快准备冠脉造影和 PCI，根据溶栓是否成功，决定溶栓后 PCI 的类型：

（1）血管再通的间接判断标准：符合下述任意 2 项（① + ③除外）支持溶栓成功，包括：①开始溶栓后 60～90 分钟，抬高的 ST 段至少回落 50%；② cTn 峰值提前至发病 12 小时内，CK-MB 酶峰提前到 14 小时内；③开始溶栓后 2 小时内，胸痛症状明显缓解；④开始溶栓后 2～3 小时内，出现再灌注心律失常。

（2）可行 PCI 医院可以采用冠状动脉造影判断标准：心肌梗死溶栓（TIMI）2 或 3 级血流表示再通，TIMI3 级为完全性再通，溶栓失败则梗死相关血管持续闭塞（TIMI0～1 级）。

（3）处理原则。对溶栓失败者尽早实施补救性 PCI；对溶栓成功者于 3～24 小时进行冠状动脉造影和必要时行 PCI 治疗。

（三）考核指标

1. 急诊 PCI 占全部 STEMI 病人的比例，各类型急诊 PCI 比例；

2. 到达医院至球囊扩张时间（D2B）小于 90 分钟的病人比例；

3. 首次医疗接触时间至器械时间（FMC2D）小于 120 分钟的病人比例；

4. 病人总缺血时间。

**五、救护车转运直达导管室流程**

（一）目标

在具备条件的情况下，由救护车直接送达可行PCI医院的导管室，以最大限度缩短病人总缺血时间。

（二）技术要点

1. 救护车具备较完善的STEMI转运救治条件；

2. 到达目标医院前，已初步确认STEMI诊断：持续胸痛≥15分钟，相邻两个或两个以上导联心电图ST段抬高≥0.1mv；

3. 院前信息（包括心电图）可传至目标医院；

4. 与目标医院确认可收治病人；

5. 目标医院已安排人员、设备和地点接收病人；

6. 如可能，完成急诊PCI知情同意；

7. 如可能，提前给予抗血小板药物或确认至：阿司匹林300mg，氯吡格雷300mg；

8. 转运过程中，维持病人生命体征稳定。

（三）考核指标

1. 院前心电图传输比例；

2. 直达导管室病人的比例；

3. 直达导管室病人中确诊STEMI病人比例。

**六、静脉溶栓适应证和禁忌证确认流程**

（一）目标

确认STEMI病人是否具有静脉溶栓的时机和指征。

1. 在可行PCI医院中，确认预计FMC2D延误>120分钟的STEMI病人是否适宜溶栓治疗；

2. 在不可行PCI医院中，确认预计FMC2D延误>120分钟及DIDO时间>30分钟的STEMI病人是否适宜溶栓治疗。

（二）技术要点

1. 根据适应证与禁忌证设计溶栓治疗筛查表；

2. 通过询问病史及体格检查的信息，填写溶栓治疗筛查表，确认病人是否具备溶栓指征；

3. 根据时间延误，确定适宜病人是否即刻行溶栓治疗；

4. 溶栓适应证，包括：发病≤3小时的STEMI病人，在不能行PCI医院，优先考虑溶栓；发病12小时以内，预期FMC至PCI时间延迟大于120分钟的STEMI病人，可考虑溶栓；无急诊PCI条件，发病12～24小时仍有进行性缺血性胸痛和至少2个胸导联或肢体导联ST段抬高>0.1mV，或血流动力学不稳定的病人，仍可考虑溶栓。

5. 溶栓禁忌证，包括：

（1）绝对禁忌证：既往任何时间的脑出血史或不明原因的卒中；脑血管结构异常（如动静脉畸形）；颅内恶性肿瘤（原发或转移）；6个月内缺血性卒中或短暂性脑缺血发作（TIA）史（不包括4.5小时内急性缺血性卒中）；可疑或确诊主动脉夹层；活动性出血或者出血素质（不包括月经来潮）；3个月内的严重头部闭合性创伤或面部创伤；2个月内颅内或脊柱内外科手术。

（2）相对禁忌证：高龄≥75岁；慢性、严重、没有得到良好控制的高血压（收缩压

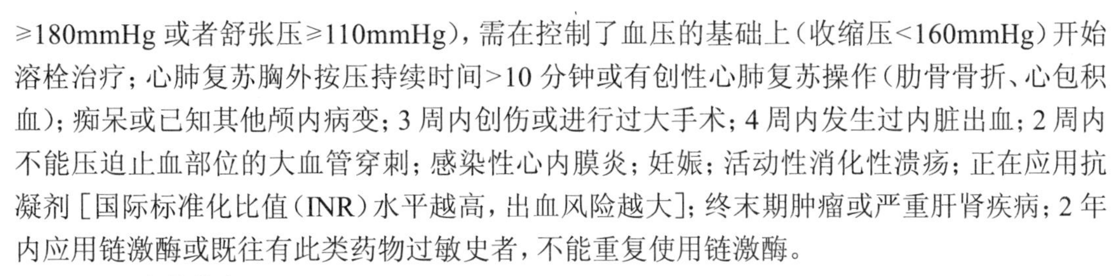

≥180mmHg 或者舒张压≥110mmHg)，需在控制了血压的基础上(收缩压<160mmHg)开始溶栓治疗；心肺复苏胸外按压持续时间>10 分钟或有创性心肺复苏操作(肋骨骨折、心包积血)；痴呆或已知其他颅内病变；3 周内创伤或进行过大手术；4 周内发生过内脏出血；2 周内不能压迫止血部位的大血管穿刺；感染性心内膜炎；妊娠；活动性消化性溃疡；正在应用抗凝剂［国际标准化比值(INR)水平越高，出血风险越大］；终末期肿瘤或严重肝肾疾病；2 年内应用链激酶或既往有此类药物过敏史者，不能重复使用链激酶。

(三) 考核指标

正确判断静脉溶栓适应证和禁忌证的比例。

**七、静脉溶栓流程**

(一) 目标

规范静脉溶栓及辅助抗栓治疗的流程。

(二) 技术要点

1. 确定 STEMI 病人具有溶栓治疗的指征后，签署知情同意书。

2. 选择适宜的静脉溶栓药物治疗，尽快启动溶栓治疗。

(1) 首选特异性纤溶酶原激活剂。阿替普酶(rt-PA)：全量 90 分钟加速给药法：首先静脉推注 15mg，随后 0.75mg/kg 在 30 分钟内持续静脉滴注(最大剂量不超过 50mg)，继之 0.5mg/kg 于 60 分钟持续静脉滴注(最大剂量不超过 35mg)，总剂量不超过 100mg；半量给药法：对低体重、有高危出血风险的老年病人，可采用 50mg 溶于 50ml 专用溶剂，首先静脉推注 8mg，之后 42mg 于 90 分钟内静脉滴注完毕。

(2) 尿激酶原：一次用量 50mg，先将 20mg 用 10ml 生理盐水溶解后，3 分钟内静脉推注完毕，其余 30mg 溶于 90ml 生理盐水，30 分钟内静脉滴注完毕。

(3) 没有特异性纤溶酶原激活剂，可以选用非特异性纤溶酶原激活剂，代表药物用量用法：尿激酶(UK)：150 万 U 溶于 100ml 生理盐水，30 分钟内静脉滴注；链激酶(SK)：150 万 U，60 分钟内静脉滴注。

(4) 根据溶栓药物选择不同的抗凝治疗：溶栓治疗必须在有效的抗凝 / 抗栓基础上进行，应至少接受 48 小时抗凝治疗，最多 8 天或至血运重建。使用肝素期间应检测血小板计数，及时发现肝素诱导的血小板减少症。具体用法：

①根据年龄、体重、肌酐清除率给予依诺肝素：如果<75 岁，则静脉推注 30mg，继以每 12 小时皮下注射 1mg/kg (前 2 次剂量最大 100mg)；如果≥75 岁，则无首剂静脉推注，仅需每 12 小时皮下注射 0.75mg/kg (前 2 次剂量最大 75mg)；如肌酐清除率<30mL/ 分钟，则不论年龄，每 24 小时皮下注射 1mg/kg。

②静脉推注普通肝素 4000U，继以 12U/kg/ 小时(最大 1000U/ 小时)滴注，维持 APTT 在正常的 1.5～2.0 倍。

(5) 辅助抗血小板治疗：核对病人发病后至今抗血小板药物用药情况，避免用药过量及重复。阿司匹林：无禁忌证，STEMI 病人口服水溶性阿司匹林或嚼服肠溶阿司匹林 300mg；P2Y12 受体抑制剂：年龄≤75 岁，则用氯吡格雷 300mg 负荷量。年龄>75 岁，则用氯吡格雷 75mg。

3. 判断溶栓是否成功，参见“溶栓后 PCI 流程”。

4. 监测出血风险等情况。溶栓治疗的主要不良反应是出血，尤其是颅内出血，积极对症处理；再灌注心律失常等其他对症处理。

5. 溶栓后处理：参见“溶栓后 PCI 流程”。

（三）考核指标

可行PCI医院和不可行PCI医院，分别考核：

1. 溶栓治疗占全部STEMI病人的比例；

2. 溶栓药物种类及使用比例；

3. 到达医院至溶栓时间（D2N）小于30分钟的比例。

## 八、溶栓后PCI流程

（一）目标

1. 对溶栓后的病人评估是否需要急诊PCI治疗；

2. 进一步提高溶栓病人的再灌注治疗成功率。

（二）技术要点

1. 就诊于不可行PCI医院的病人，溶栓后尽早转运到可行PCI医院：60分钟内溶栓效果初步判断，尽早启动溶栓后转运；根据交通情况、地理位置、PCI资质医院分级列表并结合病人意愿，优先选择距离最近、有急诊PCI资质的医院进行转运；人工拨打目标医院STEMI急救专用电话联系确认；利用STEMI微信公众平台、Internet等多种形式传输心电图及必要资料至目标医院；联系院前急救系统或使用医院具备抢救条件的救护车转运病人；根据目标医院准备情况及病人病情，转运病人至急诊/胸痛中心或直接送至导管室/重症监护室；转运途中维持病人生命体征稳定，对症处理；完成病人及相关资料交接手续，并签字确认。

2. 就诊于可行PCI医院的病人，因PCI延误行溶栓治疗后，如导管室完成术前准备留院处理。如果导管室仍不能就位，转运至其他可行PCI医院，转运流程见上。

（三）考核指标

1. 不可行PCI医院溶栓后将病人转运到可行PCI医院的比例；

2. 溶栓成功者于3～24小时进行冠状动脉造影后和立即PCI的比例；

3. 溶栓失败实施挽救性PCI的比例。

## 九、从不可行PCI医院转至可行PCI医院流程

（一）目标

1. 将病人尽快从不可行PCI医院转至可行PCI医院；

2. 建立院间转运的规范；

3. 进一步提高早期再灌注治疗率及成功率。

（二）技术要点

1. 确认首诊医院的诊断、治疗和转运至可行PCI医院的指征，尤其对症状发作大于3小时病人尽可能转运；

2. 根据交通情况、地理位置、PCI资质医院分级列表并结合病人意愿，优先选择距离最近、有急诊PCI资质的医院进行转运；

3. 人工拨打目标医院STEMI急救专用电话联系确认；

4. 利用车载信息系统、微信、彩信等多种形式传输心电图及必要资料至目标医院；

5. 联系院前急救系统或使用医院具备抢救条件的救护车转运病人；

6. 根据目标医院准备情况及病人病情，转运病人至急诊、胸痛中心或直接送至导管室、重症监护室；

7. 转运途中维持病人生命体征稳定，对症处理；

8. 完成病人及相关资料交接手续，并签字确认。

（三）考核指标

1. 就诊于不可行 PCI 医院的病人向可行 PCI 医院的转运比例；

2. DI-DO 时间小于 30 分钟的比例。

**十、确认未行早期再灌注治疗 / 转运病人原因**

（一）目标

1. 分析未行早期再灌注治疗的原因；

2. 不可行 PCI 医院未行转运的原因；

3. 改进流程以提高早期再灌注治疗率。

（二）技术要点

1. 可行 PCI 医院填报数据库，确认病人发病，就诊时间和未行早期再灌注治疗的原因；

2. 不可行 PCI 医院填报数据库：确认病人发病，就诊时间和未行的溶栓和或未行转运至可行 PCI 医院的原因；

3. 统计分析，发现问题，针对性改进。

（三）考核指标

1. 可行 PCI 医院未行早期再灌注治疗的比例及原因；

2. 不可行 PCI 医院未行早期再灌注治疗的比例及原因；

3. 不可行 PCI 医院未行转运病人的比例及原因。

**十一、出院前评估、二级预防及随访**

（一）目标

1. 积极控制心血管危险因素；

2. 规范冠心病二级预防；

3. 改善病人预后及生活质量。

（二）技术要点

1. 出院前病情评估：病人出院前评估冠状动脉病变严重性、心肌缺血、存活心肌、左心室功能和心律失常等情况制定个体化的治疗方案。

2. 非药物干预：病人教育；戒烟；控制饮食与增加运动方式控制体重；规律运动：病情稳定病人，建议每日进行 30～60min 中等强度有氧运动，每周至少 5 天。

3. 药物治疗：

（1）抗血小板药物：双联抗血小板药物（阿司匹林 75～150mg Qd+ 氯吡格雷 75mg Qd 或阿司匹林 75～150mg Qd+ 替格瑞洛 90mg Bid）使用 1 年，1 年后酌情停用氯吡格雷或替格瑞洛，阿司匹林长期口服 75～150mg Qd。有禁忌证者，可改用氯吡格雷 75mg/d 替代。

（2）β 受体阻滞剂无禁忌证时，应于发病后 24h 内使用，剂量个体化并长期服用。

（3）如无禁忌证，所有病人均应给予个体化的 ACEI 长期治疗。如不能耐受咳嗽副作用，可以换用 ARB 类药物。

（4）长期使用他汀类药物。

（5）对症治疗。

4. 定期随访：制定个体化随访计划，定期评估心血管危险因素、心功能及心肌缺血情况。

（三）考核指标

1. 抗血小板药物、β 受体阻滞剂、ACEI/ARB、他汀类药物的使用比例及未用原因。

2. 血压、血脂、血糖、吸烟等心血管危险因素达标率。

3. 死亡、非致死性心肌梗死、卒中、再次血运重建、心力衰竭等心血管事件发生率。

上述11项流程如下图。

急性ST段抬高心肌梗死病人医疗救治流程图

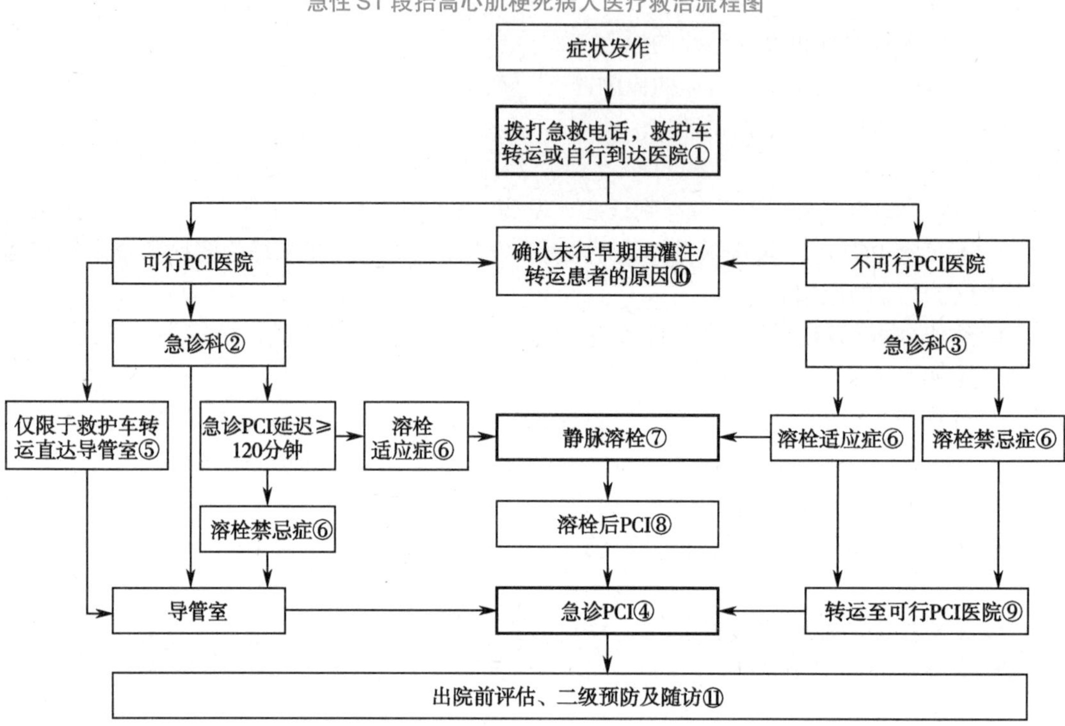


流程图注释：

①救护车转运流程；②可行PCI医院急诊科处理流程；③不可行PCI医院急诊科处理流程；④急诊PCI流程（直接PCI、溶栓后PCI）；⑤救护车转运绕行急诊科流程；⑥静脉溶栓适应证和禁忌证确认流程；⑦静脉溶栓流程；⑧溶栓后PCI流程（3β24小时紧急PCI、补救PCI）；⑨从不可行PCI医院转至可行PCI医院流程；⑩确认未行早期再灌注治疗/转运病人原因；⑪出院前评估、二级预防及随访

英文注释：

FMC：首次医疗接触时间，对于救护车转运病人，是指院前急救人员到达病人身边的时间；对于直接就诊病人，是指病人到达医院分诊或挂号的时间（时间较早者）。

FMC2D：首次医疗接触时间至器械时间，对于PCI治疗，器械时间是指球囊扩张或抽吸导管抽吸开通靶管时间（时间较早者）；对于溶栓治疗，器械时间是指开始溶栓时间。

D2B：到达医院至球囊扩张时间，是指病人到达医院分诊或挂号的时间（时间较早者）到球囊扩张或抽吸导管抽吸开通血管时间（时间较早者）。

D2N：到达医院至溶栓时间，是指病人到达医院分诊或挂号的时间（时间较早者）到开始溶栓时间。

DI-DO：到医院就诊至转出时间，是指病人到达初诊医院分诊或挂号的时间（时间较早者）到转诊离开医院的时间。

附件 2

## 急性脑卒中病人医疗救治技术方案

### 一、救护车转运流程

（一）目标

1. 在病人或家属知情同意下，快速、准确地将病人转送至可行急诊静脉溶栓的医院；

2. 进行院前急救处理；

3. 预先电话通知院前信息（包括院前卒中评分，比如辛辛那提院前卒中评分或洛杉矶院前卒中评估）给目标医院。

（二）技术要点

1. 对怀疑卒中的病人急救调度指挥中心应尽可能在最短时间内派出配有合适的装备和人员的救护车；

2. 指导病人自救，救护车尽快到达；

3. 评估生命体征，施行现场急救；

4. 到达后 10 分钟内完成院前卒中评分；

5. 维持生命体征稳定，监测血压，测血糖，做心电图，记录最后目测评估正常时间，必要时可给予吸氧、心电监护、保持呼吸道通畅、开放静脉通道给予生理盐水等；

6. 优先转运至最近的、有急诊静脉溶栓资助的医院；

7. 预先通知转运医院急诊，利用相关的微信公众平台、车载系统、彩信等多种形式传输院前卒中评分等院前信息至目标医院；

8. 拨打医院专用电话，联系进行确认，通知其估计到达时间及病人基本信息，为预约 CT、溶栓药物及卒中小组会诊作前期准备，转运病人至急诊；

9. 完成病人及资料的交接手续，并签字确认。

（三）考核要点

1. 病人呼叫至急救系统接听电话的时间；

2. 急救系统接听呼叫电话至派出救护车辆的时间；

3. 救护车组收到出车指令至出发的时间；

4. 病人呼叫至救护车到达时间；

5. 院前卒中评分、最后看起来正常时间记录完成的比例，10 分钟内完成；

6. 送至可行急诊静脉溶栓治疗医院的比例；

### 二、具备静脉溶栓医院急诊科处理流程

（一）目标

1. 建立院内静脉溶栓的绿色通道；

2. 确认 / 排除卒中诊断；

3. 及早启动早期静脉溶栓治疗和完善前期准备。

（二）技术要点

1. 完成交接，妥善记录保管救护车送诊病人的院前急救信息；

2. 到院后急诊接诊医师 10 分钟内立即一般评估：生命体征；采集病史和精要查体，包括最后看起来正常时间；血标本查血常规、血型、凝血功能、血糖、电解质、肾功能；心电图；开立急诊头颅 CT；立即通知卒中小组；保证静脉通道开通，给予生理盐水。

3. 其他对症急救处理，维持生命体征稳定，必要时转入急诊抢救室。

（三）考核要点

1. 疑似卒中病人就诊途径及比例；

2. 急诊接诊到头颅CT报告时间，及头颅CT<25分钟的比例；

3. 急诊接诊到化验报告时间<35分钟的比例；

4. 卒中小组到达时间，及卒中小组到达时间<10分钟的比例；

5. 平均启动静脉药物溶栓的时间；

6. 急诊室救治时间。

## 三、不可行静脉溶栓医院急诊科处理流程

（一）目标

1. 确认/排除卒中诊断；

2. 及早启动转运需要静脉溶栓病人的，完善转运流程。

（二）技术要点

1. 完成交接，妥善记录保管救护车送诊病人的院前急救信息；

2. 到院后急诊接诊医师10分钟内立即一般评估：生命体征；采集病史和精要查体，包括最后看起来正常时间；血标本查血常规、血型、凝血功能、血糖、电解质、肾功能；心电图；开立急诊头颅CT；保证静脉通道开通，给予生理盐水。

3. 结合头颅结果：CT及病史提示非卒中，停止血管神经病学评价；CT提示颅内出血，进入出血性卒中流程；头颅CT等影像结合病史、症状提示急性缺血性卒中，评估病人静脉溶栓的禁忌证和适应证，若适合静脉溶栓，结合转运时间转运至最近的具备静脉溶栓的医院。

4. 其他对症急救处理，维持生命体征稳定，必要时转入急诊抢救室。

（三）考核要点

1. 疑似卒中病人就诊途径及比例；

2. 急诊接诊到头颅CT报告时间，及头颅CT<25分钟的比例；

3. 医院就诊至转出时间（DI-DO）；

4. 适合静脉溶栓，转运至最近的具备静脉溶栓的医院病人比例；

5. 与具备静脉溶栓的医院的合作的规范的书面流程。

## 四、卒中小组评估流程

（一）目标

1. 建立院内静脉溶栓的绿色通道；

2. 确认/排除卒中诊断；

3. 及早启动早期静脉溶栓治疗。

（二）技术要点

1. 卒中小组到达，立即神经功能评估：回顾病史；确定发病时间；一般神经功能评估；神经系统检查：确定昏迷程度（Glasgow昏迷量表）；确定卒中严重程度（NIHSS评分）；急诊CT（Door-CT完成：小于25分钟）。

2. 根据CT及症状、病史明确卒中亚型：CT及病史提示非卒中，停止血管神经病学评价；CT提示颅内出血，进入出血性卒中流程；头颅CT等影像结合病史、症状提示急性缺血性卒中。

3. 迅速评估静脉溶栓治疗的适应证和禁忌证；

4. 签署知情同意书，一键启动静脉溶栓的绿色通道；

5. 缩短在家属谈话和知情同意书签署、办理住院手续方面延误静脉溶栓的时间，可在

急诊专用床位开展就地静脉溶栓，可住院手续同时办理；

6. 收入卒中单元或普通病房或重症监护室等。

（三）考核要点

1. 卒中小组接到急诊电话到接触病人的时间；

2. 卒中小组接触病人到给予静脉溶栓的比例；

3. 平均启动静脉药物溶栓的时间，接诊到静脉溶栓小于60分钟的比例。

## 五、出血性卒中处理流程

在急诊对出血性卒中进行初步评价，并根据后续体格检查、病史和检查检验结果判断出血性卒中的病因（具体见下图）。

**出血性卒中急诊初步评价**

| 1. 临床评价是否存在全身或神经系统的急性并发症 | 2. 评价CT检查是否存在下列情况 | 3. 评价是否需要神经外科急行血肿清除术 |
| --- | --- | --- |
| 气道受阻或呼吸困难<br>心律失常<br>急性心肌缺血<br>高血压<br>痫性发作 | 急性颅内压增高<br>脑组织移位（中线结构疝）<br>脑干变形<br>血肿的占位效应和体积 | 小脑出血>3厘米者，伴神经功能继续恶化或脑干受压和/或脑室梗阻引起脑积水<br>脑叶血块距离脑表面1cm年轻患者（中-大的脑叶出血和神经功能恶化）可疑血管畸形（AVM/A瘤） |

**出血性卒中的病因评价**

| | |
| --- | --- |
| 1. 寻找病史中未述及的外伤证据，尤其是意识状态欠佳患者 | ✧ Battle征，熊猫眼，眶部出血<br>✧ 面部、颅骨或颈椎骨折<br>✧ CT示额极、枕极或颞部多灶性出血 |
| 2. 寻找潜在出血素质的证据 | ✧ 既往服用溶栓药物、抗凝药物、抗血小板聚集药物史<br>✧ 既往出血性疾病病史或家族史<br>✧ 身体其他部位出血证据 |
| 3. 寻找颅内动脉瘤的证据 | ✧ 动脉瘤家族史<br>✧ 临床表现为严重头痛而无其他症状<br>✧ 神经功能缺失症状：一侧动眼神经麻痹、下肢轻瘫、轻偏瘫或失语<br>✧ CT示出血：出血仅限于蛛网膜下腔或蛛网膜下腔内的局部血肿<br>✧ 蛛网膜下腔出血局限于中脑环池可能并非动脉瘤破裂所致<br>✧ MRI或增强CT可发现大动脉瘤<br>✧ 考虑行DSA、MRA或CTA<br>✧ 行TCD监测血管痉挛继发的血流速度改变 |
| 4. 寻找血管畸形的证据 | ✧ 头痛或痫性发作史<br>✧ 颅内或颈部血管杂音听诊，尤其是年轻患者<br>✧ 出血可位于任何部位，但尤以脑叶白质多见<br>✧ MRI以及增强CT可见供血/引流血管<br>✧ 无需立即动脉造影，除非计划行外科血肿清除 |
| 5. 寻找高血压的证据 | ✧ 高血压可为颅内出血的重要原因，但血压升高可继发于出血性卒中<br>✧ 寻找高血压性视网膜病变、肾功能障碍或左室肥厚的证据<br>✧ 寻找急性重症高血压的医疗原因<br>✧ 对于年轻女性考虑子痫或妊娠，行妊娠试验 |
| 6. 寻找其他病因 | ✧ 老年患者CT见多发脑叶出血提示淀粉样血管病<br>✧ 既往阿尔茨海默病史的老年患者脑出血病因通常为淀粉样血管病<br>✧ CT显示矢状窦旁多发出血提示静脉窦血栓<br>✧ 出血周围大量水肿提示肿瘤 |

## 六、静脉溶栓适应证和禁忌证确认流程

（一）目标

1. 确认急性缺血性卒中病人是否具有静脉溶栓的时机和指征；

2. 在可行静脉溶栓医院中，确认最后看起来正常时间到接诊时间小于 3.5 小时的病人是否适宜溶栓治疗并在到院后 1 小时内给予静脉溶栓药物治疗；

3. 在不可行静脉溶栓医院中，确认适宜溶栓治疗，并按流程转运至具备溶栓医院。

（二）技术要点

1. 根据适应证与禁忌证设计溶栓治疗筛查表；

2. 通过询问病史及体格检查的信息，填写溶栓治疗筛查表，确认病人是否具备溶栓指征；

3. 根据时间延误，确定适宜病人是否即刻行溶栓治疗；

4. 溶栓适应证：年龄 18～80 岁；发病 4.5 小时以内（rt-PA）；脑功能损害的体征持续存在超过 1 小时，且比较严重；脑 CT 已排除颅内出血，且无早期大面积脑梗死影像学改变；病人或家属签署知情同意书。

5. 禁忌症：既往有颅内出血，包括可疑蛛网膜下腔出血，近 3 个月有头颅外伤史，近 3 周内有胃肠或泌尿系统出血，近 2 周内进行过大的外科手术，近 1 周内有在不易压迫止血部位的动脉穿刺；近 3 个月内有脑梗死或心肌梗死史，但不包括陈旧小腔隙梗死而未遗留神经功能体征；严重心、肝、肾功能不全或严重糖尿病病人；体检发现有活动性出血或外伤（如骨折）的证据；已口服抗凝药，且 INR>1.5；48 小时内接受过肝素治疗（AFIT 超出正常范围）；血小板计数低于 $100\times10^9$/L，血糖<2.7mmol/L；收缩压>180mmHg，或舒张压>100mmHg；妊娠；不合作。

（三）考核指标

静脉溶栓适应证和禁忌证确认的比例。

## 七、静脉溶栓流程

（一）目标：规范静脉溶栓的流程

（二）技术要点

1. 确定急性缺血性卒中病人具有溶栓治疗的指征后，签署知情同意书。

（1）选择特异性纤溶酶原激活剂。代表药物，阿替普酶（rt-PA）的静脉溶栓药物治疗，用法和用量；

（2）rt-PA 使用剂量为 0.9mg/kg，最大剂量为 90mg。根据剂量计算表计算总剂量。将总剂量的 10% 在注射器内混匀，1 分钟内推注。将剩余的 90% 混匀后静脉点滴，持续 1 小时以上。记录输注开始及结束时间。输注结束后以 0.9% 生理盐水冲管。

2. 监测生命体征、神经功能变化。

（1）测血压 q15 分钟 ×2 小时，其后 q60 分钟 ×22 小时（或 q30 分钟 ×6 小时，其后 q60 分钟 ×16 小时）；

（2）测脉搏和呼吸 q1 小时 ×12 小时，其后 q2 小时 ×12 小时；

（3）神经功能评分 q1 小时 ×6 小时，其后 q3 小时 ×18 小时；

（4）24 小时后每天神经系统检查；

（5）溶栓前将血压控制至 185/110mmHg 以下，静脉给予 rt-PA 之后至少最初 24 小时内维持血压低于 185/100mmHg；

①如果发现 2 次或持续性收缩压>185mmHg 或舒张压>110mmHg（血压检查间隔至少 10 分钟），则给予拉贝洛尔 10mg 静注，持续 1～2 分钟以上（注意：如果病人有哮喘、大于 I

度心脏传导阻滞、明显的心力衰竭或心率<50 次 / 分，则应避免使用拉贝洛尔）。如果血压仍>185/110mmHg，可每 10～15 分钟重复给药（同样剂量或剂量加倍），最大总剂量不超过 150mg。也可给予乌拉地尔 25mg 缓慢静注（注意：孕妇及哺乳期妇女禁用；主动脉峡部狭窄或动静脉分流的病人禁用静脉注射）。如果血压仍>185/110mmHg，可重复给药（间隔至少为 5 分钟），最大总剂量不超过 50mg。在静脉注射后，为维持其降压效果，可持续静脉点滴。液体按下列方法配制，通常将 250mg 乌拉地尔加入静脉输液中，如生理盐水、5% 或 10% 的葡萄糖、5% 的果糖或含 0.9% 的氯化钠的右旋糖苷 40；如用输液泵，将 20ml 注射液（100mg 乌拉地尔）加入输液泵中，再稀释至 50ml。静脉输液的最大药物浓度为 4mg/ml 乌拉地尔。输液速度根据病人的血压酌情调整。初始输液速度可达 2mg/ 分，维持给药速度为 9mg/ 小时。

②如果初始血压>230/120mmHg 并且拉贝洛尔或乌拉地尔疗效不佳，或初始舒张压>140mmHg，则：以 0.5μg/kg/ 分钟开始静点硝普钠，根据治疗反应逐渐调整剂量，最大剂量可达 10μg/kg/ 分钟，以控制血压<185/110mmHg，并考虑持续性血压监测。

③任何静脉降压治疗后，均要检查血压 q15 分钟 ×2 小时，避免血压过低。

3. 溶栓后最初 24 小时尽量避免中心静脉穿刺和动脉穿刺；溶栓时或结束至少 30 分钟内尽量避免留置导尿管；最初 24 小时尽量避免下鼻饲管；溶栓病人尽量开放两条静脉通道。

4. 溶栓后最初 24 小时 不使用抗血小板或抗凝制剂，rt-PA 输注结束 24 小时后复查头 CT/MR，指导抗血小板或抗凝制剂使用。

5. 用药后 45 分钟时检查舌和唇判定有无血管源性水肿，如果发现血管源性水肿应立即停药，并给予抗组胺药物和糖皮质激素治疗。

6. 在卒中后最初 24 小时内持续高血糖（>7.8mmol/L）与卒中结局不良相关，溶栓后应注意治疗高血糖，控制血糖水平在 7.8～10.3mmol/L，并密切监测以避免低血糖。血糖超过 11.1mmol/L 时推荐给予胰岛素治疗。

7. 不可合并的药物：24 小时内不使用静脉肝素和抗血小板药物，24 小时后重复 CT/MRI 没有发现出血，可以开始使用低分子肝素和 / 或抗血小板药物；禁用普通肝素、降纤及其他溶栓药物。

8. 溶栓后病情加重处理：溶栓后 24 小时内症状加重，应首先通过影像学确定有无症状性颅内出血（sICH），影像学发现的无症状性或出血性梗死，无需特殊干预，应遵循指南在溶栓后 24 小时常规启动并维持抗血小板治疗，对于 sICH 或脑实质血肿形成，应暂缓使用或停用抗血小板治疗，并积极控制血压，必要时手术清除血肿。对于溶栓后非出血原因导致的症状恶化，或好转后再加重，应通过临床、实验室及神经影像学检查尽可能明确其原因，采取针对性的干预，对于大动脉闭塞或静脉溶栓失败的病人，可以考虑进行补救性动脉内溶栓或血管内治疗。

9. 急性缺血性卒中 rt-PA 静脉溶栓治疗剂量（见下表）。

急性缺血性脑卒中 rt-PA 静脉溶栓治疗剂量表

| 体重（kg） | 用量（0.9mg/kg） | 先 10% 静推（mg=ml） | 后 90% 静注（mg=ml） |
|---|---|---|---|
| 40 | 36.00 | 3.60 | 32.40 |
| 41 | 36.90 | 3.69 | 33.21 |
| 42 | 37.80 | 3.78 | 34.02 |
| 43 | 38.70 | 3.87 | 34.83 |
| 44 | 39.60 | 3.96 | 35.64 |

续表

| 体重（kg） | 用量（0.9mg/kg） | 先 10% 静推（mg=ml） | 后 90% 静注（mg=ml） |
|---|---|---|---|
| 45 | 40.50 | 4.05 | 36.45 |
| 46 | 41.40 | 4.14 | 37.26 |
| 47 | 42.30 | 4.23 | 38.07 |
| 48 | 43.20 | 4.32 | 38.88 |
| 49 | 44.10 | 4.41 | 39.69 |
| 50 | 45.00 | 4.50 | 40.50 |
| 51 | 45.90 | 4.59 | 41.31 |
| 52 | 46.80 | 4.68 | 42.12 |
| 53 | 47.70 | 4.77 | 42.93 |
| 54 | 48.60 | 4.86 | 43.74 |
| 55 | 49.50 | 4.95 | 44.55 |
| 56 | 50.40 | 5.04 | 45.36 |
| 57 | 51.30 | 5.13 | 46.17 |
| 58 | 52.20 | 5.22 | 46.98 |
| 59 | 53.10 | 5.31 | 47.79 |
| 60 | 54.00 | 5.40 | 48.60 |
| 61 | 54.90 | 5.49 | 49.41 |
| 62 | 55.80 | 5.58 | 50.22 |
| 63 | 56.70 | 5.67 | 51.03 |
| 64 | 57.60 | 5.76 | 51.84 |
| 65 | 58.50 | 5.85 | 52.65 |
| 66 | 59.40 | 5.94 | 53.46 |
| 67 | 60.30 | 6.03 | 54.27 |
| 68 | 61.20 | 6.12 | 55.08 |
| 69 | 62.10 | 6.21 | 55.89 |
| 70 | 63.00 | 6.30 | 56.70 |
| 71 | 63.90 | 6.39 | 57.51 |
| 72 | 64.80 | 6.48 | 58.32 |
| 73 | 65.70 | 6.57 | 59.13 |
| 74 | 66.60 | 6.66 | 59.94 |
| 75 | 67.50 | 6.75 | 60.75 |
| 76 | 68.40 | 6.84 | 61.56 |
| 77 | 69.30 | 6.93 | 62.37 |
| 78 | 70.20 | 7.02 | 63.18 |
| 79 | 71.10 | 7.11 | 63.99 |
| 80 | 72.00 | 7.20 | 64.80 |
| 81 | 72.90 | 7.29 | 65.61 |
| 82 | 73.80 | 7.38 | 66.42 |
| 83 | 74.70 | 7.47 | 67.23 |
| 84 | 75.60 | 7.56 | 68.04 |
| 85 | 76.50 | 7.65 | 68.85 |
| 86 | 77.40 | 7.74 | 69.66 |

续表

| 体重(kg) | 用量(0.9mg/kg) | 先10%静推(mg=ml) | 后90%静注(mg=ml) |
|---|---|---|---|
| 87 | 78.30 | 7.83 | 70.47 |
| 88 | 79.20 | 7.92 | 71.28 |
| 89 | 80.10 | 8.01 | 72.09 |
| 90 | 81.00 | 8.10 | 72.90 |
| 91 | 81.90 | 8.19 | 73.71 |
| 92 | 82.80 | 8.28 | 74.52 |
| 93 | 83.70 | 8.37 | 75.33 |
| 94 | 84.60 | 8.46 | 76.14 |
| 95 | 85.50 | 8.55 | 76.95 |
| 96 | 86.40 | 8.64 | 77.76 |
| 97 | 87.30 | 8.73 | 78.57 |
| 98 | 88.20 | 8.82 | 79.38 |
| 99 | 89.10 | 8.91 | 80.19 |
| 100 | 90.00 | 9.00 | 81.00 |

10. 急性缺血性卒中rt-PA溶栓箱清单。

| 普通设备 | 药物 | 文件 |
|---|---|---|
| • 输液泵<br>• 输液针<br>• 采血针<br>• 注射器<br>• 酒精棉球<br>• 止血带<br>• 试管<br>• 血培养载玻片<br>• 尿妊娠试剂盒<br>• 血压计<br>• 手电筒<br>• 叩诊锤<br>• 听诊器<br>• 计算器 | • rt-PA 50mg(2～8℃冰箱)<br>• rt-PA 20mg(2～8℃冰箱)<br>• 降压药(拉贝洛尔、乌拉地尔、硝普钠、尼膜同等)<br>• 扩容药(低分子右旋糖酐等)<br>• 肝素<br>• 波立维/阿司匹林 | • 溶栓治疗路径<br>• 溶栓治疗流程图<br>• 溶栓知情同意书<br>• 溶栓操作规程<br>• NIHSS/BI/mRS等量表<br>• 症状性出血后配血申请单<br>• 溶栓化验单组套<br>• rt-PA溶栓剂量表<br>• 卒中小组/影像等相关科室电话号码本 |

11. 急性缺血性卒中rt-PA溶栓治疗目标时间。

| 项目 | 时间 |
|---|---|
| 门一急诊医生接诊 | 10分钟 |
| 门一急诊CT扫描 | 25分钟 |
| 门一读CT | 45分钟 |
| 门一rt-PA溶栓治疗开始 | 60分钟 |

(三) 考核指标

1. 溶栓治疗占全部急性缺血性卒中病人的比例;

2. D2N时间,D2N<60分钟的比例;

3. 溶栓后不同类型颅内出血和全身其他系统出血的比例。

## 八、分析未行早期再灌注治疗和转运病人原因

（一）目标

1. 分析未行早期静脉溶栓治疗的原因；

2. 分析不可行静脉溶栓医院未行转运的原因；

3. 改进流程以提高早期静脉溶栓治疗率。

（二）技术要点

1. 可行静脉溶栓的医院填报数据库，确认病人发病，就诊时间和未行早期静脉溶栓治疗的原因；

2. 不可行静脉溶栓的医院填报数据库：确认病人发病，就诊时间和未行转运至可行静脉溶栓医院的原因；

3. 统计分析，发现问题，针对性改进。

（三）考核指标

1. 可行静脉溶栓医院未行早期静脉溶栓治疗的比例及原因；

2. 不可行静脉溶栓医院未行转运病人的比例及原因。

上述8项流程如下图。

急性脑卒中病人医疗救治流程图

卒中样症状发作

拨打急救电话，救护车转运①
或自行到达医院

可行静脉溶栓医院

未具有静脉溶栓能力的医院

急诊科②

急诊科②

头颅CT等影像及病史提示非卒中

是

停止血管神经病学评价

否　否

头颅CT等影像提示颅内出血

是

出血性卒中流程③

否　否

头颅CT等影像结合病史、症状提示急性缺血性卒中

卒中小组评估流程④

溶栓禁忌症⑤

溶栓适应症⑥

静脉溶栓流程⑦

收入卒中单元或病房或其他

实线，具备静脉溶栓医院的处理流程

虚线，未具备静脉溶栓医院的处理流程

流程图注释：

①救护车转运流程；②具备静脉溶栓医院急诊科处理流程；③不具备静脉溶栓医院急诊科处理流程；④卒中小组评估流程；⑤出血性卒中处理流程；⑥静脉溶栓适应证和禁忌证确认流程；⑦静脉溶栓流程；⑧分析未行早期再灌注治疗和转运病人原因。

英文注释

rt-PA：重组组织型纤溶酶原激活剂，是目前治疗急性缺血性卒中最有效的药物，时间窗内静脉 rt-PA 溶栓是唯一被证实可以减少急性缺血性卒中病人致残率的治疗方法。

CT：计算机断层扫描，可及性、快速性，成为疑似卒中病人急诊首先的头颅成像方式之一。

D2N：入门到溶栓时间，是指病人到达医院分诊或挂号的时间（时间较早者）到开始静脉给药溶栓时间。

DI-DO：医院就诊至转出时间，是指病人到达初诊医院分诊或挂号的时间（时间较早者）到转诊离开医院的时间。

Glasgow：格拉斯哥昏迷评分量表，用于评价卒中病人的意识状态情况。

MR：核磁共振。

NIHSS：美国国立卫生院卒中量表，用于评价卒中病人的神经功能缺损程度。

HI：出血转化。

PH：脑实质出血。

PHr：脑梗死远隔部位脑实质出血。

sICH：症状性脑实质内出血。

# 附录五 急救中心出诊单

年 月 日

| 呼救号 | | 受理时间 | | 值班员 | |
|---|---|---|---|---|---|
| 呼救人 | | 来电号码 | | 联系电话 | |
| 病人姓名 | | 病人性别 | | 病人年龄 | |
| 来电类型 | | 呼车类型 | | 病人国籍 | |
| 呼车原因 | | 病人病史 | | 呼救区域 | |
| 发病地址 | | | | | |
| 接车地址 | | | | | |
| 管辖医院 | | | 初步诊断 | / | |
| 出车医院 | | | 接话人 | | |
| 送往医院 | | | 处理结果 | | |
| 出车时间 | | 到达时间 | | 反应时间 | |
| 病人上车 | | 送达时间 | | 行使里程 | |
| 完成时间 | | 出车用时 | | 空诊原因 | |
| 备注 | | | | | |

1. 完成出车任务后，当班实际应将此单交回通讯接收室，由负责人归档保存。
2. 若此次出车的救护车未安装GPS系统，则由司机手工填写出车信息后，交回通讯室归档保存。
3. 接线员、司机双方签名。　　接线员：　　司机：

# 附录六　院前急救病情告知书

| 姓名 | | 性 别 | | 年 龄 | | 联系电话 | |
|---|---|---|---|---|---|---|---|
| 单位和住址 | | | 告知时间 | 年　月　日　时　分 | | | |

病人经检查初步印象为：

病人病情状况：

转送过程中可能出现的风险：
1. 转送途中病情加重　　2. 转送途中死亡　　3. 其他：
病人意愿：
1. 现场救治；
2. 我要求送往____________________医院救治；
3. 我不同意现场救治；
4. 我不同意转送过程中采取的____________________救治措施；
5. 我不同意送往医院治疗；
6. 其他：

医师已告知病情、转送过程中可能出现的风险及采取的救治措施，我同意上述第____________________项要求。

医师签名：________　　护士签名：________

病人签名：________　　委托人签名：________　　与病人关系：________

医院名称：

# 附录七　院前急救病历

医院名称：　　　　　　　　　　　　　　药物过敏：

呼叫来源：

| 姓名：__________ 性别：______ 年龄：________ 民族：____ 职业____________<br><br>工作单位：　　　　　　　　　　　　　　住址： |
|---|
| 联系电话：　　　　　　　　　　　　　　出诊地点： |
| 出诊时间：　　年　月　日　　时　　分　　到达患者身边时间：　时　　分 |
| 现场情况：P_______次/分　R ____次/分　BP____/_____mmHg　　神志：<br><br>既往史： |
| 初步印象： |
| 救治措施： |
| 出诊结果：现场救治　送往医院治疗　转送其他医院　拒绝现场治疗　拒绝送往医院治疗 |
| 急救效果：有效　　无变化　　加重　　死亡（现场、途中） |
| 到达医院时间：　　年　　月　　日　　时　　分<br>病历完成时间：　　年　　月　　日　　时　　分 |

医师：______________________　护士：______________________　审阅：______________________

# 附录八 操作评分标准

## 一、徒手心肺复苏术

| 操作项目 | 操作内容 | 标准分 | 扣分 |
| --- | --- | --- | --- |
| 操作目的 | 对任何原因所致心跳骤停现场急救，为进一步复苏创造条件 | | |
| 评估要点 | 1. 评估现场环境安全<br>2. 确认病人无意识、无运动、无呼吸（终末叹气应看作无呼吸） | | |
| 操作准备 | 护士准备　着装整洁规范，仪表端庄大方 | 2 | |
| | 操作用物　治疗盘内放置：纱布两块、手电筒、弯盘 | 2 | |
| 操作步骤 | （1）评估现场抢救环境的安全性 | 2 | |
| | （2）快速判断病人意识，呼救，记录时间 | 4 | |
| | （3）使病人仰卧，身体无扭曲，注意保护颈椎、腰椎。暴露胸腹部，松开裤带 | 5 | |
| | （4）判断病人颈动脉搏动，时间5～10秒. 同时判断病人呼吸状态 | 6 | |
| | （5）实施胸外心脏按压 | | |
| | ①按压部位：胸骨体中下1/3交界处 | 5 | |
| | ②按压手法：一手掌根部放于按压部位，另一手平行重叠于此手背上，十指交扣离开胸壁，只以掌根部接触按压处；双臂位于病人胸骨正上方，双肘关节伸直，使肩、肘、腕在一条直线上，并与病人身体垂直，利用上身重量垂直下压；手掌根不离开病人胸部 | 12 | |
| | | 5 | |
| | | 5 | |
| | ③按压幅度：成人胸骨下陷5～6cm；婴儿和儿童按压深度至少为胸部前后径尺寸的1/3 | 5 | |
| | ④按压时间：放松时间=1∶1 | 5 | |
| | ⑤按压频率：100～120次/分<br>⑥每次按压应让胸廓充分回弹，以保证心脏得到充分的血液回流<br>⑦尽可能不中断胸外按压 | 2 | |
| | （6）开放气道<br>①如有明确的呼吸道分泌物，清理呼吸道。如有活动义齿，则取下<br>②仰头抬颏法开放气道<br>a. 操作者一手置于病人前额，手掌向后下方施力，使头充分后仰<br>b. 另一手示指、中指将颏部向前抬起，使耳垂与下颌角连线与地面垂直 | 10 | |
| | （7）人工呼吸<br>口对口人工呼吸：保持气道通畅，用压额之手的拇指、食指捏住病人鼻子。正常吸一口气，屏气，双唇包绕密封病人口部，用力吹气，观察胸廓是否隆起。吹气时间大于1秒。吹气完毕，松开捏鼻翼的手，观察胸部起伏情况。重复吹气一次 | 10 | |
| | （8）胸外按压：人工呼吸=30∶2 | 5 | |
| | （9）操作2min（约5个循环）后，再次判断颈动脉搏动，如已恢复，进行进一步生命支持；如未恢复，继续上述操作，直至有条件进行高级生命支持。注意为病人保暖<br>判断有效指征：自主呼吸恢复；能触摸大动脉搏动；瞳孔由大变小，对光反射存在；面色、口唇由紫绀转为红润；有眼球活动或睫毛反射 | 5 | |
| | （10）复苏有效，操作完成后将病人头偏向一侧，进入下一步的生命支持 | 2 | |
| | （11）操作速度：完成时间5分钟以内 | 3 | |

续表

| 操作项目 | 操作内容 | 标准分 | 扣分 |
| --- | --- | --- | --- |
| 综合评价 | A 5 分； B 4 分； C 3 分； D 2 分； E 1 分； F 0 分 | 5 | |
| 注意事项 | 1. 人工呼吸时送气量不宜过大，以免引起病人胃部胀气<br>2. 胸外按压时要确保足够的频率及深度，尽可能不中断胸外按压，每次胸外按压后要让胸廓充分的回弹，以保证心脏得到充分的血液回流。按压中断时间不应超过 10 秒<br>3. 人工呼吸时每次送气量为 500～600ml，频率 10～12 次 / 分<br>4. 胸外按压时肩、肘、腕在一条直线上，并与病人身体长轴垂直 | | |
| 评分标准 | 1. 按操作程序各项实际分值评分<br>2. 原则性操作程序颠倒一处扣 2 分<br>3. 判断病人呼吸、颈动脉搏动有效指征的时间少于 5 秒、超过 10 秒扣 2 分<br>4. 超过规定时间酌情扣分 | | |

## 二、简易呼吸器使用

| 操作项目 | 操作内容 | 标准分 | 扣分 |
| --- | --- | --- | --- |
| 操作目的 | 使病人得到充分氧气供应，改善组织缺氧状态 | 5 | |
| 评估要点 | 了解病人病情，评估病人意识、呼吸状态。评估球囊面罩有无破损漏气，外包装是否完好在有效期内，面罩型号是否合适 | 5 | |
| 操作准备 | 仪表　符合要求 | 3 | |
| | 操作用物：简易呼吸器，单向阀，球体，氧气储气阀，氧气储气袋，氧气导管，面罩（其中氧气储气阀及氧气储气袋必须与外接氧气组合）、弯盘、纱布、手电筒 | 5 | |
| 实施要点 | 操作步骤 | | |
| | 1. 根据医嘱准备用物 | 3 | |
| | 2. 核对病人床号、姓名、腕带，评估病人 | 5 | |
| | 3. 迅速携用物至病人床旁 | 3 | |
| | 4. 将病人平卧，去枕、头后仰 | 6 | |
| | 5. 清除活动性义齿及口咽部分泌物、异物等 | 5 | |
| | 6. 插入口咽通气管，防止舌咬伤和舌后坠（必要时使用开口器及压舌板辅助） | 8 | |
| | 7. 抢救者应位于病人头部的后方，将头部向后仰，并托牢下颌使其朝上，保持气道通畅 | 8 | |
| | 8. 将呼吸器连接氧气导管，氧流量 8～10 升 / 分 | 4 | |
| | 9. 将面罩紧扣口鼻，并用拇指和食指紧紧按住，其他的手指则紧按住下颌（一手以“EC”法固定面罩）。 | 10 | |
| | 10. 用另外一只手挤压球体，将气体送入肺中，每次送气 400～600ml，频率 10～12 次 / 分，规律性的挤压球体，提供足够的吸气 / 呼气时间（成人：12～15 次 / 分，小孩：14～20 次 / 分） | 12 | |
| | 11. 抢救者应注意病人是否有如下情形，以确认病人处于正常的换气<br>（1）注视病人胸部起伏（是否随着挤压球体而起伏）<br>（2）经由面罩透明部分观察病人嘴唇与面部颜色的变化<br>（3）经由透明盖，观察单向阀工作是否正常<br>（4）在呼气当中，观察面罩内是否呈雾气状 | 8 | |
| | 操作速度　完成时间 3 分钟以内 | | |

续表

| 操作项目 | 操作内容 | 标准分 | 扣分 |
| --- | --- | --- | --- |
| 注意事项 | 1. 选择合适的面罩，以便得到最佳使用效果<br>2. 外接氧气时，应调节氧流量至氧气储气袋充满氧气鼓起。（氧流量8～10升/分），注意氧气管是否接实，保持面罩的密闭性<br>3. 临床上往往由于面罩固定不良、漏气，使通气量下降而达不到预期效果。呼吸面罩的下部有一活塞，作充气用。备用时充气至1/2～2/3，使面罩能紧贴面部，防止漏气<br>4. 单人操作时，可以左手按压呼吸器，右手固定面罩，固定时用中指、无名指、小指抬高下颌，拇指及示指放在面罩上部向下用力按压，使面罩紧贴皮肤，保证有效通气。两人操作时，一人固定面罩，一人按压呼吸器。同样拇指及示指两边向下按压，其他三指分别放置在下颌角处，抬高下颌，保持气道通畅的同时又能增加面罩的密闭性<br>5. 按压呼吸器的频率及幅度、节律应均匀，与病人呼吸合拍。按压同时观察胸廓有无起伏、血氧饱和度、面色、发绀情况，以确定按压是否有效。当病人的自主呼吸急促时，宜用浅而快的呼吸形式配合病人的自主呼吸，并逐渐转为深而慢的呼吸，使病人逐步适应机械通气，减少机械通气时人机对抗现象 | 5 | |
| 综合评价 | A 5分；　B 4分；　C 3分；　D 2分；　E 1分；　F 0分 | 5 | |
| 评分标准 | 1. 用物缺一项或者不符合要求扣1分<br>2. 仪表、着装一项不符合要求扣2分<br>3. 沟通指导一项不到位扣2分<br>4. 操作程序颠倒一处扣1分<br>5. 操作程序错误或遗漏一处扣2分<br>6. 一般违反操作原则扣5分<br>7. 严重违反操作原则扣10分以上<br>8. 操作时间每超过规定时限20%扣1分 | | |

## 三、Heimlich 急救法

| 操作项目 | 操作内容 | 标准分 | 扣分 |
| --- | --- | --- | --- |
| 操作目的 | 通过应用Heimlich手法，解除病人气道异物阻塞情况，重新开放气道，恢复有效的自主呼吸 | 5 | |
| 评估病人 | 1. 病人被食物或者异物卡喉后，将会用一手放到喉部，此即Heimlich征象，此时可以询问病人："你卡着了吗？"如病人点头表示："是的"，即应立即施行Heimlich手法抢救<br>2. 如无这一征象，则应观察以下征象：①病人不能说话或者呼吸；②面、唇青紫；③失去知觉 | 5 | |
| 操作准备 | 1. 仪表符合要求 | 5 | |
| | 2. 操作用物：桌子、椅背 | 5 | |
| 实施要点 | 操作步骤 | 50 | |
| | （1）应用于成人<br>1）抢救者站在病人背后，用两手臂环抱病人的腰部<br>2）一手握拳，将拳头的拇指一侧放在病人胸廓上剑突下和脐上的腹部<br>3）用另一手抓住拳头、快速向上向内冲击压迫病人的腹部，注意施力方向，不要挤压胸廓，冲击力仅限于手上，防止胸腹部内脏损伤<br>4）重复以上手法直到异物排出 | 50 | |

续表

| 操作项目 | 操作内容 | 标准分 | 扣分 |
| --- | --- | --- | --- |
| 实施要点 | (2) 应用于婴幼儿<br>1) 使病儿平卧，面向上，躺在坚硬的地面或床板上<br>2) 抢救者跪下或立于其足侧，或取坐位，并使病儿骑在抢救者的两大腿上，面朝前<br>3) 抢救者以两手的中指或食指，放在病儿胸廓剑突下和脐上的腹部，快速向上重击冲击压迫，但要很轻柔。重复直至异物排出 | 50 | |
| | (3) 自救<br>1) 可采用上述用于成人4个步骤的2、3、4三点<br>2) 稍稍弯下腰去，靠在一固定的水平物体上（如桌子边缘、椅背、扶手栏杆等），以物体边缘压迫上腹部，快速向上冲击。重复之，直至异物排出<br>3) 当你异物卡喉时，切勿离开有其他人的房间，可用手势表示 Heimlich 征象，以求救援 | 50 | |
| | (4) 应用于无意识的病人<br>使病人仰平卧，开放气道，抢救者面对病人，骑跨在病人的髋部，抢救者用一手置于另一手上，将下面一手的掌根放在胸廓剑突下脐上的腹部，用身体重量快速冲击压迫病人的腹部，重复之直至异物排出 | 50 | |
| | 操作速度　完成时间2分钟以内 | 5 | |
| 注意事项 | 1. 气道异物梗阻的识别是关键，重要的是与其他情况鉴别，如昏迷、心脏病、癫痫或其他可能引起突然呼吸抑制、发绀或意识丧失的情况<br>2. 异物可能引起或轻或重的气道阻塞情况，施救者应在窒息病人出现严重气道阻塞的症状时采取有效的救助措施，这些症状包括低气体交换或呼吸费力，例如无声的咳嗽、发绀或无法说话和呼吸，病人可能会抓住脖子，努力表示窒息的体征<br>3. 操作时必须注意力度，避免造成病人损伤，在使用本法成功抢救病人后也应检查病人有无并发症的发生 | 20 | |
| 综合评价 | A 5分； B 4分； C 3分； D 2分； E 1分； F 0分 | 5 | |
| 评分标准 | 1. 用物缺一项或者不符合要求扣1分<br>2. 仪表、着装一项不符合要求扣2分<br>3. 沟通指导一项不到位扣2分<br>4. 操作程序颠倒一处扣1分<br>5. 操作程序错误或遗漏一处扣2分<br>6. 一般违反操作原则扣5分<br>7. 严重违反操作原则扣10分以上<br>8. 操作时间每超过规定时限20%扣1分 | | |

## 四、置口咽通气管

| 操作项目 | 操作内容 | 标准分 | 扣分 |
| --- | --- | --- | --- |
| 操作目的 | 纠正病人舌后坠的情况，并且可及时吸出呼吸道深部的痰液，避免呼吸道阻塞，利于保持呼吸道通畅 | 5 | |
| 评估病人 | 1. 病人病情、意识、气道及呼吸情况<br>2. 病人口腔黏膜情况、咽部及气道分泌情况、既往病史<br>3. 有无置人工气道的禁忌证 | 5 | |

续表

| 操作项目 | 操作内容 | 标准分 | 扣分 |
| --- | --- | --- | --- |
| 操作准备 | 1. 仪表　符合要求 | 5 | |
| | 2. 操作用物　各型号口咽通气管多个、弯盘、纱布、开口器、压舌板、听诊器、手电筒 | 5 | |
| 实施要点 | 操作步骤 | | |
| | (1) 轻拍病人双肩，分别对双耳大声呼叫，查看口唇颜面、胸廓起伏，听诊呼吸音。确定后高声呼救：呼吸道梗阻，准备抢救 | 10 | |
| | (2) 放平床头，协助病人取去枕平卧位，头后仰，使呼吸道三轴线尽量保持在同一直线上。操作者站于病人头侧 | 10 | |
| | (3) 将病人头偏向一侧，观察口鼻腔是否通畅，清除口腔分泌物(有义齿者须取出) | 5 | |
| | (4) 根据病人门齿到耳垂或下颌角的距离选择适宜的口咽通气管型号 | 5 | |
| | (5) 仰头抬颏法充分开放气道 | 5 | |
| | (6) 凹面向上插入口腔，使其内口接近口咽后壁时( 已通过悬雍垂) 即将其旋转 180°，借病人吸气时顺势向下推送，弯曲部分下面压住舌根，弯曲部分上面抵住口咽后壁。若为昏迷病人必要时使用开口器或压舌板辅助 | 10 | |
| | (7) 以手掌放于通气管外，于呼气期感觉是否有气流呼出，或以少许棉花放于通气管外，观察其在呼吸中的运动幅度，观察胸壁运动幅度(或用听诊双肺呼吸音) | 10 | |
| | 操作速度：完成时间 3 分钟以内 | 5 | |
| 注意事项 | 1. 保持口腔清洁，当口腔有分泌物、呕吐物、血液时，可用吸痰管由口咽通气管中插入，轻轻将口咽部的分泌物吸净<br>2. 妥善固定，防止脱出<br>3. 注意导管在口腔中的位置，避免不正确的操作将其推至下咽部而引起呼吸道梗阻<br>4. 根据病人门齿到耳垂或下颌角的距离选择适宜的口咽通气导管型号，做到宁长勿短，宁大勿小<br>5. 插入及更换口咽通气管前后应观察有无牙齿脱落<br>6. 定时检查口咽通气管是否保持通畅 | 15 | |
| 综合评价 | A 5 分；　B 4 分；　C 3 分；　D 2 分；　E 1 分；　F 0 分 | 5 | |
| 评分标准 | 1. 用物缺一项或者不符合要求扣 1 分<br>2. 仪表、着装一项不符合要求扣 2 分<br>3. 沟通指导一项不到位扣 2 分<br>4. 操作程序颠倒一处扣 1 分<br>5. 操作程序错误或遗漏一处扣 2 分<br>6. 一般违反操作原则扣 5 分<br>7. 严重违反操作原则扣 10 分以上<br>8. 操作时间每超过规定时限 20% 扣 1 分 | | |

## 五、气管插管术

| 操作项目 | 操作内容 | 标准分 | 扣分 |
|---|---|---|---|
| 操作目的 | 1. 保持呼吸道通畅，便于及时吸出气管内痰液或血液，防止病人缺氧和二氧化碳潴留<br>2. 进行有效的人工或机械通气<br>3. 便于吸入全身麻醉药的应用 | 5 | |
| 评估病人 | 1. 评估病人是否具有适应证<br>2. 向病人家属解释气管插管术的目的，取得家属配合 | 5 | |
| 操作准备 | 仪表　符合要求 | 5 | |
| | 操作用物　气管导管、导丝、液体石蜡棉球、无菌手套、喉镜、纱布、注射器、胶布、牙垫、听诊器、吸引装置、吸痰管、简易呼吸器、固定器、吸氧设备、垃圾桶 | 5 | |
| 实施要点 | (1) 物品准备：①气管导管型号选择、检查充气套囊是否漏气；②气管导管塑形满意、充分润滑气管导管；③喉镜镜片选择得当、检查喉镜灯光良好；④插入导丝、准备牙垫、准备胶布；⑤备好听诊器、简易呼吸器、吸引装置与吸痰管 | 15 | |
| | (2) 摆放体位：病人取仰卧位 | 5 | |
| | (3) 开放气道：清除口腔内义齿及异物，观察有无牙齿松动并妥善固定保护，头部充分后仰，使口、咽、喉三点成一直线 | 5 | |
| | (4) 暴露声门：左手持喉镜，右手将病人上、下齿分开，将喉镜叶片沿口腔右颊侧置入，将舌体推向左侧，即可见到悬雍垂。再继续深入，即可见到会厌，把喉镜向上提起，并挑起会厌充分暴露声门 | 10 | |
| | (5) 直视下插入气管导管：右手持气管导管，对准声门，插入3～5cm。如有管芯，立即拔出，向导管气囊内注入空气5～7ml | 10 | |
| | (6) 确定导管是否在气管内：连接简易呼吸器，挤压呼吸球囊，并双肺听诊有呼吸音 | 6 | |
| | (7) 固定：确定导管在气管后，退出喉镜，立即接吸痰管吸痰，吸痰完毕后放入牙垫，用固定器将导管固定 | 6 | |
| | (8) 气管导管连接简易呼吸器通气，气量适中500～700ml，频率12～18次/min。连接呼吸机或简易呼吸器。做好气管导管深度标志并记录 | 5 | |
| | 操作速度：完成时间5分钟以内 | 3 | |
| 注意事项 | 1. 从开始插管（打开喉镜）至插管完毕，开始第一次有效简易呼吸器通气，整个操作过程不超过30秒<br>2. 气管导管内如有分泌物及时吸出<br>3. 气管导管气囊的压力一定要保持在25cm$H_2O$以下<br>4. 如果气管插管失败或不顺利，应立即停止插管、退出喉镜与导管，马上改为面罩吸氧，1分钟后再尝试，不要盲目强行插入 | 10 | |
| 综合评价 | A 5分；　B 4分；　C 3分；　D 2分；　E 1分；　F 0分 | 5 | |

续表

| 操作项目 | 操作内容 | 标准分 | 扣分 |
|---|---|---|---|
| 评分标准 | 1. 用物缺一项或者不符合要求扣1分<br>2. 仪表、着装一项不符合要求扣2分<br>3. 沟通指导一项不到位扣2分<br>4. 操作程序颠倒一处扣1分<br>5. 操作程序错误或遗漏一处扣2分<br>6. 一般违反操作原则扣5分<br>7. 严重违反操作原则扣10分以上<br>8. 操作时间每超过规定时限20%扣1分 | | |

## 六、环甲膜穿刺和环甲膜切开术

| 操作项目 | 操作内容 | 标准分 | 扣分 |
|---|---|---|---|
| 操作目的 | 为各种原因所致上呼吸道完全或不完全阻塞的病人暂时开放气道、保证呼吸道通畅 | 5 | |
| 评估病人 | 1. 确认病人咽喉部有异物阻塞<br>2. 病人的意识、呼吸形态、脉搏、血压等<br>3. 解释操作方法、目的，取得病人合作 | 5 | |
| 操作准备 | 仪表　符合要求 | 5 | |
| | 操作用物　手消毒液、环甲膜穿刺针或16号抽血用粗针头、T型管（或三通阀）、注射器、无菌手套、棉签、碘伏、吸氧装置、吸痰装置 | 5 | |
| 实施要点 | 操作步骤： | | |
| | （1）携用物至病人床旁，核对床号、姓名，向病人解释操作目的，并讲解操作方法及配合方式，取得病人的配合 | 5 | |
| | （2）确认病人咽喉部有异物阻塞，予以去枕仰卧，肩背部垫起20～30cm，头后仰，不能耐受者可取半卧位 | 5 | |
| | （3）选择穿刺部位：甲状软骨下缘与环甲软骨弓上缘之间与颈部正中线交界的凹陷处即为穿刺点 | 10 | |
| | （4）常规消毒穿刺部位，戴无菌手套 | 5 | |
| | （5）左手以食、中指固定环甲膜两侧，右手持环甲膜穿刺针或粗针头从环甲膜垂直刺入，出现落空感即表示针尖已进入喉腔 | 10 | |
| | （6）观察穿刺部位皮肤有无出血，如出血较多应注意止血，以免血液反流入气管内 | 10 | |
| | （7）接注射器，回抽有空气，确定无疑后，垂直固定穿刺针，连接氧气装置；当上呼吸道完全阻塞难以排气又无“T”管时，须再插一根粗针头进入气管内作为排气用） | 10 | |
| | （8）吸出气道内的分泌物，观察病人胸廓是否起伏，呼吸和缺氧情况是否改善 | 5 | |
| | （9）协助病人取适宜体位，整理床单位 | 2 | |
| | （10）洗手，记录 | 3 | |
| | 操作速度：完成时间5分钟以内 | 5 | |

续表

| 操作项目 | 操作内容 | 标准分 | 扣分 |
|---|---|---|---|
| 注意事项 | 1. 环甲膜穿刺是非确定性气管开放技术，一旦复苏成功应立即改为气管切开术或气管插管，并尽早进行消除病因的处理<br>2. 勿用力过猛，出现落空感即表示针尖已进入喉腔，进针不要过深，避免损伤气管后壁黏膜<br>3. 穿刺过程中，出现心搏骤停应立即行心肺复苏<br>4. 如遇血凝块或分泌物堵塞针头，可用注射器注入空气，或用少许生理盐水冲洗<br>5. 若穿刺部位皮肤出血较多，应注意止血，以免血液反流入气管内<br>6. 穿刺针留置时间不宜过长<br>7. 下呼吸道阻塞病人不用环甲膜穿刺 | 10 | |
| 综合评价 | A 5分； B 4分； C 3分； D 2分； E 1分； F 0分 | 5 | |
| 评分标准 | 1. 用物缺一项或者不符合要求扣1分<br>2. 仪表、着装一项不符合要求扣2分<br>3. 沟通指导一项不到位扣2分<br>4. 操作程序颠倒一处扣1分<br>5. 操作程序错误或遗漏一处扣2分<br>6. 一般违反操作原则扣5分<br>7. 严重违反操作原则扣10分以上<br>8. 操作时间每超过规定时限20%扣1分 | | |

## 七、外伤救护基本技术

| 操作项目 | 操作内容 | 标准分 | 扣分 |
|---|---|---|---|
| 操作目的 | 控制出血，保护受伤肢体，避免加重损伤和污染、减轻痛苦 | 5 | |
| 评估病人 | 1. 了解病人意识状态、受伤经过、肢体活动能力<br>2. 评估病人局部情况，创口皮肤情况、受污染程度、失血量<br>3. 向病人解释止血包扎目的，取得病人配合 | 5 | |
| 操作准备 | 仪表　符合要求 | 5 | |
| | 操作用物　外用无菌生理盐水、碘伏、无菌敷料、止血带、绷带、胶布、三角巾、小夹板、标示卡等 | 5 | |
| 实施要点 | 操作步骤 | | |
| | (1) 安慰伤者，使伤肢处于功能位置 | 5 | |
| | (2) 根据伤情给予止血，可采用<br>1) 指压止血：用手指压迫伤口近心端的动脉，将其压向体表骨头上，以阻断其血液流通，抬高伤肢<br>2) 止血带止血法：①在创面的近心端部位垫衬垫，部位应在上肢的上1/3处，止血带压力均匀、适度，检查止血效果并报告。②标示卡填写上止血带时间，贴于扎止血带处的醒目位置 | 15 | |
| | (3) 检查伤口，除去伤口周围污物 | 5 | |
| | (4) 外用生理盐水冲洗伤口 | 5 | |
| | (5) 用无菌敷料覆盖创面，覆盖面积要超过伤口周边至少3cm | 5 | |
| | (6) 采用绷带加压包扎法：绷带方法正确，加压均匀、适度，绷带卷无脱落，包扎平整美观，敷料无外露 | 10 | |

续表

| 操作项目 | 操作内容 | 标准分 | 扣分 |
| --- | --- | --- | --- |
| 实施要点 | （7）根据不同部位进行三角巾或夹板固定；夹板固定时与皮肤、关节、骨突出部位之间加衬垫，固定范围应超过骨折上下相邻的两个关节 | 5 | |
| | （8）判断伤肢血运情况 | 5 | |
| | 操作速度　完成时间5分钟以内 | 5 | |
| 注意事项 | 1. 准确掌握动脉压迫点，力度要适中，以伤口不出血为准<br>2. 保持伤处肢体抬高<br>3. 上止血带部位要准确，有衬垫，松紧适度，每隔40～50分钟要放松一次，同时，采用指压法止血<br>4. 固定时动作轻柔，松紧度要适宜，固定牢靠<br>5. 要经常观察伤肢末梢循环情况，同时注意伤肢生命体征变化，及时采取急救措施 | 15 | |
| 综合评价 | A 5分；　B 4分；　C 3分；　D 2分；　E 1分；　F 0分 | 5 | |
| 评分标准 | 1. 用物缺一项或者不符合要求扣1分<br>2. 仪表、着装一项不符合要求扣2分<br>3. 沟通指导一项不到位扣2分<br>4. 操作程序颠倒一处扣1分<br>5. 操作程序错误或遗漏一处扣2分<br>6. 一般违反操作原则扣5分<br>7. 严重违反操作原则扣10分以上<br>8. 操作时间每超过规定时限20%扣1分 | | |

## 八、除颤仪的使用

| 操作项目 | 操作内容 | 标准分 | 扣分 |
| --- | --- | --- | --- |
| 操作目的 | 通过电除颤，转复心室颤动和心室扑动 | 5 | |
| 评估要点 | 1. 评估病人病情、心律失常类型、意识状态<br>2. 评估除颤仪的性能及蓄电池充电情况 | 10 | |
| 操作准备 | 1. 病人：去枕平卧于硬板床 | 2 | |
| | 2. 环境：整洁，安全，有电源、电插座及吸氧、吸痰装置 | 2 | |
| | 3. 用物：除颤仪、导电胶、心电监测导联线及电极、抢救车、乙醇纱布等 | 2 | |
| 操作步骤 | 1. 备齐用物至病人旁，打开电源 | 2 | |
| | 2. 暴露病人胸部，检查局部皮肤情况（无创口无破溃）。必要时连接心电监护，避开除颤位置 | 2 | |
| | 3. 判断病人心律失常类型 | 5 | |
| | 4. 电极板均匀涂抹导电胶 | 5 | |
| | 5. 选择合适的能量（非同步成人200J，小儿2J/kg） | 10 | |
| | 6. 充电：放置电极板于合适位置（胸骨右缘第二肋间-心底部；左腋前线第五肋间-心尖部），电极板与皮肤紧密接触；确认病人室颤/室扑（无脉性室速）时大声嘱其他人员离开病人、病床 | 10 | |
| | 7. 两手同时按下两个电极板下的放电键 | 5 | |
| | 8. 观察病人的心电图改变 | 5 | |

续表

| 操作项目 | 操作内容 | 标准分 | 扣分 |
| --- | --- | --- | --- |
| 操作步骤 | 9. 如果室颤 / 室扑（无脉性室速）持续出现，可遵医嘱重新充电，重复步骤 | 5 | |
| | 10. 操作完毕，将能量开关回复至零位 | 2 | |
| | 11. 清洁皮肤，观察皮肤有无灼伤，妥善安置病人 | 3 | |
| | 12. 监测心率、心律，并遵医嘱用药 | 5 | |
| | 13. 记录 | 2 | |
| | 14. 整理用物，整理除颤仪，充电备用 | 3 | |
| 综合评价 | 1. 病人的心律失常得到及时发现和有效控制<br>2. 根据病人个体情况正确调节能量<br>3. 病人安全，无皮肤灼伤等并发症发生 | 5 | |
| 注意事项 | 1. 除颤前确定病人除颤部位无潮湿、无敷料。如病人带有植入性起搏器，应注意避开起搏器部位至少 10cm<br>2. 导电胶涂抹要均匀，防止皮肤灼伤<br>3. 放电除颤时，注意病人和其他人、物绝缘<br>4. 心肺复苏采用非同步电除颤要果断、迅速，减少按压中断<br>5. 禁止操作人员单手同时拿两块电极板 | 10 | |
| 评分标准 | 1. 按操作程序各项实际分值评分<br>2. 原则性操作程序颠倒一处扣 2 分<br>3. 整体操作不流畅扣 2 分<br>4. 超过规定时间酌情扣分 | | |

## 九、心电监护仪使用

| 操作项目 | 操作内容 | 标准分 | 扣分 |
| --- | --- | --- | --- |
| 操作目的 | 监测病人心率、心律、血压的变化，为评估病情及治疗、护理提供依据 | 5 | |
| 评估要点 | 1. 病人的病情、意识状态、合作程度、皮肤状况、检测血压处的肢体及检测血氧饱和度指甲情况、心理反应 | 2 | |
| | 2. 评估病人周围的环境，光照情况及有无电磁波干扰 | 2 | |
| | 3. 监护仪的性能 | 2 | |
| 操作准备 | 1. 护士：着装规范、洗手、戴口罩 | 2 | |
| | 2. 查对：医嘱、病人、腕带 | 2 | |
| | 3. 环境：整洁，有电源及插座 | 2 | |
| | 4. 用物：心电监护仪、电极片、各种监护导联线、75% 乙醇、棉签、纱布、弯盘、监护记录单等 | 2 | |
| | 5. 病人：遮挡病人、注意保暖 | 2 | |
| 操作步骤 | 1. 核对病人信息，评估病人周围有无电磁波干扰，评估病人胸前，手指末端及上臂皮肤状况（注意保护病人隐私），解释操作目的 | 2 | |
| | 2. 协助病人取正确（舒适）卧位 | 2 | |
| | 3. 固定监护仪，接通电源，打开监护仪电源开关检测监护仪功能及导联线连接是否正常 | 3 | |
| | 4. 校准监护仪上的时间，选择成年人或小儿模式，必要时输入病人的基本情况，如性别、身高、体重等 | 2 | |

续表

| 操作项目 | 操作内容 | 标准分 | 扣分 |
| --- | --- | --- | --- |
| 操作步骤 | 5. 将电极片与导联线连接 | | |
| | 6. 心电监测：解开衣扣，乙醇棉球清洁皮肤，将电极片贴于病人相应部位保证电极与皮肤表面接触良好：<br>红色（F）置于左锁骨中线第4-5肋间，黑色（L）置于左锁骨中线中点下缘或胸骨左缘第2肋间，白色（R）置于右锁骨中线中点下缘或胸骨右缘第2肋间，（更改以上蓝色信息）<br>（RA）右锁骨中线第一肋间；（LA）左锁骨中线第一肋间；（LL）左锁骨中线剑突水平处；（RL）右锁骨中线剑突水平处；（V）胸骨左缘第四肋间；整理固定导联线 | 10 | |
| | 7. 无创血压监测：将检测血压袖带缠绕于病人左上臂处 | 5 | |
| | 8. 监测 $SpO_2$：将无创血氧饱和度指夹夹在病人示指，选用指甲床条件好的手指，选用指套应松紧适宜（光源透过局部组织，保证接触完好，长期监测病人，传感器与袖带不得安放同侧肢体），2～4小时更换一次，避免造成局部压疮 | 5 | |
| | 9. 其他监测：呼吸、体温等 | 5 | |
| | 10. 根据病人情况，选择心电监测导联，调节心电示波至适宜波幅 | 3 | |
| | 11. 合理设定各监测标准的报警线（常规为心率60～100次/分，血压90～140/60～90mmHg，呼吸12～24次/分，血氧饱和度95%～100%） | 3 | |
| | 12. 根据病人病情选择血压监测方式（自动或手动），如选择自动，应设定测量间隔时间，一般设30分钟一次，并告知病人测血压时注意事项 | 3 | |
| | 13. 观察监护仪工作状态 | 5 | |
| | 14. 观察病人生命体征有无异常 | 5 | |
| | 15. 交代注意事项 | 3 | |
| | 16. 协助病人取舒适体位 | 2 | |
| | 17. 整理床单位，用物放回原处备用 | 2 | |
| | 18. 洗手、取口罩，详细记录病人各项监测指标于护理记录单上 | 2 | |
| | 19. 停止监护：向病人解释；关闭监护仪；撤除导联线及电极、血压计袖带等；清洁皮肤，安置病人 | 3 | |
| | 20. 终末处理 | 2 | |
| 综合评价 | A 5分； B 4分； C 3分； D 2分； E 1分； F 0分 | 5 | |
| 注意事项 | 1. 根据病人病情，协助病人取平卧位或者半卧位<br>2. 密切观察心电图波形，及时处理干扰和电极脱落<br>3. 每日定时回顾病人24小时心电监测情况，必要时记录<br>4. 正确设定报警界限，不能关闭报警声音<br>5. 定期观察病人粘贴电极片处的皮肤，定时更换电极片和电极片位置<br>6. 对躁动病人，应当固定好电极和导线，避免电极脱位以及导线打折缠绕<br>7. 停机时，先向病人说明，取得合作后关机，断开电源 | 7 | |
| 评分标准 | 1. 按操作程序各项实际分值评分<br>2. 原则性操作程序颠倒一处扣2分<br>3. 整体操作不流畅扣2分<br>4. 超过规定时间酌情扣分 | | |

## 十、静脉留置针输液技术

| 操作项目 | 操作内容 | 标准分 | 扣分 |
|---|---|---|---|
| 操作目的 | 为病人建立静脉通道，便于抢救，适用于需反复穿刺的长期输液者 | 2 | |
| 评估病人 | 1. 评估病人年龄、病情、用药情况、过敏史、意识状态、自理能力等。<br>2. 留置针输液目的、药物作用<br>3. 心理状态及合作程度<br>4. 病人肢体活动度，穿刺部位皮肤及血管状况等 | 3 | |
| 操作准备 | 仪表　符合要求 | 2 | |
| | 操作用物　治疗车、输液盘（碘伏、棉签、止血带、砂轮）、输液架、小垫枕、治疗巾、输液器、药物、瓶贴、医嘱本、输液卡、留置针、透明贴、正压接头、一次性手套、快速手消剂、笔、挂表、锐器盒、生活垃圾桶、医疗垃圾桶 | 3 | |
| 实施要点 | 操作步骤 | | |
| | (1) 评估解释：评估病人皮肤、血管情况，向病人解释并取得合作。洗手、戴口罩 | 6 | |
| | (2) 核对检查：核对医嘱、输液卡和瓶贴，核对药液标签，检查药液质量，贴瓶贴 | 4 | |
| | (3) 准备药液：启瓶盖，两次消毒瓶塞至瓶颈。检查输液器包装、有效期与质量，将输液器针头插入瓶塞 | 8 | |
| | (4) 核对解释：备齐用物携至病人床旁，核对病人床号、姓名、腕带 | 2 | |
| | (5) 初步排气：关闭调节夹，旋紧头皮针连接处，输液瓶挂于输液架上（排气，不超出过滤器），检查并打开留置针包装和正压接头，目前主张用正压接头取代肝素帽，将头皮针斜面插入肝素帽（或取下肝素帽，连接留置针），排气（首次排气原则不滴出药液），检查有无气泡 | 7 | |
| | (6) 皮肤消毒：协助病人取舒适体位；垫小垫枕及治疗巾，选择静脉，扎止血带（距穿刺点上方 10cm），消毒皮肤（直径≥8cm；消毒 2 次，第 2 次范围小于第一次） | 6 | |
| | (7) 静脉穿刺：再次核对，去除针套，再次排气至有少量药液滴出，检查有无气泡，旋转松动外套管，固定血管，进针，见回血后，降低穿刺角度（10°左右），沿血管方向将穿刺针平行推进少许，固定针芯，将外套管送入静脉 | 10 | |
| | (8) 固定：穿刺成功后，“三松”，确定液体输注通畅后，抽出针芯，透明无菌敷贴固定穿刺部位（无张力固定），胶布 U 型固定延长管及头皮针，管道标签上注明置管日期、时间及签名 | 6 | |
| | (9) 调节滴数：根据病人的年龄、病情和药物性质调节滴速（至少 15 秒），操作后核对，告知注意事项 | 7 | |
| | (10) 整理记录：安置病人于舒适体位，放呼叫器于易取处，整理床单位及用物，洗手，记录输液执行记录卡，15～30 分钟巡视病房一次 | 5 | |
| | (11) 评价：一次穿刺成功，皮下退针应减分，一次排气成功，无菌观念强，查对到位，注意保护病人安全和职业防护，沟通有效、充分体现人文关怀 | 5 | |
| | (12) 拔针按压：核对解释，揭去敷贴，无菌干棉签轻压穿刺点上方，关闭调节夹，迅速拔出留置针，嘱病人按压片刻至无出血，并告知注意事项 | 5 | |

续表

| 操作项目 | 操作内容 | 标准分 | 扣分 |
| --- | --- | --- | --- |
| 实施要点 | （13）安置整理：协助病人取舒适体位，询问需要，清理治疗用物，分类放置 | 2 | |
| | （14）洗手记录：洗手，取下口罩，记录输液结束时间及病人反应 | 2 | |
| | 操作速度　完成时间12分钟以内 | 5 | |
| 注意事项 | 1. 严格执行无菌技术操作规程<br>2. 密切观察　密切观察病人生命体征的变化及局部情况。每次输液前后，均应检查穿刺部位及静脉走行方向有无红肿，并询问病人有无疼痛与不适。如有异常情况，应及时拔除导管并作相应处理。对仍需输液者应更换肢体另行穿刺<br>3. 保护导管　对使用静脉留置针的肢体应妥善固定，尽量减少肢体的活动，避免被水沾湿。如需要洗脸或洗澡时应用塑料纸将局部包裹好。能下地活动的病人，静脉留置针避免保留于下肢，上肢穿刺者尽量避免肢体下垂，以免由于重力作用造成回血，堵塞导管<br>4. 正确冲管　每次输液前先抽回血，再用无菌的生理盐水冲洗导管。如无回血、抽出凝固血液，冲洗有阻力时，应考虑留置针导管堵管，此时应拔出静脉留置针，切记不能用注射器使劲推注，以免将凝固的血栓推进血管，造成栓塞<br>5. 正确封管 封管液或无菌生理盐水脉冲式封管，Y型留置针在离穿刺点最近的位置夹闭留置针夹子 | 5 | |
| 综合评价 | A 5分；　B 4分；　C 3分；　D 2分；　E 1分；　F 0分 | 5 | |
| 评分标准 | 1. 用物缺一项或者不符合要求扣1分<br>2. 仪表、着装一项不符合要求扣2分<br>3. 沟通指导一项不到位扣2分<br>4. 操作程序颠倒一处扣1分<br>5. 操作程序错误或遗漏一处扣2分<br>6. 一般违反操作原则扣5分<br>7. 严重违反操作原则扣10分以上<br>8. 操作时间每超过规定时限20%扣1分 | | |

## 十一、三腔二囊管置管术

| 操作项目 | 操作内容 | 标准分 | 扣分 |
| --- | --- | --- | --- |
| 操作目的 | 对食管、胃底静脉曲张破裂大出血者压迫止血 | 3 | |
| 评估病人 | 1. 评估病人病情，向病人解释，取得病人合作<br>2. 检查有无鼻息肉，鼻甲肥厚和鼻中隔偏曲。选择鼻腔较大侧插管 | 5 | |
| 操作准备 | 仪表　符合要求 | 3 | |
| | 操作用物　三腔二囊管1根、治疗盘、治疗巾、无菌纱布、无菌手套液体石蜡、电筒、注射器50ml、牵引绳、牵引用重物、医嘱本、记录单手消毒剂、医疗垃圾桶、生活垃圾桶等 | 5 | |
| 实施要点 | 操作步骤 | | |
| | （1）核对医嘱，准备用物：认真检查三腔二囊管气囊有无松脱、漏气，充气后膨胀是否均匀，通向食管囊、胃囊和胃腔的管道是否通畅。找到管壁上45、60、65cm三处的标记及三腔通道的外口 | 5 | |

续表

| 操作项目 | 操作内容 | 标准分 | 扣分 |
| --- | --- | --- | --- |
| 实施要点 | (2) 核对床号、姓名、腕带、住院号、评估病人 | 3 | |
| | (3) 洗手，戴口罩 | 2 | |
| | (4) 携用物至病人床旁，再次核对。 | 3 | |
| | (5) 取合适体位：对躁动不安或不合作病人，可肌内注射地西泮 5～10mg。清除鼻腔内的结痂及分泌物 | 3 | |
| | (6) 检查并置管：抽尽双囊内气体，将三腔管之前端及气囊表面涂以液体石蜡。将三腔管从病人鼻腔送入，达咽部时嘱病人吞咽，使三腔管顺利送入至 65cm 标记处，如能由胃管腔抽出胃内容物，表示管端已至幽门 | 6 | |
| | (7) 胃气囊充气、形成牵引：用注射器先向胃气囊注入空气 250～300ml(囊内压 5.33～6.67kPa 即 40～50mmHg)，使胃气囊充气，用血管钳将此管腔钳住，然后将三腔管向外牵拉，感觉有中等度弹性阻力时，表示胃气囊已压于胃底部。再以 0.5kg 重砂袋通过滑车持续牵引三腔管，以达到充分压迫之目的 | 10 | |
| | (8) 食管囊注气：经观察仍未能压迫止血者，再向食管囊内注入空气 100～200ml(囊内压 4～5.33kPa 即 30～40mmHg)，然后钳住此管腔，以直接压迫食管下段的曲张静脉。在胃囊管及食囊管分别做上标识。并记录置管时间 | 5 | |
| | (9) 观察：定时由胃管内抽吸胃内容物，以观察抽出液的颜色、性质和量，看有否继续出血，并可自胃管进行鼻饲和有关治疗 | 4 | |
| | (10) 定时减压：观察气囊有无漏气，每 2～3 小时检查气囊内压力一次，如压力不足应及时注气增压。每 8～12 小时食管囊放气并放松牵引一次，同时将三腔管再稍深入，使胃囊与胃底黏膜分离，放气前先口服液体石蜡 15～20ml，以防胃底黏膜与气囊粘连或坏死。30 分钟后再使气囊充气加压 | 10 | |
| | (11) 整理：整理用物，洗手，记录 | 2 | |
| | (12) 拔管：出血停止 24 小时后，取下牵引砂袋并将食管气囊和胃气囊放气，继续留置于胃内观察 24 小时，如未再出血，可嘱病人口服液体石蜡 15～20ml，然后抽尽双囊气体，缓缓将三腔管拔出 | 6 | |
| | (13) 清理用物，洗手，取口罩，记录 | 5 | |
| | 操作速度　完成时间限 12 分钟以内 | | |
| 注意事项 | 1. 操作前做好病人的思想工作，争取配合<br>2. 操作时手法要温柔，避免损伤咽喉及食管黏膜<br>3. 三腔二囊管下至咽部时，要让病人做吞咽动作，以免误入气管造成窒息<br>4. 注意置管后的操作顺序，胃气囊注气后先牵引，再观察，根据需要为食管囊注气<br>5. 气囊注气量准确，牵引重量合适<br>6. 放松气囊前及拔管前要吞服液体石蜡后再执行，以免损伤黏膜<br>7. 严密观察病人生命体征，出血是否停止，认真听取病人主诉 | 15 | |
| 综合评价 | A 5 分　B 4 分　C 3 分　D 2 分　E 1 分　F 0 分 | 5 | |

续表

| 操作项目 | 操作内容 | 标准分 | 扣分 |
| --- | --- | --- | --- |
| 评分标准 | 1. 用物缺一项或者不符合要求扣1分<br>2. 仪表、着装一项不符合要求扣2分<br>3. 沟通指导一项不到位扣2分<br>4. 操作程序颠倒一处扣1分<br>5. 操作程序错误或遗漏一处扣2分<br>6. 一般违反操作原则扣5分<br>7. 严重违反操作原则扣10分以上<br>8. 操作时间每超过规定时限20%扣1分 | | |

## 十二、呼吸机使用

| 操作项目 | 操作内容 | 标准分 | 扣分 |
| --- | --- | --- | --- |
| 操作目的 | 人工呼吸机应用于呼吸衰竭、呼吸停止以及麻醉期间的呼吸道管理的病人，从而达到纠正缺氧和二氧化碳潴留的目的 | 5 | |
| 评估病人 | 了解病人病情、评估病人意识、呼吸状况 | 5 | |
| 操作准备 | 1. 仪表　符合要求 | 3 | |
| | 2. 操作用物　操作用物：呼吸机一台、呼吸机附件一套、模拟肺一个，灭菌纯化水、吸痰盘、简易呼吸器 | 5 | |
| 实施要点 | 操作步骤 | | |
| | (1) 根据医嘱准备用物，连接呼吸机附件 | 2 | |
| | (2) 核对病人床号姓名，评估病人 | 5 | |
| | (3) 洗手，戴口罩 | 2 | |
| | (4) 迅速携用物至病人床旁 | 3 | |
| | (5) 接通电源、气源 | 10 | |
| | (6) 连接模拟肺，测试呼吸机是否运转正常 | 10 | |
| | (7) 根据病情需要调节呼吸机模式及参数 | 10 | |
| | (8) 将呼吸机接口与病人的气管插管或气管切开接口相连，听诊双肺呼吸音是否一致 | 12 | |
| | (9) 观察呼吸机运转情况，是否与病人同步或达到控制呼吸，发现异常及时处理 | 8 | |
| | (10) 再次核对病人，协助病人取舒适安全卧位，操作完毕，记录 | 5 | |
| | (11) 做好呼吸机的清洁与维护 | 5 | |
| 注意事项 | 1. 呼吸机旁应备有复苏器，或者其他简易人工气囊<br>2. 备好气囊和气管导管之间的接头<br>3. 注意防止脱管、堵管、呼吸机故障、气源和电源故障<br>4. 及时清理呼吸道分泌物，保持呼吸道通畅<br>5. 严格无菌操作，防止发生呼吸机相关性感染 | 5 | |

续表

| 操作项目 | 操作内容 | 标准分 | 扣分 |
|---|---|---|---|
| 综合评价 | A　5分；B　4分；C　3分；D　2分；E　1分；F　0分 | 5 | |
| 评分标准 | 1. 用物缺一项或者不符合要求扣1分<br>2. 仪表、着装一项不符合要求扣2分<br>3. 沟通指导一项不到位扣2分<br>4. 操作程序颠倒一处扣1分<br>5. 操作程序错误或遗漏一处扣2分<br>6. 一般违反操作原则扣5分<br>7. 严重违反操作原则扣10分以上<br>8. 操作时间每超过规定时限20%扣1分 | | |

## 十三、输液泵/微量输注泵使用

| 操作项目 | 操作内容 | 标准分 | 扣分 |
|---|---|---|---|
| 操作目的 | 准确控制输液速度及量，使药物速度均匀、用量准确并安全地进入病人体内发生作用 | 5 | |
| 评估病人 | 1. 了解病人身体状况，向病人解释，取得病人合作<br>2. 评估病人注射部位的皮肤及血管情况 | 5 | |
| 操作准备 | 仪表　符合要求 | 3 | |
| | 操作用物　输液泵1台，静脉输液所需物品，必要时备接线板、输液架 | 5 | |
| 实施要点 | 操作步骤 | | |
| | (1) 核对医嘱，准备用物 | 3 | |
| | (2) 核对床号、姓名、腕带、住院号、评估病人 | 5 | |
| | (3) 洗手，戴口罩 | 2 | |
| | (4) 携用物至病人床旁，再次核对 | 2 | |
| | (5) 备好输液通路，输液管路排气后备用，将输液泵固定在输液架上，连接电源，备胶带 | 4 | |
| | (6) ①打开输液泵泵门，自上而下安装输液管，关闭泵门，打开输液器流量夹。②如果使用微量输液泵应将配好药液的注射器连接输液泵泵管，注射器正确安装于微量输液泵上。(两种任选一种操作) | 5 | |
| | (7) 打开输液泵开关，根据医嘱设置输液输注量和输液速度 | 3 | |
| | (8) 与静脉通路相连，启动输液泵开始输注，用胶布固定针头 | 5 | |
| | (9) 观察正常运行的指示灯是否开启，报警面板的报警灯有无闪亮，注意有无报警声，以明确输液泵是否正常运行 | 10 | |
| | (10) 再次核对，记录输液的时间，输液速度，签全名 | 4 | |
| | (11) 协助病人取舒适卧位，询问病人需要，整理床单位 | 4 | |
| | (12) 清理用物，洗手，取口罩，记录 | 5 | |
| | 操作速度　完成时间限10分钟以内 | | |
| 指导病人 | 1. 告知病人使用输液泵的目的，输入药物的名称、输液速度<br>2. 告知病人输液肢体不要进行剧烈活动<br>3. 告知病人及家属不要随意搬动或者调节输液泵，以保证用药安全<br>4. 告知病人有不适感觉或者机器报警时及时通知医护人员 | 20 | |

续表

| 操作项目 | 操作内容 | 标准分 | 扣分 |
|---|---|---|---|
| 注意事项 | 1. 正确设定输液速度及其他必需参数，防止设定错误延误治疗<br>2. 护士随时查看输液泵的工作状态，及时排除报警、故障，防止液体输入失控<br>3. 注意观察穿刺部位皮肤情况，防止发生液体外渗，出现外渗时给予相应处理 | 5 | |
| 综合评价 | A 5 分　B 4 分　C 3 分　D 2 分　E 1 分　F 0 分 | 5 | |
| 评分标准 | 1. 用物缺一项或者不符合要求扣 1 分<br>2. 仪表、着装一项不符合要求扣 2 分<br>3. 沟通指导一项不到位扣 2 分<br>4. 操作程序颠倒一处扣 1 分<br>5. 操作程序错误或遗漏一处扣 2 分<br>6. 一般违反操作原则扣 5 分<br>7. 严重违反操作原则扣 10 分以上<br>8. 操作时间每超过规定时限 20% 扣 1 分 | | |

## 十四、洗胃机使用

| 操作项目 | 操作内容 | 标准分 | 扣分 |
|---|---|---|---|
| 操作目的 | 1. 解毒：清除胃毒物或刺激物，防止毒物吸收<br>2. 减轻胃黏膜水肿<br>3. 为某些检查或手术做准备 | 3 | |
| 评估病人 | 1. 病人对洗胃的认识、心理状态、合作程度、耐受力。对现实及家属的态度<br>2. 病人年龄、中毒情况，有无洗胃禁忌证<br>3. 病人意识状态、生命体征、有无义齿、呕吐物性质、气味 | 5 | |
| 操作准备 | 仪表　符合要求 | 3 | |
| | 操作用物　自动洗胃机 1 台，洗胃盘(适宜胃管、50ml 灌注器、开口器、液体石蜡、纱布、胶布)，水温计，标本瓶、橡胶单、治疗巾、洗胃溶液(按需准备 10 000～20 000ml，温度 25～38℃)、电源插头、输液架、医疗垃圾桶、生活垃圾桶 | 5 | |
| 实施要点 | 操作步骤 | | |
| | (1) 核对医嘱，准备用物 | 2 | |
| | (2) 核对床号、姓名、腕带、住院号、评估病人 | 3 | |
| | (3) 洗手，戴口罩。携用物至病人床旁 | 2 | |
| | (4) 核对解释：再次核对，解释目的及配合方法，取得合作 | 2 | |
| | (5) 安置体位：协助病人取舒适卧位(左侧、平卧、坐位)，铺橡胶单和治疗巾，取下义齿，弯盘放于口角旁，污物桶置床旁或坐位前 | 5 | |
| | (6) 检查、准备：接通电源，检查全自动洗胃机性能 | 2 | |
| | (7) 插管：测量插管长度、润滑管道前段、插管、证实胃管在胃内 | 5 | |
| | (8) 连接准备：将已配好的洗胃液倒入水桶内，将 3 根橡胶管分别与机器的药管、胃管、污水管相连，调节药量流速 | 5 | |

续表

| 操作项目 | 操作内容 | 标准分 | 扣分 |
| --- | --- | --- | --- |
| 实施要点 | (9) 冲洗：按“手吸”键，吸出胃内容物，再按“自动”键，开始洗胃。如发现食物堵塞管道，水流慢、不流或发生故障时，可交替按“手冲”和“手吸”键，直到管路通畅 | 10 | |
| | (10) 反复灌洗：直至洗出的液体澄清无味为止 | 4 | |
| | (11) 停机拔管：洗胃完毕，按“停机”键，反折胃管拔出，期间密切观察病人情况，如有不适，及时停止洗胃 | 4 | |
| | (12) 整理：协助病人漱口、洗脸，取舒适卧位，询问病人需要，整理床单位，分类清理用物 | 5 | |
| | (13) 记录：洗手，取口罩，记录洗胃灌洗液的名称、量，洗出液的颜色、量、气味 | 5 | |
| | 操作速度　完成时间限 10 分钟以内 | | |
| | 评价<br>(1) 洗胃彻底有效，且安全无并发症，衣被无污染<br>(2) 病人愿意接受并主动配合，身心痛苦减轻<br>(3) 操作规范，能正确处理洗胃过程中的故障<br>(4) 充分体现了人文关怀 | 5 | |
| 注意事项 | 1. 充分评估有无禁忌证<br>2. 插管动作轻柔、迅速，勿损伤食管黏膜或误入气管<br>3. 昏迷病人洗胃需谨慎，防止窒息<br>4. 洗胃过程中注意观察病人病情变化及洗出液的颜色，如病人出现腹痛、流出血性液体或有虚脱的现象，应立即停止操作<br>5. 中毒物质不明确时要及时留取标本，洗胃液可选用温开水或等渗盐水，待物质明确后再选用拮抗剂进行洗胃<br>6. 每次灌洗的量不可过多，保证灌入量和引出量的平衡<br>7. 幽门梗阻病人宜在饭后 4～6 小时或空腹时进行，需记录胃内潴留量 | 20 | |
| 综合评价 | A 5 分　B 4 分　C 3 分　D 2 分　E 1 分　F 0 分 | 5 | |
| 评分标准 | 1. 用物缺一项或者不符合要求扣 1 分<br>2. 仪表、着装一项不符合要求扣 2 分<br>3. 沟通指导一项不到位扣 2 分<br>4. 操作程序颠倒一处扣 1 分<br>5. 操作程序错误或遗漏一处扣 2 分<br>6. 一般违反操作原则扣 5 分<br>7. 严重违反操作原则扣 10 分以上<br>8. 操作时间每超过规定时限 20% 扣 1 分 | | |

# 教学大纲

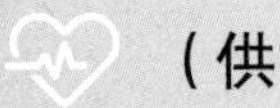

（供护理、助产专业用）

## 一、课程任务

急危重症护理是护理专业一门重要的专业课和必修课。它的前修课程是人体形态学基础及护理应用、人体结构学基础及护理应用、护理药物学、基础护理技术、成人护理、母婴儿童护理等。本课程按照工作任务由简单到复杂的原则，以急危重症护理基础、常见急危重症护理、灾难事件紧急救援为载体设置学习内容。通过完成由简单到复杂的工作任务，使学生认识急危重症护理工作，具备常见危重症救护的基本能力以及急诊预检分诊的方法，掌握一般监护、急救护理技术操作的能力。掌握常见危重症的护理，学会常见院前、院内急危重症救护原则与方法，熟悉灾难事件及其初步应对处理的方法以及灾难事件的现场救援。能够有效地与病人及家属进行沟通，具有应用所学知识对病人及家属进行心理护理能力；能够对急救设备、药品及物品进行有效管理。同时使学生具备较强的工作方法能力和社会实践能力。

## 二、课程目标

通过急危重症护理学习任务的完成，使学生掌握以下专业能力、社会能力、方法能力。

1. 专业能力

（1）有各专科的医疗护理基础知识，对疾病有系统认识，具有参与急危重症救护的能力。

（2）有较好的判断能力，思维敏捷，具备熟练的疾病初步判断、分诊能力。

（3）熟练的操作技能，学会常见急救设备的使用方法，操作沉稳、冷静，动作准确、规范。

（4）应有敏锐的观察能力和对病情发展的预见能力，在病情的动态变化中发现问题，运用科学的思维方式去独立分析，提出自己的观点，给医生提供治疗依据。

（5）较强的应急、应变能力，良好的心理素质，面对突发事件，沉着、稳重，能够把紧张的抢救变成熟练有序的工作。

（6）良好的沟通能力，多方协调、组织能力。

（7）一定的管理能力。

2. 社会能力

（1）良好的职业道德和创新精神。

（2）工作中与他人合作的能力、交流与协商的能力。

（3）决策能力和执行能力。

（4）社会责任心和环境保护意识。

（5）语言及文字表达能力。

3. 方法能力

（1）通过自学获取新技术的能力。

（2）利用网络、文献等获取信息的能力。

（3）自我控制与管理能力。

（4）制订工作计划的能力。

（5）评价工作结果（自我、他人）的能力。

## 三、教学时间分配

| 教学内容 | 学时 | | |
|---|---|---|---|
| | 理论 | 实践 | 总学时 |
| 1. 认识急危重症护理 | 2 | | 2 |
| 2. 急救基本技能 | 6 | 6 | 12 |
| 3. 急诊预检与分诊 | 2 | 2 | 4 |
| 4. 常见急性症状护理 | 4 | 2 | 6 |
| 5. 院前急危重症护理 | 8 | 4 | 12 |
| 6. 院内急危重症护理 | | 12 | 12 |
| 7. 灾难事件及其初步应对处理 | 2 | | 2 |
| 8. 灾难事件现场救援 | 4 | | 4 |
| 合计 | 28 | 26 | 54 |

## 四、教学内容和要求

| 单元 | 教学内容 | 教学要求 | 教学活动 | 参考学时 | |
|---|---|---|---|---|---|
| | | | 参考 | 理论 | 实践 |
| 1. 认识急危重症护理 | 认识急危重症护理 | | 理论讲授 | 2 | |
| | 1）概述 | 知悉 | 多媒体演示 | | |
| | 2）案例指导 | 学会 | 教学录像 | | |
| | 3）急诊科病人就诊流程 | 掌握 | | | |
| 2. 急救基本技能 | （1）徒手心肺复苏术 | | 理论讲授 | 2 | 2 |
| | 1）概述 | 知悉 | 多媒体演示 | | |
| | 2）案例救护 | 学会 | 教学录像 | | |
| | 3）徒手心肺复苏流程 | 掌握 | 操作实训 | | |
| | （2）气道开放技术 | | 综合技能实践 | 2 | 2 |
| | 1）概述 | 知悉 | | | |
| | 2）案例救护 | 学会 | | | |
| | 3）气道开放救护流程 | 掌握 | | | |
| | （3）外伤急救技术 | | | 2 | 2 |
| | 1）概述 | 知悉 | | | |
| | 2）外伤急救技术 | 学会 | | | |
| | 3）案例救护 | 掌握 | | | |

续表

| 单元 | 教学内容 | 教学要求 | 教学活动 | 参考学时 | |
|---|---|---|---|---|---|
| | | | 参考 | 理论 | 实践 |
| 3. 急诊预检与分诊 | 急诊预检与分诊 | | 理论讲授 | 2 | 2 |
| | 1）概述 | 知悉 | 多媒体演示 | | |
| | 2）案例分析 | 学会 | 教学录像 | | |
| | 3）急诊预检分诊流程 | 掌握 | 预检分诊实践 | | |
| 4. 常见急性症状护理 | （1）发热观察与护理 | | 理论讲授 | 2 | |
| | 1）概述 | 知悉 | 多媒体演示 | | |
| | 2）案例预检分诊与观察 | 学会 | 教学录像 | | |
| | 3）高热病人处理流程 | 掌握 | 常见急性症状护理实践 | | |
| | （2）疼痛观察与护理 | | | 2 | |
| | 1）概述 | 知悉 | | | |
| | 2）案例分析与处理要点 | 学会 | | | |
| | 3）急性腹痛的处理流程 | 掌握 | | | |
| | （3）常见急性症状护理实践 | 掌握 | | | 2 |
| 5. 院前急危重症护理 | （1）呼吸心脏骤停院前救护 | | 理论讲授 | 2 | 2 |
| | 1）概述 | 知悉 | 多媒体演示 | | |
| | 2）案例救护 | 学会 | 教学录像 | | |
| | 3）呼吸心脏骤停院前救护流程 | 掌握 | 综合技能实践 | | |
| | （2）脑血管意外院前救护 | | | 2 | |
| | 1）概述 | | | | |
| | 2）案例救护 | 知悉 | | | |
| | 3）脑血管意外院前救护流程 | 学会 | | | |
| | （3）创伤院前救护 | 掌握 | | 2 | 2 |
| | 1）概述 | | | | |
| | 2）案例救护 | 知悉 | | | |
| | 3）创伤院前救护流程 | 学会 | | | |
| | （4）淹溺救护 | 掌握 | | 2 | |
| | 1）概述 | | | | |
| | 2）淹溺救护方法 | 知悉 | | | |
| | 3）案例救护 | 学会 | | | |
| | 4）淹溺救护流程 | 学会 | | | |
| | | 掌握 | | | |
| 6. 院内急危重症护理 | （1）呼吸心脏骤停院内救护 | | 理论讲授 | | 2 |
| | 1）概述 | 知悉 | 多媒体演示 | | |
| | 2）案例救护 | 学会 | 教学录像 | | |
| | 3）呼吸心脏骤停院内救护流程 | 掌握 | 操作实训 | | |
| | （2）失血性休克救护 | | 综合技能实践 | | 2 |
| | 1）概述 | | | | |
| | 2）案例救护 | 知悉 | | | |
| | 3）上消化道大出血救护流程 | 学会 | | | |
| | （3）呼吸衰竭救护 | 掌握 | | | 2 |
| | 1）概述 | | | | |
| | 2）案例救护 | 知悉 | | | |
| | 3）呼吸衰竭救护流程 | 学会 | | | |
| | （4）高血压危象救护 | 掌握 | | | 2 |
| | 1）概述 | | | | |
| | 2）案例救护 | 知悉 | | | |

续表

| 单元 | 教学内容 | 教学要求 | 教学活动参考 | 参考学时 | |
|---|---|---|---|---|---|
| | | | | 理论 | 实践 |
| | 3）高血压危象救护流程 | 学会 | | | |
| | （5）急性中毒救护 | 掌握 | | | 2 |
| | 1）概述 | | | | |
| | 2）案例救护 | 知悉 | | | |
| | 3）急性中毒救护流程 | 学会 | | | |
| | （6）中暑救护 | 掌握 | | | 2 |
| | 1）概述 | | | | |
| | 2）案例救护 | 知悉 | | | |
| | 3）中暑救护流程 | 学会 | | | |
| | | 掌握 | | | |
| 7．灾难事件及其初步应对处理 | 灾难事件及其初步应对处理 | | 理论讲授 | 2 | |
| | 1）概述 | 知悉 | 多媒体演示 | | |
| | 2）案例分析 | 学会 | 教学录像 | | |
| | 3）灾难事件应对处理流程 | 学会 | | | |
| 8．灾难事件现场救援 | （1）地震现场救治 | | 理论讲授 | 2 | |
| | 1）概述 | 知悉 | 多媒体演示 | | |
| | 2）案例分析 | 学会 | 教学录像 | | |
| | 3）地震现场救援流程 | 学会 | | | |
| | （2）火灾现场救治 | | | 2 | |
| | 1）概述 | 知悉 | | | |
| | 2）案例救护 | 学会 | | | |
| | 3）火灾现场救护流程 | 学会 | | | |

## 五、大纲说明

1．本教学大纲主要供高等卫生职业教育护理、助产专业教学使用，总学时为 54 学时，其中理论教学 28 学时，实践教学 26 学时。

2．本课程的教学要求分为知悉、学会、掌握 3 个层次。知悉：指对基本知识、基本理论的一定的认识，能够记忆所学知识的要点，领会概念、原理的基本含义，了解熟悉急危重症护理现象。学会：在教师的指导下完成急危重症护理技术操作及案例的救护。掌握：能够通过团队合作完成急危重症救护的流程，以及独立完成常见急危重症技术操作。

3．教学建议

（1）急危重症护理是一门综合性、实践性很强的学科，应依托校内外实训基地进行教学实践。在校内实训基地的仿真临床环境进行设计教学、任务驱动教学、启发讨论式教学等；在校外实训基地真实临床环境进行观摩教学。每个教学实践单元都应模拟真实工作情景，按照教学做一体化的形式来组织教学。

（2）教学方法，可采用引导文教学法、头脑风暴法、情境教学法、案例教学法、讨论法等。其他还可运用：讲授法、角色扮演、示教法等进行教学。

（3）本课程考核与评价的方式可采用过程性考核，成绩由三部分组成，单项技能操作（30%）、平时成绩（40%）、期末终结性考核（30%）。平时成绩包括：专业能力考核、知识目标考核、职业基本素养与态度考核。期末考核包括：项目任务考核、案例分析考核。以综合性的评价学生的急危重症护理的能力。

# 参考文献

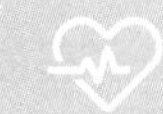


1. 许虹. 急救护理学. 第2版. 北京：人民卫生出版社，2016.
2. 黄艺仪，李欣，张美芬等. 临床急诊急救护理学. 第2版. 北京：人民军医出版社，2015.
3. 王一镗. 急诊医学. 北京：清华大学出版社，2008.
4. 中国急诊气道管理协助组. 急诊气道管理共识. 中华急诊医学杂志，2016，6(25)：705-708.
5. 常黎明，陈金祥，吴明顺等. 人工气道的建立与管理. 中国急救复苏与灾害医学杂志，2012，7(12)：1156-1158.
6. 王伟琴，徐海洲，吴建平等. 急诊困难气道开放技术进展. 临床急诊杂志，2017(3)：237-240.
7. 柏长青，苑鑫. 人工气道的建立——临床选择与实施. 中华结核和呼吸杂志，2013，36(8)：630-632.
8. 张彧. 急诊医学. 北京：人民卫生出版社，2010.
9. 宋慧敏. ICU人工气道病人的心理护理体会. 慢性病学杂志，2010，12(11)：1538-1539.
10. 刘进，于布为. 麻醉学. 北京：人民卫生出版社，2014.
11. 刘中莉. EICU中建立人工气道病人的护理体会. 大家健康旬刊，2017，11(3)：270-271.
12. 蒋芝英，陈向芬，莫莉等. 气管插管人工气道管理的研究进展. 微创医学，2012，07(2)：173-175.
13. 左明章，闫春伶. 困难气道管理新进展. 北京医学，2016，38(6)499-500.
14. 荀君臣，徐春梅，肖俊等. 喉罩通气技术在心肺复苏中的应用. 中华灾害救援医学，2017，5(4)：191-193.
15. 王艳菊，陈嘉. 人工气道管理新进展. 养生保健指南：医药研究，2016(2)：195-195.
16. 高静，任彬. 心肺复苏中使用喉罩与气管插管的护理效果对比. 母婴世界，2017(1)：113
17. 姜平，姜丽华. 急诊护理学. 北京：中国协和医科大学出版社，2015.
18. 赵剡. 急诊分诊指南. 武汉：武汉大学出版社，2013.
19. 薛丽平. 急救护理学. 北京：人民卫生出版社，2013.
20. 沈洪，刘中民. 急诊与灾难医学. 第2版. 北京：人民卫生出版社，2013.
21. 中国急性期缺血性脑卒中诊治指南2014.
22. 尤黎明. 内科护理学. 第5版. 北京：人民卫生出版社，2012.
23. 陈孝平，汪健平. 外科学. 第8版. 北京：人民卫生出版社，2013.
24. 黄弘杰，林晓元，黄捷等. 重型颅脑外伤性大面积脑梗死24例临床治疗体会. 中国实用神经疾病杂志，2015，18(14)：69-70.
25. 尚少梅. 急重症护理. 北京：北京出版社，2014.
26. 殷翠，王青丽. 急救护理北京：科学出版社，2011.
27. 姜钰，吴新宝. 我国创伤流行病学的现状与未来. 中华创伤骨科杂志，2014，16(2)：165-168.
28. 中国心胸血管麻醉学会急救与复苏分会. 淹溺急救专家共识. 中华急诊医学杂志，2016，25(12)：1230-1236.

29. 彭潇，桂良愿. 淹溺院前急救分析. 医学信息，2016，29（11）：207-208.
30. 陈旭昕，付玉梅. 淹溺的紧急救治原则与方法. 中国临床医生杂志，2016，44（1）：3-5.
31. 陈韦，孙慧男. 淹溺合并创伤的救治. 中国临床医生杂志，2016，44（1）：5-7.
32. 韩志海，王凡. 淹溺救治中应关注的问题. 中国临床医生杂志，2016，44（1）：1-3.
33. Byard R W. Drowning and near drowning-definitions and terminology. Forensic Science Medicine & Pathology，2017：1-2.
34. Mott T F，Latimer K M. Prevention and Treatment of Drowning. American Family Physician，2016，93（7）：576.
35. 2015 年美国心脏协会心肺复苏及心血管急救指南更新.
36. 刘元生. 心肺复苏 2015 年指南与解读. 临床心电学杂志，2015，24（6）：401-409.
37. 魏捷，胡念丹.《2015 年美国心脏协会心肺复苏及心血管急救指南更新》解读之急救系统和持续质量改进. 临床急诊杂志，2016，17（1）：1-3.
38. 邓辉，张蒙. 急危重症护理. 北京：人民卫生出版社，2016.
39. 杨桂荣，倪洪波. 外科护理. 北京：人民卫生出版社，2014.
40. 李秀云，殷翠. 临床护理实践. 北京：人民卫生出版社，2014.
41. 王辰. 内科学. 北京：人民卫生出版社，2013.
42. 邵小平. 实用急诊护理. 上海：上海科学技术出版社，2012.
43. 卢根娣，席淑华，叶志霞. 急危重症护理学. 上海：第二军医大学出版社，2013.
44. 姜一农. 高血压急症的处理策略及注意事项. 临床荟萃. 2015. 11（30）：1223-1225.
45. 吴印生. 高血压急症的分类与处理. 岭南心血管杂志，2013，增刊：1-6.
46. 张波，桂莉. 急危重症护理学. 第 3 版. 北京：人民卫生出版社，2015.
47. 李秀华. 灾害护理学. 北京：人民卫生出版社，2015.
48. 邹圣强. 实用急救教程. 第 2 版. 北京：科学出版社，2014.
49. 孙海安，刘晓荣，陈国良等. 大规模伤亡事件中简单分类和快速治疗分类法介绍. 职业与健康，2012，28（3）：373-375.
50. 坎贝尔（Campbell，J. E.）著. 国际创伤生命支持中国分部（120）译. 国际创伤生命支持教程. 第 7 版. 北京：人民军医出版社，2014.